DESCUBRE TU TIPO DE MENOPAUSIA

DRA. HEATHER HIRSCH

DESCUBRE TU TIPO DE MENOPAUSIA

Una guía personalizada para gestionar
tu menopausia y mejorar tu salud

Traducción de Remedios Diéguez

PAIDÓS Divulgación

Obra editada en colaboración con Editorial Planeta - España

Título original: *Unlock Your Menopause Type*, de la doctora Heather Hirsch

© Heather Hirsch, 2023

© de la traducción, Remedios Diéguez Diéguez, 2024
Maquetación: Realización Planeta

De todas las ediciones en castellano:
© 2024, Editorial Planeta, S. A. – Barcelona, España

Derechos reservados

© 2025, Ediciones Culturales Paidós, S.A. de C.V.
Bajo el sello editorial PAIDÓS M.R.
Avenida Presidente Masarik núm. 111,
Piso 2, Polanco V Sección, Miguel Hidalgo
C.P. 11560, Ciudad de México
www.planetadelibros.com.mx
www.paidos.com.mx

Primera edición impresa en España: septiembre de 2024
ISBN: 978-84-493-4277-6

Primera edición impresa en México: febrero de 2025
ISBN: 978-607-569-893-9

Impreso en los talleres de Litográfica Ingramex, S.A. de C.V.
Centeno núm. 162-1, colonia Granjas Esmeralda, Ciudad de México
Impreso en México – *Printed in Mexico*

A mi hija, DeMille Margaret Hirsch, y a su generación de mujeres: espero que viváis la salud femenina con mayor conciencia y que disfrutéis de unos cuidados sanitarios mejores a lo largo de toda vuestra vida reproductiva

Las mujeres que se portan bien rara vez hacen historia.

Laurel Thatcher Ulrich, historiadora especialista
en Historia Temprana de Estados Unidos
e Historia de las Mujeres, premiada
con el premio Pulitzer y profesora emérita
de la Universidad de Harvard

SUMARIO

Primera parte
El caos hormonal

Segunda parte
Descubre tu hoja de ruta para afrontar la menopausia

TERCERA PARTE
Tratamientos para contener el desajuste

INTRODUCCIÓN

Tanto si es descrita como *la pubertad al revés, la hermana mayor malvada de la pubertad* o *el síndrome premenstrual (SPM) con esteroides*, la transición a la menopausia representa una etapa extremadamente complicada para la mayoría de las mujeres. Los cambios hormonales acusados, los periodos irregulares y las variaciones en el humor pueden parecerse mucho a la pubertad, o incluso al SPM. Sin embargo, en esa etapa los ovarios van bajando la velocidad y se dirigen hacia su fase de descanso y relajación a tiempo completo, en lugar de intensificar su función con vistas a la reproducción. Dado que esta transición, llamada *perimenopausia*, suele durar de cuatro a diez años, no siempre resulta fácil saber en qué punto del serpenteante viaje hacia la menopausia —que oficialmente se define como un año completo desde la última regla— se encuentra cada una. No es raro que muchas mujeres descubran, tiempo después de que su menstruación haya quedado atrás, que los síntomas de la menopausia —incluidos los sofocos, los sudores nocturnos, la sequedad vaginal o la niebla mental— continúan durante una etapa sorprendentemente larga. De hecho, resulta imposible predecir cuánto durarán. Todo esto se suma a las frustraciones de muchas mujeres con esta caótica fase fisiológica de la vida.

Al mismo tiempo, tratar de encontrar alivio para los síntomas de la menopausia es como abrirse paso en el salvaje Oeste, un territorio indómito sin ley y sin regulación. No existe un mapa, y el paisaje está plagado de mitos, desinformación y autoproclamados gurús (no, no voy a dar nombres; seguramente sabes quiénes son), en muchos casos sin formación médica, pero que afirman tener todas las respuestas o los mejores remedios. Las mujeres no saben qué esperar o en quién confiar para obtener información y consejos fiables, y tampoco tienen una visión realista de lo que funcionará y de lo que no para aliviar sus molestos síntomas. Demasiadas mujeres sufren debido a la información incoherente e inexacta que reciben tanto de médicos como de los medios de comunicación. Sinceramente, es un caos.

En 2010, un breve estudio[1] publicado en la revista *Women's Health Issues* evaluó las necesidades de las mujeres de mediana edad mediante grupos de sondeo y entrevistas telefónicas con expertos en salud, y descubrió que las mujeres de entre cuarenta y sesenta años desearían tener más información sobre qué deben esperar en relación con la menopausia y el tratamiento de los síntomas. ¡Qué sorpresa! Los investigadores llegaron a la conclusión de que existe una considerable brecha informativa en lo que respecta a la «información sobre los síntomas y cómo afrontarlos o reducirlos, cómo comunicarse con los profesionales sobre su experiencia, [y] qué esperar». Lamentablemente, más de una década después no hemos avanzado mucho en este frente: un estudio reciente[2] revela que el 65 % de las mujeres admiten que no se sienten preparadas para los síntomas de la menopausia.

No me sorprende. Como directora del programa clínico de la Clínica de Menopausia y Mediana Edad del Brigham & Women's Hospital de Boston, lo oigo todos los días. Cuando las pacientes vienen a verme, por lo general ya están al límite: no se sienten ellas mismas, se alarman porque apenas se reconocen. Están molestas porque los síntomas como los sofocos, los trastornos del sueño o la niebla mental han empezado a dominar sus días y sus noches. Y casi nunca son conscientes de que síntomas como el vértigo, el dolor al orinar, el debilitamiento y la pérdida del cabello, el ardor de boca y encías y las palpitaciones cardíacas pueden estar relacionados con los cambios hormonales que su cuerpo está experimentando. Se sienten frustradas por no encontrar alivio y no entienden por qué sus médicos no les hacen caso. Además, se preocupan por el futuro, temiendo que su estado se convierta en su nueva normalidad.

Estoy aquí para decírtelo: no es así, o al menos no tiene por qué ser así. Con los conocimientos necesarios y las intervenciones adecuadas podrás recuperar el control de tu cuerpo y de tu mente. Puedes sentirte bien y funcionar bien en la mediana edad y más allá. La clave está en identificar tu constelación personal de síntomas, o tu «tipo de menopausia»: un enfoque único que he desarrollado basándome en los distintos patrones que he observado en mis años de experiencia clínica. Con estos tipos es posible identificar y priorizar tus síntomas para obtener alivio y crear un plan de tratamiento adecuado. Las experiencias de muchas mujeres coincidirán con un tipo; otras pueden experimentar una combinación de tipos. En cualquier caso, el enfoque tipológico te permite identificar tu conjunto único de síntomas menopáusicos a fin de desarrollar un plan de tratamiento con más probabilidades de que te funcione.

Como ocurre con la pubertad, la menopausia es una experiencia universal para las mujeres; eso esperamos al menos, porque lo contrario es señal de algún problema en el sistema reproductivo o de una muerte prematura. Dado que millones de mujeres entran en la menopausia cada año, y así ha sido desde el principio de los tiempos, es un disparate que continúe pareciendo un territorio desconocido o un *shock* para las mujeres que la experimentan. Estoy firmemente decidida a cambiar esta situación. Mi objetivo con este libro consiste en ayudar a las mujeres a abrirse paso entre el ruido informativo sobre la menopausia y aprender a manejarla identificando su(s) tipo(s) personal(es) de menopausia para que puedan tratar su constelación de síntomas con mayor eficacia.

Después de empezar mi carrera como ginecóloga y obstetra atendiendo partos, no tardé mucho en cambiar a medicina interna. Empecé a tratar a pacientes menopáusicas mientras disfrutaba de una beca de dos años en la sección de Salud de la Mujer de la clínica Cleveland. Las pacientes acudían desde todo el país para visitarse con mi mentora, la doctora Holly Thacker, directora del Centro de Salud Femenina Especializada de la citada institución. Deseaban consultarle sobre la menopausia porque se sentían frustradas, confundidas y angustiadas por sus síntomas, y no recibían la atención o el alivio que necesitaban. Muchas de aquellas mujeres se sentían completamente hundidas; algunas creían que se estaban volviendo locas. Fue entonces cuando descubrí — ¡para mi enorme sorpresa! — que gran parte de lo que había aprendido sobre la menopausia en la facultad de Medicina y en la residencia era incorrecto.

En el campo de la medicina tenemos expertos en cardiología, en los riñones, médicos del sueño... ¿Por qué no existe el especialista en menopausia? Las mujeres suelen hablar con sus internistas o sus ginecólogos, que deberían conocer bien los cambios físicos, mentales (cognitivos) y psicológicos que acompañan a esta transición vital. Sin embargo, lo cierto es que no es así porque las cuestiones relacionadas con la menopausia no se tratan lo suficiente en las facultades de Medicina ni en los programas de residencia. De hecho, una investigación[3] realizó no hace mucho una encuesta entre médicos residentes en programas de medicina interna, medicina familiar y ginecología: la mayoría reveló que solo había recibido una o dos horas de formación sobre la menopausia, y el 20 % aseguró que no había recibido ninguna formación sobre la menopausia. La mayor sorpresa: ¡solo el 7 % de aquellos médicos en formación afirmaron que se sentían adecuadamente preparados para tratar a mujeres menopáusicas!

Armada con la información de este libro te encontrarás en una posición mejor para abordar de manera más eficaz tus preocupaciones de salud en torno a la menopausia y la mediana edad con cualquier médico. Dispondrás de los conocimientos básicos acerca de lo que ocurre en tu cuerpo y del vocabulario necesario para describirlo, así como de las opciones para tratar esos síntomas, y todo ello podrás comentárselo a tu médico.

Durante mi beca, cuanto mayor número de mujeres trataba, más me daba cuenta de que la menopausia se manifiesta con diferentes fenotipos. A partir de mi experiencia clínica, empecé a ver patrones claros que no encontraba en los libros de texto. La profundidad y amplitud de las experiencias de las pacientes, de sus antecedentes y sus historias fueron realmente reveladoras, y me convencí de que el tratamiento de los síntomas de la menopausia tenía que ser personalizado. No existe una única forma eficaz de tratar a las mujeres en la menopausia, y es un error pretender que sí la hay.

A día de hoy, en mi puesto como directora del programa clínico de la Clínica de Menopausia y Mediana Edad del Brigham & Women's Hospital de Boston trabajo estrechamente con mis pacientes de mediana edad, y analizo a fondo sus síntomas y sus patrones más íntimos y emocionales, lo cual las ayuda a sentirse vistas y escuchadas. Esto resulta muy empoderador para ellas, las ayuda a confiar en sí mismas y así, cuando desarrollamos un plan de tratamiento, resulta más probable que se sientan implicadas y que lo sigan. Además, podemos ir modificándolo hasta que se sientan realmente bien. Este enfoque hace maravillas, más que cualquier otra cosa que hayan probado, y les permite tomar el control de esta complicada experiencia. Me encanta ayudar a las mujeres en esta difícil etapa. En general, mis pacientes son inteligentes, curiosas e inquisitivas, y a menudo muestran una intensa conexión entre su mente y su cuerpo (que es lo que hace, en parte, que les entusiasme tomar el control de este viaje).

La realidad es que no existe un enfoque único para gestionar la menopausia que funcione para todas las mujeres, y eso es porque cada mujer tiene una experiencia menopáusica diferente. La investigación demuestra que la frecuencia y la intensidad de los síntomas de la menopausia dependen en parte de la edad de la mujer, de la presencia de problemas de salud subyacentes, de su estado menopáusico y de variables sociodemográficas. No obstante, los síntomas graves más mencionados incluyen estado de ánimo depresivo e irritabilidad, agotamiento físico y mental, dolores musculares y articulares, sofocos, cefaleas, problemas sexuales y trastornos del sueño. Cada mujer experimenta diferentes grupos de síntomas, y resulta imposible predecir quién experimentará qué y durante cuánto tiempo. En otras palabras, la transición a la menopausia de tu madre, tu hermana o tu mejor amiga puede ser muy diferente a la tuya, lo que significa que lo mejor es abordar tu experiencia de un modo que te funcione a ti.

Cuando las mujeres oyen hablar de estos tipos, a menudo tienen una revelación y se preguntan: «¿Por qué nadie lo sabe?». Mi misión es cambiar esa situación.

Y esa es la razón de *Descubre tu tipo de menopausia: Una guía personalizada para gestionar tu menopausia y mejorar tu salud*. Cuando tomes las riendas del asunto con la ayuda de este libro, encontrarás tu propio camino para sentirse mejor y proteger tu salud a largo plazo. Confía en mí, porque ayudo a mujeres a hacer esto día tras día, semana tras semana. En mi consulta adopto un enfoque personalizado para ayudar a las mujeres a transitar y manejar la gama de síntomas físicos y emocionales que experimentan. No obstante, seamos realistas: no puedo ayudar a todas las mujeres de manera presencial o en una sesión de telemedicina. Ojalá pudiese.

Al permitirte adoptar un enfoque personalizado para sentirte mejor y recuperar tu ritmo, este libro te ayudará a descubrir que unas intervenciones y unos cambios sencillos en el estilo de vida pueden restablecer tu equilibrio físico y emocional basándote en tu experiencia única con la culminación de tus años reproductivos. Y dado que te permitirá tomar medidas por ti misma, te ayudará a sentirte más empoderada y resiliente. Sentirás un alivio inmediato de algunos de esos sentimientos del tipo «¡Qué #$@&%* me está pasando!», que acompañan a la menopausia. Espero que esta guía esencial y completa te proporcione todas las herramientas que necesitarás para superar esta etapa de tu vida con alegría y salud.

En la primera parte descubrirás qué ocurre realmente en tu cuerpo durante la menopausia. Conocerás el papel de las hormonas en tu salud general y cómo su descenso no solo provoca síntomas como los sofocos, sino que además afecta a todo el cuerpo, desde la salud ósea hasta el sistema cardiovascular. Te revelaré de dónde proceden los mitos y las ideas erróneas sobre esta etapa de la vida. Te familiarizarás con el concepto de los tipos de menopausia y realizarás un cuestionario para identificar qué tipo(s) tienes ahora (alerta de *spoiler*: puede(n) evolucionar con el tiempo).

En la segunda parte te ayudaré a identificar tu(s) tipo(s) de menopausia y a abordar aquello que te lleva a sentirte y a funcionar de manera distinta. Posteriormente, te ayudaré a elegir los tratamientos básados en la evidencia que mejor se adapten a tus síntomas, tu historial de salud, tus necesidades y preferencias, y tus prioridades. En algunos casos resultará recomendable la terapia hormonal. Te explicaré sus pros y sus contras, así como lo que hemos aprendido en la última década sobre el uso eficaz de las hormonas (ya sea por vía oral, vaginal, transdérmica, tópica o en formulaciones de acción prolongada o corta, según los tipos de menopausia, los síntomas y los objetivos a largo plazo). No obstante, si la terapia hormonal no es una opción para ti, puedes estar tranquila: existen muchos otros enfoques médicos y de estilo de vida que pueden aliviar tus síntomas y mejorar tu bienestar. Cada tipo de menopausia tiene su propio plan de tratamiento de base, así como recomendaciones adicionales sobre dieta, estilo de vida y estrategias psicológicas para ayudarte a sentir que vuelves a estar en plena forma.

En la tercera parte te mostraré cómo personalizar tu plan de supervivencia para la menopausia añadiendo soluciones a tus síntomas específicos o restantes. Descubrirás que hay cosas que puedes hacer sin ayuda de tu médico para mitigar los problemas típicos (como los sofocos y los sudores nocturnos), otros menos conocidos (como la sensibilidad mamaria y las erupciones cutáneas) y algunos que podrías no abordar porque te da cierto reparo (como el dolor durante las relaciones sexuales o la pérdida de libido). También te ayudaré a formular un plan a largo plazo para cuidar de tu salud física, emocional y mental (cognitiva) en el futuro, incluso cuando las cosas cambien con las diferentes etapas de tu vida.

Lo que vamos a hacer es crear una hoja de ruta personalizada a través de esta transición a menudo tumultuosa y colocarte al mando: además de ayudarte a abrirte camino en terreno firme, este enfoque te brindará conocimientos sobre desvíos inteligentes y medidas para resolver problemas si surgen baches u obstáculos inesperados. De un modo u otro, te prometo que podrás llegar a donde quieres ir: a un nuevo capítulo de tu vida, sano y lleno de bienestar. En la actualidad, ante la creciente esperanza de vida, las mujeres pasamos más de un tercio de nuestras vidas en la zona posmenopáusica. ¿Por qué no sentirnos divinas durante esos años?

Con mi enfoque personalizado, la mayoría de mis pacientes se sienten considerablemente mejor y recuperan su salud y su capacidad de llevar una vida plena durante la transición menopáusica. Estoy segura de que puedo ayudarte a conseguir lo mismo porque veo estas transformaciones cada día en mi clínica. Con este enfoque te sentirás empoderada al apropiarte de la experiencia y desarrollar la seguridad de que puedes empezar a vivir tus mejores años a partir de este momento. Toda mujer merece sentirse y funcionar lo mejor posible durante la menopausia y después, preparando el terreno para gozar de mejor salud a los sesenta, los setenta, los ochenta años. ¡Empecemos!

PRIMERA PARTE

EL CAOS HORMONAL

Capítulo 1
EL SALVAJE OESTE DE LAS EXPERIENCIAS EN LA ATENCIÓN SANITARIA

Cuando las mujeres acuden a verme por primera vez a causa de sus síntomas de la mediana edad, me dicen cosas como:

— Ya no me reconozco.

— No me siento yo misma.

— Es como si alguien se hubiese apoderado de mi cuerpo.

— Estoy en el punto en que voy a usar pantalones elásticos para el resto de mi vida porque me siento hinchadísima.

— ¿Cuándo terminará esta sequedad vaginal, esta irritabilidad, este/a [rellena el espacio en blanco]?

— En lo que respecta al sexo, me siento muerta por dentro. ¡Echo de menos mi libido!

A veces me dicen cosas como: «Demasiada información, ¿no?», o «¿Habías oído esto antes?». Por supuesto, cada mujer debería sentirse especial, porque ciertamente lo es, pero esos sentimientos y esas experiencias resultan comunes (¡casi universales!) y, sin embargo, a muchas las pillan por sorpresa. Esto se debe en parte a que la menopausia puede parecer un terreno indómito e imprevisible cuando se trata de acceder a información precisa sobre los síntomas de una mujer. En nuestra cultura casi existe un velo de silencio en torno a lo que cabe esperar durante la transición menopáusica; además, la experiencia de cada mujer es personal y única, y puede diferir mucho de la de sus amigas o sus familiares.

Cuando Lucy, de cincuenta años, vino a verme por primera vez, la intensidad de sus sofocos era tremenda; acompañados además de palpitaciones que parecían ataques de pánico. Naturalmente, aquellos síntomas le asustaban y le incomodaban mucho. Cuando conocí a

Laura, de cuarenta y siete años, llevaba meses despertándose a las dos de la mañana, empapada en sudor e incapaz de dormir. De día era todo un desastre porque padecía una espesa niebla mental que apenas le permitía funcionar, y tenía miedo de sufrir un accidente de coche. Tras someterse a quimioterapia por un cáncer de mama, mi paciente Anna, una abogada litigante de cuarenta y tres años, experimentó una sequedad vaginal tan severa que sentía un ardor continuo en la vulva y los labios vaginales. Los síntomas de Lucy, Laura y Anna eran diferentes, pero todos guardaban relación con la menopausia, y todos estaban afectando al día a día de aquellas mujeres de maneras muy alarmantes. ¡Se sentían completamente abatidas! Y estas tres mujeres no eran ni de lejos las únicas. ¿Sabías que el 75 % de las mujeres tienen síntomas que alteran sus vidas o su capacidad para funcionar durante la perimenopausia y la posmenopausia (y que esos síntomas suelen durar años)? Eso son millones de mujeres. Muchas se sienten totalmente desconcertadas, angustiadas o enfadadas por esos cambios que alteran su vida y luchan por encontrar un alivio seguro y eficaz.

Esto es especialmente difícil de manejar porque existe mucho ruido informativo acerca de esta fase de la vida de las mujeres. Nos vemos bombardeadas constantemente con mensajes sobre lo que es normal o no durante la transición a la menopausia, y sobre lo que debemos hacer o no respecto a los síntomas (además, por ahí corre mucha crítica contra la menopausia, sobre todo en internet). El problema es que algunos de esos consejos carecen de pruebas científicas que los respalden o que refuten las afirmaciones que se vierten. Y, francamente, encontramos un montón de disparates que se difunden a través de diversas redes sociales y anuncios de productos específicos. Por tanto, es importante (aunque no resulte fácil) acabar con los mitos, los cuentos de viejas, las medias verdades y las promesas de charlatanes, y centrarnos en lo que realmente ocurre con tus síntomas y lo que podría ayudarte.

Para empeorar la situación, el sistema sanitario no ayuda. En la mayoría de los consultorios, los médicos y las enfermeras no han preparado adecuadamente a las mujeres para la menopausia ofreciéndoles información básica sobre algunos de los síntomas y los cambios que pueden experimentar, o cuánto podrían durar. En la actualidad no existe una evaluación de la perimenopausia en la que un médico realiza una revisión a la mujer y le propone una estrategia respecto a lo que cabe esperar en el manejo de los síntomas relacionados con la menopausia, como se hace antes de una cirugía, por ejemplo. Muchas mujeres todavía son reacias a hablar con sus médicos de atención primaria sobre sus síntomas de la menopausia, ya sea porque se sienten avergonzadas, porque creen que deben ser fuertes y aguantar, o porque sus médicos no les hacen mucho caso cuando surge el tema. Las razones de esa falta de interés son variadas, pero las investigaciones han demostrado que la formación sobre la menopausia y cómo gestionarla resulta penosamente insuficiente en las facultades de Medicina y en los programas de residencia. Así, no es de extrañar que muchas mujeres que sufren graves molestias a causa de la menopausia reciban de sus médicos respuestas como «No hay nada que hacer», «Tendrás que esperar a que pase; al final se pasará» o el increíble «En las generaciones anteriores, muchas mujeres no llegaban a la menopausia, así que no existe mucha investigación sobre ella».

Quiero que sepas que no tiene por qué ser así. Voy a ayudarte a cultivar un sentido de control sobre el caos físico y mental que posiblemente estés experimentando, y lo haremos sin caer en tratamientos falsos, sin que te tires de los pelos (o que se te caiga más), sin gastar una fortuna y sin ir probando de médico en médico. Con este libro te pondremos al volante de esta experiencia y te guiaremos para que recuperes tu bienestar. El primer paso en este viaje consiste en identificar tu tipo personal de menopausia, un enfoque único que he desarrollado basándome en seis patrones distintos observados a lo largo de mis años de experiencia clínica. Utilizando estos tipos resulta más sencillo precisar cuáles de tus síntomas son prioritarios para obtener alivio y desarrollar un plan de tratamiento que empezará a darle la vuelta a la tortilla. Al tratar y realizar un seguimiento a más de mil mujeres en mi consulta, he identificado los siguientes tipos de menopausia:

- *El tipo de menopausia prematura*, que se produce antes de los cuarenta años, tiende a llegar acompañado de una sorprendente y casi siempre abrupta oleada de síntomas como sofocos, sudores nocturnos, cambios de humor, niebla mental, sequedad vaginal y disminución del deseo sexual.
- *El tipo de menopausia repentina*, que suele ser consecuencia de una operación o de quimioterapia (pero puede ocurrir por otras razones, como verás), casi siempre supone una conmoción para el sistema de la mujer con su llegada y su intensidad.
- *El tipo de menopausia desbocada*, que se distingue por síntomas diversos y a menudo muy intensos, que llegan desde casi todos los frentes, puede ser absolutamente abrumador y, en algunos casos, seriamente debilitante.
- *El tipo de menopausia que altera la mente* implica principalmente cambios de humor y cognitivos: por ejemplo, ansiedad, depresión, cambios de humor muy acusados, niebla mental, dificultades de concentración y problemas de memoria.
- *La menopausia que parece no tener fin* se caracteriza por uno o dos síntomas (como sofocos ocasionales, sequedad vaginal persistente o falta de libido, o síntomas menos frecuentes como mareos o alteraciones olfativas) que duran, y duran... y duran.
- *El tipo de menopausia silenciosa*, en el que casi no hay síntomas, pero que exige prestar atención a los nuevos retos y riesgos para la salud que surgen después de la menopausia: con síntomas menopáusicos o sin ellos, el cuerpo está cambiando debido a la bajada hormonal.

En los capítulos siguientes aprenderás mucho más sobre cada uno de estos tipos de menopausia. Las experiencias de muchas mujeres coincidirán con un tipo en particular; otras mujeres pueden experimentar una combinación de tipos (un híbrido, por así decirlo). En cualquier caso, mi enfoque tipológico único te permite determinar tu colección personal de síntomas de la menopausia a fin de desarrollar un plan de tratamiento que te ayude a sentirte mejor lo antes posible. Según mi experiencia clínica, cuando las mujeres descubren que tienen un determinado tipo de menopausia o un híbrido se sienten vistas, escuchadas y comprendidas (¡y no solas!). Además, les da un nombre a lo que están experimentando y esto, a su vez, aporta un sentido de orden a una experiencia aparentemente difícil de manejar. En conjunto, supone un gran alivio. Y, lo que tal vez sea más importante, cuando sabes a qué te enfrentas, puedes desarrollar un plan que se adapte a *tus* síntomas personales y que te pueda funcionar a *ti*. Seamos realistas: la experiencia con la menopausia de tu madre, tu hermana, tu vecina o tu mejor amiga probablemente será muy diferente a la tuya y, por tanto, lo que les ayudó a ellas podría no servirte a ti. Esto te concierte solo a *ti*, y eso es muy positivo, como verás más adelante.

La medicina personalizada (también conocida como *medicina de precisión*) es la tendencia del futuro, y mi enfoque para ayudar a las mujeres a transitar por la menopausia funciona dentro de este marco. Pero en este caso no vamos a utilizar el perfil genético individual ni biomarcadores específicos para guiar las decisiones respecto al cuidado de cada mujer (aunque puede que algún día sea posible, ¡y sería increíble!). En este momento trabajamos con el conjunto personal de síntomas y su severidad, el historial y el estado de salud actual, así como las preferencias y los objetivos personales para dar forma al plan de tratamiento. El enfoque del tipo de menopausia es reactivo y proactivo porque aborda los síntomas actuales de la mujer y también tiene en cuenta sus posibles riesgos de salud en el futuro y las correspondientes medidas preventivas. Lo mejor de todo es que implica una combinación única de intervenciones médicas y modificaciones del estilo de vida.

LA FISIOLOGÍA DE LA MENOPAUSIA

Antes de entrar en detalles sobre los diferentes tipos de menopausia y sus planes de tratamiento recomendados, permíteme un breve recordatorio sobre lo que ocurre en tu cuerpo y hace que se desencadenen los cambios que estás experimentando. A medida que te acercas a la menopausia, tus ovarios (que producen la mayor parte de los estrógenos) reducen la marcha y se dirigen hacia la jubilación. Cuando te encuentras en la fase de la vida en la que todavía tienes la regla, tus niveles de estrógenos fluctúan entre 50 y 500 pg/mL cada mes. En la menopausia, que se define como un año completo sin menstruación desde la última regla, esos niveles son prácticamente de cero, aunque algunas mujeres tienen algo de estrógeno extra porque el tejido adiposo (grasa) lo produce. Sí, has leído bien: las células grasas de una mujer producen un poco de estrógeno (antes creíamos que la grasa corporal era una sustancia inerte, pero ahora sabemos que no es así). A lo largo de la transición menopáusica, los niveles de progesterona también disminuyen. De hecho, ahora se cree que la progesterona podría disminuir a un ritmo más rápido que el estrógeno durante la perimenopausia, lo que podría conducir a muchos de los cambios de humor y la ansiedad que se producen en esa etapa. Los niveles de testosterona, que es la hormona del deseo sexual tanto en las mujeres como en los hombres, también disminuyen. La mayoría de los síntomas de la menopausia —sofocos, sudores nocturnos, cambios de humor y sequedad vaginal, entre otros— se deben a la pérdida de estrógenos, mientras que la disminución de la libido puede ser el resultado de la pérdida de testosterona.

Los receptores de estrógeno están repartidos por todo el cuerpo de la mujer, aunque la mayor concentración se encuentra en la vagina y en el cerebro, por este orden. Así, cuando el estrógeno ya no está presente después de la menopausia, esos receptores de estrógeno continúan buscándolo. Cuando no encuentran a su viejo amigo, los receptores se vuelven locos: vendría a ser como apagar y encender un termostato una y otra vez. Creemos que los sofocos se deben a esa alteración, igual que algunos efectos derivados como los cambios de humor y los cambios cognitivos. En otras palabras, ese efecto de encendido y apagado es lo que puede hacerte sentir que tu cuerpo y tu mente ya no son tuyos. Es cierto que, con el tiempo, tu cuerpo se adaptará a esos niveles hormonales más bajos y los síntomas perderán intensidad, pero este periodo de encendido y apagado puede durar varios años.

Los investigadores y los expertos en menopausia no saben con certeza por qué los síntomas son más severos en unas mujeres que en otras. La hipótesis actual es que tiene mucho que ver con factores genéticos, y también con factores ambientales que podrían «encender» o «apagar» genes específicos (no solo influencias que proceden de tu madre, sino también las que vendrían de la familia del padre, o incluso de parientes de segundo o tercer grado). Durante esta etapa de la vida, algunas mujeres están programadas para tener receptores más persistentes en la «búsqueda» del estrógeno que falta, y eso provoca síntomas (como los sofocos) más severos o duraderos. Por el contrario, otras mujeres presentan una predisposición genética a que sus receptores de estrógeno abandonen la búsqueda, por lo que experimentan menos síntomas. El hecho de que la genética parezca desempeñar un papel significativo debería quitarte de encima la sensación esa de «¿Qué estoy haciendo mal?», porque tus síntomas probablemente no se deban a nada que hagas o dejes de hacer. De todos modos, eso no significa que no puedas tomar medidas para aliviarlos, como descubrirás en capítulos posteriores.

Retrocedamos unos pasos y consideremos el periodo intermedio: la perimenopausia y las etapas posteriores de la transición menopáusica. La perimenopausia, que es como un largo puente colgante de superficie irregular, conduce a la mujer desde sus años reproductivos hasta la menopausia. Los síntomas de la transición se acercan sigilosamente y pillan por sorpresa a muchas mujeres. Existen mujeres de cuarenta años que ni siquiera han oído la palabra *perimenopausia*, de modo que esos síntomas perturbadores aparecen de repente y las llevan a pensar que están viviendo una especie de experiencia extracorporal. «Pero ¿qué es esto?», se preguntan. Y dado que esas mujeres continúan menstruando en su mayoría, no relacionan los cambios hormonales y fisiológicos (por ejemplo, periodos irregulares, sofocos, sudores nocturnos y sequedad vaginal) con los cambios emocionales que experimentan.

No podría decir cuántas mujeres han acudido a mí diciendo cosas como «Cuando tuve mi primer sofoco, pensé que era fiebre y que me estaba poniendo enferma» (en 2020 y principios de 2021, muchas mujeres acudieron a hacerse la prueba de COVID-19 y se confinaron hasta que obtuvieron sus resultados). He oído esas palabras tanto en mujeres en puestos de mucha responsabilidad como en las que trabajaban en tiendas y restaurantes de comida rápida.

No hace mucho leí un artículo en el que algunas famosas compartían sus experiencias con la transición a la menopausia.[1] Me resultó especialmente interesante la experiencia de la actriz Kim Cattrall. En su papel de Samantha Jones en *Sexo en Nueva York*,[2] tuvo que fingir que sufría sofocos sin haberlos experimentado todavía en la vida real. Irónicamente, pensó que la experiencia interpretativa la había preparado para los sofocos reales, pero no fue así. Dos años más tarde, su experiencia resultó ser bastante más dramática, ya que durante sus sofocos sentía que «la tierra temblaba..., como si me metiesen en una cuba de agua hirviendo».

Lo creas o no, los síntomas de la perimenopausia pueden empezar diez años antes de la última menstruación. La mayoría de las mujeres llegan a la menopausia entre los cuarenta y los cincuenta y ocho años; según la Sociedad Norteamericana de la Menopausia (NAMS, por sus siglas en inglés), la edad media se sitúa en los cincuenta y uno.[3] Durante la perimenopausia, las hormonas de la mujer viven en una auténtica montaña rusa. En concreto, las grandes oscilaciones en los niveles de estrógeno —de altos a bajos y vuelta a empezar— pueden irritar el cerebro. En pocas palabras, parece que el cerebro femenino prefiere un nivel de hormonas estable, motivo por el que algunas mujeres experimentan el síndrome premenstrual (SPM) o incluso el trastorno disfórico premenstrual (TDPM) cuando sus hormonas reproductivas fluctúan cada mes con sus ciclos menstruales. Mientras la mujer continúa menstruando, los niveles de estrógeno y progesterona suben y bajan en un patrón bastante predecible que se asemejaría más a colinas ondulantes. Durante la perimenopausia, estas fluctuaciones hormonales se convierten en picos y valles más agudos y esporádicos. El cerebro puede verse en serias dificultades con estos cambios drásticos, y por eso muchas mujeres experimentan ansiedad, irritabilidad, insomnio y otros cambios relacionados con el estado de ánimo.

Para complicar las cosas, dado que la transición de la perimenopausia puede durar de cuatro a diez años, no siempre resulta sencillo establecer en qué punto del serpenteante viaje te encuentras. Antes de sumergirnos en lo que realmente ocurre entre bastidores, es importante entender las claves de la transición menopáusica. Es probable que hayas oído hablar del eje hipotalámico-hipofisario-adrenal (HHA), que es el sistema central de respuesta al estrés del cuerpo; es lo que conduce a la liberación de cortisol, la hormona del estrés, cuando ocurre algo estresante. Puede que no estés tan familiarizada con el eje hipotalámico-hipofisario-gonadal (HHG), un sistema estrechamente regulado que segrega hormonas implicadas en la reproducción femenina (recuerda que tanto el hipotálamo como la hipófisis se encuentran en el tronco encefálico).

Cuando el eje HHG funciona correctamente, el cuerpo de la mujer tiene ciclos menstruales mensuales, que incluyen la ovulación y la preparación del tejido uterino para la posible implantación de un óvulo fecundado. Si no se produce la concepción en un ciclo determinado, el revestimiento del útero se desprende y la mujer tiene la regla. Cuando el eje HHG no funciona correctamente, la ovulación no se produce de forma regular. Aquí es donde entra en juego la transición menopáusica: durante la perimenopausia, el eje HHG comienza a fallar y, finalmente, su actividad se detiene cuando la mujer experimenta la menopausia. En ese momento, el cerebro reconoce que el eje HHG no está proporcionando las hormonas que quiere (es decir, estrógeno), y por eso recurre en muchos casos al eje HHA y activa las glándulas suprarrenales. Sin embargo, dado que las glándulas suprarrenales no tienen estrógeno, en su lugar pueden liberar cortisol, que es capaz de contribuir a los síntomas relacionados con la menopausia o empeorarlos, como el acné, la irritabilidad, la falta de libido y la ralentización del metabolismo.

En este contexto entran en juego las «etapas de la menopausia».[4] ¿Sabías que existen tales etapas? Llevan tiempo entre nosotras y se han ido perfeccionando poco a poco. En 2011, un grupo internacional de expertos revisó los criterios de las diferentes etapas de la perimenopausia y la menopausia establecidos diez años antes en el Taller sobre las Fases del Envejecimiento Reproductivo (STRAW, por sus siglas en inglés). Al modificar el sistema de clasificación de las etapas, el grupo de 2011 (que pasó a ser conocido como *STRAW+10*)[5] revisó los avances en el conocimiento de los cambios fundamentales en el eje hipotalámico-hipofisario-gonadal que se producen antes y después de la última regla de una mujer. Esto es importante porque en realidad existen varias fases en el periodo previo al final −no precisamente apoteósico− de la menstruación (en realidad, se trata más bien de una extinción), con numerosas variaciones individuales respecto al momento en que se producen las etapas, su duración y la sensibilidad de cada mujer a los cambios hormonales que se desencadenan.

Veamos cómo transcurren las distintas etapas:

- *Etapa reproductiva tardía (etapas -3b y -3a):* Una especie de pretransición antes de la perimenopausia, es la etapa final de los años reproductivos, un momento en el que la fertilidad empieza a decaer y la capacidad de la mujer para tener un bebé disminuye considerablemente. Podrías empezar a ver cambios sutiles en el volumen y la frecuencia del sangrado menstrual, con ciclos más cortos en la etapa -3a.
- *Transición menopáusica temprana (etapa -2):* Durante esta fase, la duración del ciclo menstrual de la mujer pasa a ser irregular y comienza a variar en siete o más días de un ciclo a otro. El cuerpo produce estrógeno, pero menos progesterona. Durante esta etapa, que puede durar un tiempo impredecible, puedes experimentar un aumento de la irritabilidad debido a la disminución de los niveles de progesterona y síntomas similares a los del SPM. Los patrones de sangrado pueden variar.

- *Transición menopáusica tardía (etapa -1)*: Durante esta etapa, es posible que la regla falte algún mes, con sesenta o más días sin menstruación. Además de la variabilidad en la duración del ciclo menstrual, puedes experimentar fluctuaciones extremas en los niveles hormonales (incluyendo estrógeno y progesterona), y los ciclos en los que no ovulas podrían ser frecuentes (son los denominados *ciclos anovulatorios*). En general, experimentarás una disminución de estrógenos, pero a la vez también pueden darse fluctuaciones drásticas en los niveles hormonales, incluyendo estrógeno, progesterona y testosterona. Los síntomas vasomotores, como los sofocos, son comunes durante esta etapa, cuya duración estimada es de entre uno y tres años por término medio.
- *Posmenopausia temprana (etapas +1a, +1b, +1c)*: Estas etapas se producen al menos un año después de la última menstruación de la mujer (por tanto, corresponde al final de la *perimenopausia*). Durante ellas, el estrógeno y la progesterona descienden a niveles muy bajos, mientras que los niveles de la hormona foliculoestimulante (FSH, que es la que indica a los ovarios que liberen un huevo, es decir, que ovulen, cada mes durante los años reproductivos de la mujer) continúan aumentando durante dos años más aproximadamente. La etapa +1a marca el final del periodo de doce meses desde la última regla de la mujer; la etapa +1b también dura un año, y al final de ese periodo los niveles de FSH se estabilizan. Durante estas fases existe mayor probabilidad de que los síntomas vasomotores, como sofocos y sudores nocturnos, se produzcan o empeoren. Durante la etapa +1c, que puede durar de tres a seis años, los niveles hormonales tienden a estabilizarse todavía más a niveles ultrabajos.

Posmenopausia tardía (etapa +2): Durante esta fase, los cambios hormonales y en la función endocrina reproductiva son más limitados. No obstante, algunos de los procesos relacionados con el envejecimiento reproductivo pasan a ser más preocupantes. Los síntomas de sequedad vaginal (incluyendo picor e irritación) y la atrofia urogenital (un término aterrador para los cambios que se producen en los tejidos de la vulva, la vagina, la vejiga y la uretra debido a la disminución de los niveles de estrógenos) cobran mayor protagonismo. Estos cambios pueden provocar dolor durante el coito, infecciones urinarias recurrentes, frecuencia y urgencia urinarias y otros cambios anatómicos, como el prolapso de órganos pélvicos. Los cambios que se producen en el suelo pélvico se denominan ahora *síndrome genitourinario de la menopausia* (o SGM), un término muy rimbombante que describe el conjunto de los cambios que ocurren en la vulva, la vagina, el perineo, la vejiga y la uretra.

¿QUÉ HAY EN UN NOMBRE?

Resulta muy habitual confundir los términos empleados para describir esta transición reproductiva en la vida de la mujer. En parte se debe a que en ocasiones se usan indistintamente, cuando en realidad son entidades diferenciadas o con definiciones específicas. Veamos lo que significan realmente:

1. *Perimenopausia*: Periodo de tiempo que precede a la menopausia, una transición que puede durar de cuatro a diez años.
2. *Menopausia*: Momento en el que ha pasado un año completo sin tener la regla. Es un acontecimiento retrospectivo, ya que la mujer no sabrá cuándo se producirá su último periodo hasta que hayan pasado doce meses sin menstruar. Algunas mujeres no pueden basarse en la menstruación como indicador (por ejemplo, si se han sometido a una histerectomía o a una ablación endometrial, o si llevan un DIU hormonal de progesterona), de modo que tienen que recurrir a analíticas que muestren un nivel de FSH superior a 35 mU/mL y un nivel de estradiol inferior a 20 pg/mL como indicador de su entrada en la posmenopausia.

3. *Transición a la menopausia*: Periodo de tiempo comprendido entre la perimenopausia y el último periodo menstrual. En el caso de algunas mujeres puede durar hasta una década. Piensa que es como una forma amplia de describir el comienzo de la vorágine que continuará hasta tu última menstruación.

4. *Menopausia prematura*: Es la menopausia que se produce antes de los cuarenta años por una u otra razón, incluidos los trastornos genéticos (por ejemplo, el síndrome de Turner).[6]

5. *Menopausia precoz*: Menopausia que se produce entre los cuarenta y los cuarenta y cinco años. Las investigaciones han descubierto que las mujeres que nunca han estado embarazadas o han dado a luz tienen bastantes más probabilidades de presentar una menopausia prematura o precoz. Ocurre lo mismo con aquellas que tuvieron su primera regla a una edad temprana (antes de los once años). Además, las mujeres que padecen enfermedades autoinmunes[7] —como artritis reumatoide, lupus o ciertos trastornos tiroideos— pueden tener una menopausia precoz.

6. *Insuficiencia ovárica prematura (IOP)*: Trastorno en el que los ovarios dejan de producir óvulos antes de los cuarenta años, lo que también significa que ya no producen suficiente estrógeno.

7. *Baja reserva ovárica (BRO)*: Se trata de una afección por la que los ovarios pierden su potencial reproductivo normal, comprometiendo así la fertilidad. Se puede deber a un proceso normal de envejecimiento, pero también a una enfermedad o lesión. Normalmente se descubre cuando una mujer intenta quedarse embarazada.

8. *Menopausia quirúrgica*: Menopausia provocada por la extirpación quirúrgica de los dos ovarios (si solo se extirpa uno, no es menopausia quirúrgica porque el otro ovario puede seguir funcionando).

9. *Menopausia natural*: Menopausia que se produce de manera espontánea o sin ninguna intervención a partir de los

cuarenta y seis años. Se debe a la pérdida de folículos activos en el tejido ovárico y a la disminución natural de la producción de estrógenos.

10. *Menopausia inducida por medicamentos*: Es la menopausia debida a un cese de la función ovárica inducida por medios médicos, casi siempre quimioterapia, que mata las células del tejido ovárico provocando que se dividan rápidamente, o por agentes alquilantes (también utilizados en el tratamiento del cáncer). Otros fármacos que pueden provocar que la menopausia se adelante son el metotrexato (empleado para tratar la artritis reumatoide), el uso prolongado de metilprednisolona (para el tratamiento del lupus, la esclerosis múltiple[8] y otras enfermedades inflamatorias) y la terapia con GnRH (para tratar la endometriosis o los fibromas); además, la radiación en la zona pélvica puede alterar el momento de la aparición de la menopausia.

11. *Posmenopausia*: Periodo de tiempo que sigue al día del primer aniversario sin la menstruación y que se prolonga en el futuro; en otras palabras, todos los días después de la menopausia.

Debo confesarlo: me horrorizo cuando oigo decir a las mujeres que están «hartas de la menopausia» o que «ya la han tenido», porque esas afirmaciones no tienen sentido. Del mismo modo, decir que «has llegado a la menopausia» no es exacto porque no existe un punto final o un destino; técnicamente, la menopausia es un hito en un día concreto porque señala un año desde el último periodo. Lo importante es reconocer que una vez que se ha llegado a la posmenopausia, tu cuerpo siempre será diferente del que era antes, y eso es cierto con independencia del tipo (o tipos) de menopausia que tengas. Es así incluso si nunca experimentas síntomas relacionados con la menopausia (es decir, que tienes el tipo de menopausia silenciosa). Por tanto, abróchate el cinturón porque ¡te espera un viaje largo y, posiblemente, lleno de baches!

Sea cual sea la etapa en la que se encuentren tus síntomas, tener una hoja de ruta, aunque sea algo imprecisa, puede ayudarte a identificar lo que ocurre ahora y lo que puedes esperar con vistas al futuro. Eso te ayudará a tomar decisiones más informadas sobre las intervenciones. La realidad es que la hoja de ruta de cada mujer es un poco distinta. Y aunque el modelo STRAW+10 presenta un marco útil para la progresión de los cambios relacionados con la menopausia, las experiencias de las mujeres en la vida real pueden variar considerablemente. La investigación ha descubierto que, en lugar de seguir una progresión lineal ordenada, algunas mujeres se saltan una etapa concreta (o varias). Otras se estancan en una fase durante un tiempo sorprendentemente largo, mientras que otras van y vienen entre etapas específicas. Y algunas mujeres tienen periodos regulares hasta que acaban de manera repentina y misteriosa, casi como si un día se cerrase el grifo para siempre. En resumen, la trayectoria desde los años reproductivos hasta la menopausia no es necesariamente uniforme o predecible.

No existe un abordaje único de gestión de la menopausia que sirva para todas las mujeres, y eso se debe a que estas tienen diferentes experiencias menopáusicas, objetivos de salud y prioridades personales para aliviar los síntomas. Cada mujer experimenta diferentes combinaciones de síntomas, y es imposible prever quién experimentará cuáles. Casi a diario, veo a muchas mujeres con patrones de síntomas menopáusicos muy diferentes. Veamos los ejemplos de dos pacientes que traté no hace mucho, con experiencias contrapuestas y que resultaron tener dos tipos de menopausia totalmente diferentes.

Cuando Nancy, una profesora de historia de cincuenta y cuatro años, acudió a mí quejándose de confusión, niebla mental y depresión, tenía problemas para organizarse en el trabajo y a veces perdía las tareas de sus alumnos. En pocas palabras, sentía que se estaba volviendo loca. Durante nuestra cita quedó claro que tenía el tipo de menopausia que altera la mente. Para estimular el estado de alerta le recomendé que redujera el consumo de carbohidratos ricos en almidones, que aumentase la ingesta de proteínas y que realizase ejercicio aeróbico todos los días, aunque solo fuese un paseo de veinte minutos a paso rápido. También le receté Wellbutrin (un antidepresivo con propiedades estimulantes). En dos meses recuperó su capacidad de concentración y la productividad, y su estado de ánimo mejoró.

En cambio, Erin, una asistente médica en cirugía ortopédica de cuarenta y nueve años, sufría hasta treinta sofocos severos al día y sudores nocturnos que la dejaban empapada y perturbaban su descanso. Su tipo de menopausia desbocada era tan intensa que los sofocos hacían que se le empañaran las gafas durante las cirugías, lo que le impedía ejercer su trabajo de manera segura (sí, sí..., ¡uf!). Con la ayuda de la terapia hormonal, la reducción del consumo de cafeína y otros estimulantes, y ejercicios de relajación por la tarde, sus síntomas mejoraron considerablemente.

Como estarás empezando a observar, el inicio y la duración de la transición menopáusica también pueden variar mucho de una mujer a otra. Una mujer nace con todos los folículos (bolsas de óvulos) que va a tener, y la velocidad a la que se deterioran a lo largo de su vida influye en la llegada de la menopausia. Dado que los folículos ováricos son células que se dividen rápidamente, son muy susceptibles de sufrir daños por factores ambientales y médicos. Así pues, aunque el índice de masa corporal (IMC), el origen étnico y los factores genéticos de una mujer pueden influir en el momento de la transición a la menopausia, los factores relacionados con el estilo de vida también pueden influir en el momento de la llegada del «cambio».

En particular, el tabaquismo puede avanzar la perimenopausia o la menopausia con respecto a lo que estaba programado genéticamente. Tanto las fumadoras como las exfumadoras corren el riesgo de tener una menopausia más temprana, y en eso influyen la intensidad, la duración, la dosis acumulada y el inicio más temprano del tabaquismo. Las investigaciones[9] han descubierto que las fumadoras desde hace quince o más años presentan un riesgo quince veces mayor de menopausia prematura y seis veces mayor de que la menopausia les llegue uno o dos años antes que las no fumadoras. La exposición continuada al humo pasivo también se asocia con una llegada más temprana de la menopausia, incluso entre mujeres no fumadoras.

Mientras tanto, la exposición a otras sustancias químicas, especialmente a los disruptores endocrinos (DE) – capaces de imitar, bloquear o interferir con las hormonas del cuerpo, incluidos los estrógenos –, se ha relacionado con una llegada más temprana de la menopausia.[10] Los culpables químicos que entran en esta problemática categoría de DE son las dioxinas (contaminantes orgánicos persistentes, lo que significa que permanecen en el medioambiente), los bifenilos policlorados (PCB, que ya no se producen en muchos países, pero que también permanecen en el medioambiente), los pesticidas, los ftalatos (que se utilizan para ablandar plásticos y en productos de cuidado personal) y el ácido perfluorooctanoico (PFOA), que se utiliza en utensilios de cocina antiadherentes y antimanchas. Estos químicos están en todas partes en el mundo moderno, pero eso no significa que no puedas tomar medidas para minimizar o mitigar tu exposición a ellos (lo veremos más adelante).

La razón por la que el momento es importante es porque las mujeres que entran en la menopausia a una edad más tardía tienen menos riesgo de sufrir enfermedades cardiovasculares, osteoporosis y muerte prematura, y eso es una gran noticia. Por otro lado, las mujeres que entran en la menopausia a una edad más temprana corren un mayor riesgo de padecer enfermedades cardiovasculares y osteoporosis, y de morir jóvenes, pero podemos tomar medidas (gracias a la terapia hormonal, por ejemplo) para reducir esos riesgos y ayudar a esas mujeres a llevar una vida larga, sana y dinámica.

Por supuesto, existen diversos factores genéticos que también pueden influir en el momento de la aparición de la menopausia, aunque no existe un consenso al respecto. Sin embargo, la investigación ha descubierto algunas diferencias en la gravedad de los síntomas durante la transición a la menopausia en mujeres de distintos grupos étnicos. Por ejemplo, las mujeres afroamericanas perimenopáusicas presentan el doble de probabilidades de sufrir sofocos y sofocos severos que las caucásicas, mientras que las mujeres hispanas son más propensas a los cambios de humor, la falta de energía, las palpitaciones y la sensibilidad en los senos que las caucásicas.[11] Las razones de estas variaciones no se comprenden del todo, y el motivo es este: la menopausia no solo está poco investigada en general, sino que además la mayoría de las investigaciones se centran en mujeres caucásicas. Y eso no está bien. Es muy importante entender cómo afecta la menopausia a las mujeres de todas las razas y etnias, y es preciso investigar más en estas áreas.

Mientras tanto, otros factores pueden influir en la *intensidad* de los síntomas de una mujer durante la transición menopáusica. Por ejemplo, las que toman fármacos quimiopreventivos (como tamoxifeno, raloxifeno o inhibidores de la aromatasa) para reducir el riesgo de cáncer (porque presentan un riesgo elevado) o prevenir una recidiva (si ya han tenido) podrían padecer unos síntomas menopáusicos más intensos, sobre todo los sofocos. Asimismo, el uso prolongado de esteroides (para tratar un trastorno del tejido conjuntivo, un trastorno autoinmune, asma u otra enfermedad) podría empeorar los síntomas, especialmente los sofocos, en algunas mujeres durante la transición.

En mi opinión, las afectadas disponen únicamente de los datos imprescindibles en lo que respecta a la información sobre la transición menopáusica y lo que cabe esperar en esa etapa. No debería existir una brecha entre lo que saben los sanitarios (o *deberían* saber) sobre los últimos capítulos de la vida reproductiva de las mujeres y la información a la que tienen acceso aquellas que los protagonizan. Sin embargo, existe. Y es algo totalmente inaceptable, porque se trata de tu cuerpo y deberías estar equipada con el conocimiento y las herramientas que necesitas para cuidarlo como es debido. En lugar de sentirte como si estuvieras en un tren fuera de control, mi objetivo es que ocupes el asiento de conductora en este viaje. En lugar de sentirte angustiada o debilitada por tus síntomas, quiero que te sientas empoderada para tomar las riendas de tu salud mientras transitas por esta etapa de duración indeterminada y niveles hormonales erráticos. Esto es muy importante, porque el trato que des a tu cuerpo durante la transición menopáusica puede influir en tu salud durante décadas (para bien o para mal).

(Nota: Independientemente del momento de la transición menopáusica en el que te encuentres, escribir un diario y utilizarlo para hacer un seguimiento de tus síntomas día a día, con sus fluctuaciones, puede ayudarte a pronosticar tu tipo de menopausia y a desarrollar una mayor conciencia corporal que te ayude en la transición. Si todavía no escribes un diario, te animo a que empieces ahora. En el apéndice encontrarás un ejemplo).

Recuerda: la experiencia de la menopausia es una parte natural de la vida reproductiva de la mujer, igual que la pubertad. Para muchas mujeres, a medida que aumenta la esperanza de vida, *más de la mitad de su existencia* transcurrirá en un estado posmenopáusico, es decir, que les quedará *mucho* por vivir. Merecen encontrar alivio para los molestos síntomas de la menopausia, y no solo para que se sientan lo mejor posible, sino para vivir sus mejores años en esa etapa. *¡Tú también lo mereces!*

Confía en mí, porque en mi clínica ayudo a mujeres a conseguirlo día tras día, semana tras semana, con un enfoque personalizado único que les ayuda a sortear y gestionar la serie de síntomas físicos y emocionales que experimentan. Ahora te toca a ti. Al leer y utilizar este libro podrás forjar tu propio camino para sentirte mejor y proteger tu salud con mayor eficacia a largo plazo en los años de la posmenopausia. No estaré contigo en persona, pero sí en espíritu, y te guiaré con mis palabras en cada paso del camino.

Capítulo 2
BULOS E IDEAS EQUIVOCADAS SOBRE LA MENOPAUSIA

¿Conoces el viejo dicho que aconseja no creer todo lo que oigas? Pues bien, definitivamente se aplica a la experiencia menopáusica. Existe mucha desinformación sobre la menopausia en los medios de comunicación, y lo mismo ocurre con lo que se transmite de una generación a otra o entre amigas. Todo esto forma parte del ruido informativo que ya he mencionado. Los efectos pueden ser engañosos, o directamente perjudiciales o peligrosos, y por eso es importante separar la realidad de la ficción acerca de esta transición vital natural.

En lo que respecta a la experiencia menopáusica, las mujeres se encuentran con una información muy básica, tanto si están en plena transición como si la esperan. Es tu cuerpo y tienes la necesidad y el derecho de entender qué ocurre durante esta etapa final de tus años reproductivos. No deberías dejarte engañar por la multitud de falsedades que corren por ahí acerca de la menopausia. Conocer la verdad sin ambages no solo te ayudará a disipar tus preocupaciones, sino que también puede facilitarte la transición, con la ayuda de los consejos fiables que encontrarás en los siguientes capítulos.

Veamos algunos bulos comunes sobre la menopausia que no solo merecen ser derribados, sino que es *preciso* hacerlo... ¡ya!

BULO: LLEGAR A LA MENOPAUSIA SIGNIFICA QUE ERES VIEJA

En nuestra cultura, la menopausia tiene muchas connotaciones negativas, pero no debería ser así. Por un lado, «vieja» refleja un estado de ánimo o una falta de salud, pero no tiene nada que ver con la edad o el estado reproductivo. Por otro lado, la menopausia puede ser un momento de nuevas oportunidades de crecimiento y flexibilidad. Te puede brindar la ocasión de reinventar la relación con tu cuerpo o de volver a centrarte en ti misma, sobre todo si tienes hijos cada vez más independientes. A estas alturas de tu vida, es probable que también tengas una idea clara de tus valores y de lo que te gusta y lo que no, cosa que puede resultar muy inspiradora y liberadora.

Además, las mujeres en general envejecen ahora de un modo distinto al de sus madres o abuelas. Hay algo de verdad en eso de que los cincuenta o los sesenta son los nuevos cuarenta. Todo depende de cómo trabajes con los cambios físicos, emocionales, sociales y espirituales que estás experimentando. En realidad, se trata de un cambio de mentalidad, y esa es una transición que debe ser aceptada y celebrada.

BULO: LOS SÍNTOMAS DE LA MENOPAUSIA DURAN UN AÑO

Esto es más bien una idea equivocada. La menopausia se define como un año sin menstruación; a partir de ese momento, la mujer se considera posmenopáusica, *pero* puede seguir teniendo síntomas. Odio ser portadora de malas noticias, pero la duración media de los síntomas de la menopausia es de cinco a siete años. Una mujer puede tener sofocos y sudores nocturnos durante la perimenopausia, incluso cuando todavía tiene la menstruación, y las mujeres con el tipo de menopausia persistente pueden tener síntomas durante más tiempo. Lamentablemente, no hay forma de predecir cuánto durarán porque la transición menopáusica va a su propio ritmo en cada mujer. No obstante, eso no significa que no puedas tomar ciertas medidas para controlar tus síntomas... duren lo que duren.

BULO: HAY QUE HACERSE UN ANÁLISIS DE SANGRE PARA DIAGNOSTICAR LA MENOPAUSIA

Para muchas mujeres, el diagnóstico de la menopausia llega de forma clara y natural: un año completo sin menstruación te dice lo que necesitas saber. Esta es una de las muchas razones por las que recomiendo que las mujeres hagan un seguimiento de sus síntomas y sus reglas. Tu historial clínico es mucho más relevante que cualquier prueba que un médico pueda pedirte. No obstante, puede no ser tan sencillo para algunas mujeres: por ejemplo, las que no tienen menstruaciones regulares, las que llevan un DIU, las que se han sometido a una ablación endometrial (un procedimiento para extirpar el revestimiento endometrial del útero) o aquellas a las que se les ha practicado una histerectomía (extirpación del útero). En estos casos, el diagnóstico se puede facilitar mediante un análisis de sangre para medir los niveles de FSH y estradiol. Un nivel elevado de FSH (por encima de 35 mUI/mL) junto con un nivel bajo de estradiol (menos de 20 pg/mL) en dos ocasiones distintas, con un intervalo de seis a doce semanas, confirmará la noticia.

BULO: EL AUMENTO DE PESO ES INEVITABLE CON LA MENOPAUSIA

La menopausia no provoca necesariamente un aumento de peso, pero sí puede aumentar la grasa abdominal (el temido «flotador»). En este caso, tanto si cambia la cifra que marca la báscula como si no, el tejido adiposo (grasa) puede desplazarse al abdomen y los senos debido a la bajada en los niveles de estrógenos, y por eso te parece que la ropa ya no te queda igual. Mientras tanto, el proceso natural de envejecimiento puede provocar que tu ritmo metabólico se ralentice a medida que pierdes masa muscular, pero esto es así también en el caso de los hombres. A pesar de todo, no tienes por qué asumir estos cambios sin más, o pensar que estás destinada a ganar peso a los cuarenta, los cincuenta o los sesenta. Para evitar el aumento de peso en la menopausia, las claves consisten en reducir la ingesta calórica en unas doscientas calorías diarias, aumentar el consumo de proteínas e incrementar la actividad física tratando de realizar al menos 150 minutos semanales de ejercicio aeróbico de intensidad moderada, además de un entrenamiento de fuerza dos veces por semana. Desarrollar o mantener la masa muscular te ayudará a mantener tu metabolismo a buen ritmo.

BULO: LA MENOPAUSIA ARRUINA LA VIDA SEXUAL

Algunas mujeres se sienten liberadas sexualmente después de la menopausia, sabiendo que queda atrás esa época en la que les preocupaba quedarse embarazadas. Si bien es cierto que la sequedad vaginal puede convertirse en un problema durante y después de la transición menopáusica, no tiene por qué convertirse en un factor decisivo en el dormitorio (ni en ningún otro lugar). La aplicación de una crema de estrógenos a dosis bajas o el uso de un anillo o un óvulo vaginal de estrógenos puede contrarrestar el adelgazamiento y la sequedad de los tejidos vaginales. De forma similar, el uso de lubricantes con base de agua durante el sexo puede facilitar las relaciones, y una crema humectante diaria ayudará a mantener los tejidos hidratados en general. Y aquí está la gran noticia: cuando el sexo no es doloroso, cuanto más lo practiques, más sanos e hidratados estarán tus tejidos vaginales.

En cuanto a los cambios en la libido, pueden responder más a un problema psicológico en esta etapa de la vida, lo que significa que deberías plantearte: ¿Ha cambiado algo en tu estado de ánimo o en tu relación? ¿Tenías problemas relacionados con el deseo antes de la menopausia? Teniendo en cuenta las respuestas a estas preguntas, hay muchas cosas que puedes hacer para recuperar tu ritmo sexual y mejorar tu actitud al respecto... también después de la menopausia.

(Alerta de *spoiler*: El ejercicio regular ayuda a mejorar el deseo y el potencial de tener orgasmos, y lo mismo ocurre con la autoestimulación con un vibrador).

BULO: SI TUVISTE TU PRIMERA REGLA A UNA EDAD TEMPRANA, TENDRÁS UNA MENOPAUSIA TEMPRANA

No necesariamente. En el pasado, algunas investigaciones informaron de que las mujeres que habían tenido su primera menstruación a una edad temprana (es decir, menarquia precoz) también tenían una menopausia más temprana. Sin embargo, estudios más recientes han revelado que las mujeres que empezaron a menstruar muy jóvenes tenían una menopausia más tardía.

Un importante estudio publicado en 2018 en la revista *Human Reproduction*[1] investigó esta cuestión entre 336.788 mujeres de Noruega y descubrió que... (¡redoble de tambores, por favor!): las mujeres que tuvieron la primera regla a los nueve años o antes en realidad tenían una vida reproductiva nueve años más larga que las que empezaron a menstruar a los diecisiete años o más tarde.

Conclusión: no existe una correlación consistente entre la edad a la que una mujer empieza a menstruar y la edad a la que tendrá la menopausia. Los patrones varían mucho dependiendo del estudio (y de la vida real); por tanto, es un error tratar de calcular cuándo es probable que llegues a la menopausia basándote en la fecha de tu primera menstruación. Tendrás que esperar y ver qué ocurre en tu caso.

BULO: SI ESTÁS FUERTE Y EN FORMA, NI TE ENTERARÁS DE LA MENOPAUSIA

No hay garantías al respecto. Aunque no hay duda de que estar fuerte y en forma es beneficioso para tu salud y tu funcionalidad en general, en cuanto a la experiencia de la menopausia no existe una relación clara entre los niveles de forma física y la severidad de los síntomas. De hecho, la investigación ha arrojado resultados contradictorios y, en muchos casos, ilógicos. Por ejemplo, un estudio reciente[2] que examinó los patrones de actividad física y la intensidad de los sofocos entre mujeres premenopáusicas, perimenopáusicas y posmenopáusicas reveló que el sedentarismo predecía los sofocos nocturnos. Por el contrario, un estudio de 2009[3] concluyó que los niveles más altos de actividad física entre mujeres de mediana edad se relacionaban significativamente con una mayor probabilidad de tener sofocos moderados o intensos. Otro estudio publicado en un número de noviembre de 2021 de la revista *Menopause*[4] descubrió que las mujeres menopáusicas con mayor masa muscular tienen *más* síntomas vasomotores, incluidos los sofocos, que las mujeres con sarcopenia (pérdida de masa muscular). Dicho esto, muchas mujeres[5] consideran que la actividad física regular mejora su capacidad para afrontar los sofocos y los sudores nocturnos. Como verás más adelante, recomiendo encarecidamente el ejercicio físico por diversas razones.

BULO: TU ACTITUD HACIA LA MENOPAUSIA INFLUIRÁ EN TU EXPERIENCIA

Puede que sí y puede que no. Para ser sincera, he visto los dos casos en las mujeres que acuden a mi consulta. Algunas mujeres tienen una pésima actitud hacia la menopausia, casi siempre basada en las experiencias negativas de sus madres o sus hermanas, y se sienten frustradas con su propia transición menopáusica, pero a otras les va muy bien. En una revisión de 2010 de la literatura médica sobre este tema,[6] los investigadores descubrieron que diez estudios mostraban que las mujeres con actitudes más negativas hacia la menopausia informaban de más síntomas, mientras que tres estudios no encontraron ninguna asociación entre esos factores. Por tanto, no existe un consenso claro al respecto. Claro que también es posible que las mujeres con más síntomas menopáusicos desarrollen una actitud negativa hacia la menopausia; en otras palabras, es una cuestión de qué fue antes.

En cualquier caso, creo firmemente en el poder de cultivar una actitud optimista porque no puede hacer daño a nadie y sí podría ayudar algo con tus síntomas (y te encontrarás en un estado mental más positivo mientras tanto, al menos). Una investigación[7] ha descubierto que las mujeres de mediana edad que practican mindfulness — tener plena conciencia y aceptar tus pensamientos, sentimientos y sensaciones corporales sin reaccionar emocionalmente ante ellos — tienden a padecer menos síntomas menopáusicos o más leves, incluso aunque experimenten más estrés en sus vidas. Eso significa que, aunque tu actitud no afecte directamente a tu experiencia de los síntomas, tu reacción emocional a ella sí puede influir. Por tanto, ¿por qué no adoptar una actitud positiva?

BULO: UN SOFOCO ES SOLO UNA MOLESTIA

Si tienes un sofoco muy de vez en cuando puede que solo sea molesto, pero si los sofocos son persistentes o crónicos, pueden tener un efecto significativo en tu estado y tu funcionamiento, en tu salud y en tu vida. Un sofoco, como estamos viendo, es algo más que una experiencia molesta pasajera. Durante un sofoco, los vasos sanguíneos se pueden dilatar (abrirse) o contraer (estrecharse), lo que provoca un aumento de la tensión arterial. El flujo sanguíneo al cerebro en esos momentos no es el mejor, lo que puede comprometer tu capacidad de pensar y, posiblemente, el funcionamiento de otros órganos. Con el tiempo, esto puede pasar factura al cuerpo. Cada vez hay más pruebas que sugieren una relación entre los sofocos y los sudores nocturnos y las enfermedades cardiovasculares,[8] el síndrome metabólico, la diabetes de tipo 2 y la osteoporosis.

Retrocedamos unos pasos y analicemos lo que ocurre realmente con los sofocos. Un sofoco, que se describe como una sensación de calor intenso que puede extenderse como una oleada por el torso y la cabeza, suele durar entre treinta segundos y tres o cuatro minutos. Esta oleada suele ir acompañada de un aumento del ritmo cardíaco y seguida de un enrojecimiento de la piel; a continuación, se produce la sudoración y, en algunos casos, las mujeres hablan de «escalofríos» tras la resolución de un sofoco. Los sofocos se deben a lo que se denomina *inestabilidad vasomotora*; es como si el termostato en el cerebro de la mujer subiera, bajara, subiera y volviese a bajar. Te lo puedes imaginar: un caos térmico en acción. Y si ese proceso se produce durante años, los sofocos pueden ejercer un profundo efecto en la salud de la mujer. No obstante, no tienes por qué aguantarlos: puedes tomar medidas para encontrar alivio.

Veamos el ejemplo de mi paciente María, de cincuenta y ocho años, que experimentó una menopausia quirúrgica (después de someterse a una histerectomía, incluyendo la extirpación de los ovarios) a los treinta y ocho años. Tras la operación, le recetaron un parche de estrógenos a una dosis muy baja para reponer parte de los estrógenos que debería recibir pero que su cuerpo ya no producía. María llevaba veinte años sufriendo de cinco a diez sofocos diarios y, aunque le resultaban angustiosos, los médicos que la habían atendido no habían hecho nada para ayudarla con ese problema porque ya recibía estrógenos. Mientras tanto, María ganó peso y desarrolló diabetes de tipo 2, alteraciones del colesterol, hipertensión y apnea del sueño. Cuando vino a verme, le aumenté la dosis del parche de estrógenos. Cuatro meses después, solo tenía uno o dos sofocos a la semana (soportables para ella). Cuando empezó a sentirse mejor, también empezó a dormir mejor y a hacer ejercicio con regularidad; caminaba al menos un kilómetro y medio cada día. Sus valores más recientes de glucemia y presión sanguínea también mejoraron mucho.

BULO: DURANTE UN SOFOCO, LA TEMPERATURA CORPORAL AUMENTA

No. Es cierto que durante un sofoco la sangre que se dirige a los vasos sanguíneos más cercanos a la piel puede aumentar la temperatura de esta entre 5 y 7 grados, pero la temperatura corporal (interna) no suele cambiar;[9] lo más probable es que se mantenga en torno a los 37 grados normales. Si una mujer empieza a sudar como consecuencia de un sofoco, la temperatura de su piel bajará rápidamente por acción del sistema de refrigeración natural del cuerpo.

BULO: SI NO TIENES SUDORES NOCTURNOS, LO MÁS PROBABLE ES QUE TU SUEÑO NO SUFRA NINGUNA ALTERACIÓN DURANTE LA TRANSICIÓN MENOPÁUSICA

Entre los síntomas menos conocidos que pueden aparecer durante la perimenopausia y la posmenopausia figuran la disminución de la calidad del sueño o el aumento de los episodios de sueño alterado (o fragmentado) o de insomnio.[10] En ocasiones persisten después de la menopausia. Estos problemas de sueño *no* son insignificantes. Dormir de siete a nueve horas por noche y disfrutar de un sueño de calidad de manera consistente es importante para numerosos aspectos de tu salud y tu bienestar, y también para tu capacidad de sentirte y funcionar de manera óptima. La investigación sugiere que las mujeres que disfrutan regularmente de entre siete y nueve horas de sueño de calidad viven más tiempo en comparación con las que no lo hacen.

Además, los trastornos del sueño durante la transición menopáusica están relacionados con los cambios en la salud metabólica de las mujeres (incluida la sensibilidad a la insulina), así como en su conducta alimentaria y su capacidad para regular el hambre, la saciedad y el control de los impulsos. Estos efectos pueden provocar aumento de peso, incluida la acumulación de grasa alrededor de la cintura (el temido «flotador»). Por tanto, es un error sufrir los problemas de sueño en silencio. Intentar «aguantar» puede acabar pasando factura a tu salud y tu calidad de vida.

BULO: LA MENOPAUSIA INCREMENTA EL RIESGO DE DEPRESIÓN EN TODAS LAS MUJERES

Lo cierto es que no todas las mujeres experimentarán síntomas relacionados con el estado de ánimo durante la transición menopáusica, y mucho menos depresión en toda regla. Para algunas mujeres, la menopausia es algo que esperan después de años de altibajos hormonales y periodos menstruales, tal vez acompañados de posibles síntomas desagradables (como calambres y cambios de humor).

No obstante, algunas mujeres sí experimentan depresión en esta etapa de su vida. La investigación ha descubierto que un historial previo de depresión es el indicador más potente de la posibilidad de experimentar un episodio posterior de depresión en cualquier etapa de la vida. Y un estudio publicado en *JAMA Psychiatry*[11] reveló que las mujeres que entran en la transición menopáusica antes que sus iguales tienen un mayor riesgo de sufrir depresión aunque nunca la hayan padecido antes. La presencia de síntomas vasomotores (como sofocos y sudores nocturnos) también eleva ese riesgo.

Dicho esto, no es raro que las mujeres experimenten cambios de humor o irritabilidad durante la transición menopáusica, algo que afecta sobre todo a las mujeres con un historial de sensibilidad a las fluctuaciones hormonales (es decir, un síndrome premenstrual malo). Sin embargo, es importante diferenciar entre depresión y estado de ánimo variable. Una es un diagnóstico clínico; el otro, no.

BULO: UNA VEZ PASADA LA MENOPAUSIA, TU CUERPO VUELVE A LA NORMALIDAD

Aunque desaparezcan los síntomas de la menopausia, como los sofocos y los sudores nocturnos, tus niveles de estrógeno no van a volver a sus niveles premenopáusicos. Sí, es posible que tu cuerpo continúe produciendo un poco de estrógeno, pero ya no le afectará como antes. Además, con el tiempo, los receptores de estrógeno de la mujer comienzan a reducir su actividad y ya no se fabrican nuevos. Esto significa que desaparecerán los síntomas relacionados con las fluctuaciones mensuales de estrógenos que podrías haber experimentado. Mientras tanto, el funcionamiento de tu cerebro y tu corazón seguirán cambiando como resultado de la pérdida de estrógenos, igual que la función del suelo pélvico. Estos cambios se convertirán en tu nueva normalidad fisiológica.

BULO: SI ESTÁS EN LA PERIMENOPAUSIA, NO NECESITAS ANTICONCEPTIVOS PORQUE NO PUEDES QUEDARTE EMBARAZADA

Aunque tus niveles de estrógenos estén disminuyendo y tus ovarios vayan camino de la jubilación, continúas ovulando si tienes el periodo, aunque sea ocasionalmente. Eso significa que si un espermatozoide sano tiene la oportunidad de encontrarse con tu óvulo viable, podrías tener un bebé. Es cierto que las probabilidades de concebir disminuyen con la edad: en un mes cualquiera, una mujer de entre veinticinco y treinta y cinco años tiene entre un 25 % y un 30 % de probabilidades de quedarse embarazada si mantiene relaciones sexuales sin protección; a los cuarenta y cinco años, las probabilidades disminuyen al 5 %. ¡Pero el 5 % no es el 0 %! Por tanto, hasta que hayan pasado al menos doce meses completos desde tu última regla —la definición de menopausia— puedes quedarte embarazada. Y eso significa que, si no quieres quedarte embarazada, debes utilizar métodos anticonceptivos hasta que tus periodos sean historia.

BULO: SI NO HAS TENIDO NINGUNO DE LOS SÍNTOMAS REVELADORES, NO HAS PASADO LA MENOPAUSIA

La menopausia se produce cuando los ovarios se jubilan y dejan de producir estrógenos. Así de sencillo. La regla es simplemente un indicador de lo que hacen los ovarios; si no funcionan, no estás ovulando y no tendrás la regla. Alrededor del 75 % de las mujeres tienen síntomas de la menopausia; el resto no tiene. Los síntomas son todo aquello que puedes sentir o percibir, como los sofocos o los trastornos del sueño. Son manifestaciones de lo que ocurre en el cuerpo, pero no todo lo que ocurre en el cuerpo provoca cambios perceptibles.

Algunas mujeres no se sienten distintas durante la transición menopáusica, pero eso no significa que su cuerpo no experimente cambios, por ejemplo en la densidad ósea y los vasos sanguíneos, relacionados con la pérdida de estrógenos. Algunas mujeres que creen no tener síntomas de la menopausia podrían tenerlos tan leves que ni siquiera los noten, o no ser conscientes de los cambios que se están produciendo. Sin embargo, sus cuerpos sí estarán cambiando por dentro, y es importante reconocerlo porque los riesgos para la salud cambian después de la menopausia. Es entonces cuando ciertas estrategias preventivas pasan a ser fundamentales para proteger a las mujeres de las enfermedades crónicas que nos afectan más durante los años de la posmenopausia, como veremos en el capítulo 13.

BULO: LA OSTEOPOROSIS ES UNA CONSECUENCIA NATURAL DE LA MENOPAUSIA

Es cierto que la pérdida de estrógenos que acompaña a la transición menopáusica incrementa la tasa de pérdida ósea, pero quizá no tanto como se creía. De hecho, el estudio más largo[12] sobre pérdida de masa ósea en mujeres posmenopáusicas realizado hasta la fecha reveló que la densidad mineral ósea (DMO) en la localización más común de una fractura de cadera había disminuido un 10 % en veinticinco años, es decir, bastante menos de lo esperado según otros estudios.

Para ayudarte a entender la importancia de este hecho, veamos un breve resumen sobre la biología de los huesos. Puede que te sorprenda saber que los huesos son muy dinámicos; a lo largo de la vida, se desarrollan continuamente y se rompen, se reabsorben y se remodelan. Las células que forman el hueso se llaman *osteoblastos*, y las que lo descomponen son los *osteoclastos*. Durante los años reproductivos, el estrógeno inhibe la degradación ósea actuando sobre los osteoclastos y los osteoblastos.[13] El estrógeno también regula la remodelación ósea mediante la modulación de la producción de citoquinas y factores de crecimiento de la médula ósea y las células óseas. Cuando llegas a la menopausia, los huesos dejan de gozar de los beneficios protectores de los estrógenos, lo que significa que pueden romperse más rápido de lo que se reconstruyen. La pérdida de masa ósea se acelera.

Si desarrollas o no osteoporosis (una enfermedad progresiva por la que los huesos se vuelven estructuralmente débiles y susceptibles de sufrir fracturas) u osteopenia (baja densidad mineral ósea que se considera precursora de la osteoporosis) depende de tu masa ósea máxima antes de la transición menopáusica. En el riesgo también influyen factores relacionados con el estilo de vida, como una buena alimentación (en especial una ingesta adecuada de proteínas, calcio y vitamina D), la actividad física regular y evitar el tabaco y el consumo excesivo de alcohol.

No me malinterpretes: la osteoporosis es una preocupación muy real para las mujeres después de la menopausia, sobre todo en caso de menopausia prematura (antes de los cuarenta y cinco años) o si te has sometido a la extirpación de ambos ovarios o a quimioterapia. En general, el 25 % de las mujeres de sesenta y cinco años y mayores tienen osteoporosis, frente al 6 % de los hombres del mismo grupo de edad, según los Centros para el Control y la Prevención de Enfermedades.[14] No obstante, no es una conclusión inevitable que vayas a desarrollar osteoporosis después de la menopausia, y existen medidas preventivas que te ayudarán a proteger tu densidad ósea.

BULO: LA TRANSICIÓN MENOPÁUSICA ESTÁ DESTINADA A SER UNA EXPERIENCIA HORRIBLE

No hay duda de que los síntomas de la menopausia pueden ser angustiosos, pero no es un hecho universal que la menopausia conlleve infelicidad. Algunas mujeres se sienten libres al saber que ya no tienen que lidiar con la regla, el SPM o la preocupación por quedarse embarazadas. Otras experimentan una sensación de madurez y sabiduría cuando llegan a la menopausia. Y algunas mujeres que padecen síntomas difíciles durante la perimenopausia obtienen alivio al cruzar el umbral de la posmenopausia.

No hace mucho vino a verme Rachel, de cuarenta y nueve años, en plena perimenopausia. Estaba preocupada porque su madre y su tía lo habían pasado muy mal con la transición menopáusica y empezaba a temer lo que le esperaba. Acudió a mí porque quería ser proactiva. Cuando le expliqué todas las posibles maneras de tratar los síntomas que le preocupaban especialmente (como los sofocos y los cambios de humor acusados) respiró aliviada. Rachel acabó sintiéndose más empoderada y optimista sabiendo que no tenía por qué ser una experiencia horrible. En lugar de preocuparse por eso, empezó a centrarse en lo que podía hacer para mejorar su salud y su bienestar en el momento presente: una alimentación sana, ejercicio regular, técnicas de gestión del estrés y dormir mucho.

BULO: CUANDO ALCANCES LA POSMENOPAUSIA, TU CUERPO YA NO PRODUCIRÁ HORMONAS

En primer lugar, es importante recordar que el cuerpo produce muchas hormonas distintas, no solo hormonas sexuales como estrógeno, progesterona y testosterona. También están la insulina, la melatonina, el cortisol, la adrenalina, la hormona del crecimiento, las hormonas tiroideas, la oxitocina y muchas otras que tu cuerpo continuará produciendo mientras vivas.

Incluso en lo que respecta a las hormonas reproductivas (sexuales), algunas mujeres posmenopáusicas siguen produciendo pequeñas cantidades de estrógeno, ya sea de su tejido adiposo (grasa) o de sus glándulas suprarrenales. Contrariamente a la creencia popular, la grasa no es un tejido inerte en el cuerpo; en la actualidad se considera un órgano endocrino porque produce hormonas, en particular estrógenos. Por eso las mujeres con un índice de masa corporal (IMC) más alto tienden a tener niveles de estrógenos ligeramente más elevados después de la menopausia. Además, las glándulas suprarrenales de las mujeres continúan produciendo testosterona después de la jubilación de los ovarios; parte de la testosterona se puede convertir en estrógeno en el cuerpo de la mujer. Todo esto vendría a ser un escenario de buenas y malas noticias: contar con ese estrógeno inesperado puede aliviar los síntomas de la menopausia, pero la liberación de estrógenos del tejido adiposo después de la menopausia podría aumentar el riesgo de desarrollar ciertos tipos de cáncer.

BULO: LOS HOMBRES TAMBIÉN TIENEN LA MENOPAUSIA

No exactamente. Los hombres experimentan un ligero descenso de los niveles de testosterona a medida que envejecen: aproximadamente un 1 % al año a partir de los cuarenta años[15] (nada que ver con el descenso exagerado o repentino que experimentan las mujeres con el estrógeno). No es inevitable y, desde luego, no es lo mismo que un final definitivo de la vida reproductiva, como lo es la menopausia femenina, cuando los ovarios dejan de funcionar de forma permanente. Muchos hombres mayores siguen teniendo niveles normales de testosterona,[16] y los hombres pueden, y algunos lo hacen, seguir engendrando hijos hasta los setenta y los ochenta años. Así pues, la idea de la menopausia masculina es un bulo.

Dicho esto, los síntomas de la disminución de los niveles de testosterona en los hombres pueden incluir irritabilidad, aumento de peso, falta de deseo sexual, disfunción eréctil, problemas de sueño, depresión, fatiga y pérdida de fuerza. Un análisis de sangre puede revelar si un hombre tiene niveles bajos de testosterona y si necesita un tratamiento con dicha hormona.

Después de leer este capítulo, probablemente habrás descubierto que muchas de las cosas que creías ciertas sobre la experiencia de la menopausia no lo son. Esta dosis de realidad es un paso crucial para tener la cabeza en el lugar adecuado con unas expectativas legítimas y un espíritu de superación, y para recorrer esta última transición reproductiva de la manera más cómoda posible. Si la menopausia fuese un musical, el título podría ser *Todo vale*, porque no existe un molde o un manual de instrucciones para afrontarla. Las experiencias de muchas mujeres presentan una enorme variedad, y por eso no existe un plan de tratamiento único que funcione para todas.

El hecho de saber qué puedes esperar y de contar con una información más precisa sobre esta experiencia crucial te situará en una posición mejor para identificar las intervenciones adecuadas para *tu* constelación única de síntomas y tus futuros riesgos para la salud. Este es realmente uno de esos momentos de la vida en los que *la información es poder*. No lo dudes: ¡tú ya estás en camino de aumentar tus conocimientos!

Capítulo 3
EL MISTERIO DE LAS HORMONAS

En lo que respecta al tratamiento de los síntomas de la menopausia con terapia hormonal, mi experiencia clínica me dice que las mujeres tienden a tener ideas bastante firmes a uno y otro lado de la ecuación. Algunas muestran una actitud de «¡Me apunto!» basándose en la idea o la esperanza de que las hormonas aplacarán sus síntomas desagradables. Otras dicen «¡Ni hablar!», en muchos casos porque se aferran a ideas preconcebidas e información anticuada sobre los riesgos potenciales de la terapia hormonal.

Es un tema complicado, a menudo polarizante, y no existe una única respuesta válida para todas las mujeres. Cuando hablo con pacientes sobre la posibilidad de utilizar terapia hormonal para sus síntomas menopáusicos, casi siempre les pregunto qué enfoques han probado ya (para saber lo que *no* les ha funcionado) y si han pensado o han leído algo sobre la terapia hormonal (para hacerme una idea de lo que ya saben, las dudas que podrían tener y si albergan ideas preconcebidas al respecto).

Parte de la confusión que rodea a la terapia hormonal proviene de la avalancha informativa que se ha producido en las últimas décadas con respecto a los riesgos frente a los beneficios. No quiero irme por las ramas, así que me ceñiré a este breve resumen: en 1991 se presentó la Iniciativa para la Salud de la Mujer (Women's Health Initiative, WHI),[1] diseñada para evaluar los beneficios y los riesgos de la terapia hormonal menopáusica en relación con su potencial para prevenir enfermedades crónicas vinculadas a la edad. La iniciativa realizó un seguimiento de 160.000 mujeres posmenopáusicas, de edades comprendidas entre los cincuenta y los setenta y nueve años, en lo que se suponía que iba a ser un estudio de quince años. Hay algo de lo que mucha gente no se da cuenta: la WHI no fue diseñada para analizar el uso de la terapia hormonal para calmar los síntomas de la menopausia. Parte del estudio se detuvo antes de tiempo, en 2002, en el caso de las mujeres que tomaban terapia hormonal combinada (estrógeno y progestina) porque se descubrió que presentaban mayor riesgo de sufrir cáncer de mama, cardiopatías, accidentes cerebrovasculares, trombosis venosa e incontinencia urinaria. Pero, por otro lado, las mujeres que utilizaban dicha terapia hormonal combinada tenían menor riesgo de sufrir fracturas óseas y cáncer colorrectal. Con todo esto en cuenta, el consenso médico de entonces fue que esos beneficios no compensaban los riesgos.[2] No es de extrañar que esos resultados asustaran a muchas mujeres, que tomaron la firme decisión de evitar la terapia hormonal aunque sus síntomas las volviesen locas. Otros estudios intensificaron el miedo y la aversión que las mujeres habían empezado a sentir al respecto.

Baste decir que, como muchas cosas en la vida, la ciencia evoluciona y hemos aprendido mucho sobre los matices de la terapia hormonal (TH) en los últimos años. En 2017, por ejemplo, un análisis más reciente de la WHI[3] examinó la mortalidad por todas las causas y por causas específicas entre las mujeres posmenopáusicas que tomaban estrógenos equinos conjugados (EEC) más acetato de medroxiprogesterona (MPA) si tenían el útero intacto, o únicamente estrógenos equinos conjugados si se habían sometido a una histerectomía. Los investigadores observaron que, entre las mujeres posmenopáusicas, el uso de terapia hormonal combinada durante una media de 5,6 años o de estrógenos equinos conjugados solos durante una media de 7,2 años *no* se asociaba con un mayor riesgo de muerte prematura o mortalidad por enfermedad cardiovascular o cáncer durante un periodo de seguimiento de dieciocho años. Estos resultados contribuyeron a aliviar los temores de muchas mujeres.

Además, un análisis posterior de los datos del estudio de la WHI que se centró en la edad de las participantes descubrió que eran principalmente las mujeres que comenzaban la terapia hormonal después de los sesenta y cinco años las que corrían riesgos debido al uso de esta. También se descubrió que, en general, los beneficios de la TH superaban a los riesgos entre las mujeres sanas menores de sesenta años que se encontraban a menos de diez años del inicio de la menopausia.

Muchas mujeres se muestran ahora más abiertas acerca del uso de la terapia hormonal que hace una o dos décadas. En la actualidad, según la Sociedad Norteamericana de la Menopausia, el uso de la terapia hormonal dentro de los diez años posteriores a la llegada de la menopausia resulta seguro para la mayoría de las mujeres que presentan síntomas menopáusicos de moderados a severos, como sofocos y sequedad vaginal.[4] Esto es algo positivo; existe una ventana terapéutica óptima en lo que respecta al perfil de seguridad de la TH (es decir, la posibilidad de obtener los mayores beneficios con los menores riesgos). Dicho esto, algunas mujeres seguirán teniendo sofocos y otros síntomas vasomotores incluso después de la ventana de los diez años (los síntomas de la menopausia no tienen una fecha de caducidad natural) y es posible que quieran seguir utilizando la TH. Sería posible hacerlo con supervisión clínica si los beneficios de aliviar sus síntomas o proteger su salud ósea o del suelo pélvico superan a los riesgos[5] del uso continuado de la terapia hormonal. En última instancia, cada mujer y su médico deben discutir los beneficios y los riesgos potenciales del uso de la TH basándose no solo en la edad de la mujer, sino también en su estado de salud y su historial médico.[6]

Antes de entrar en el meollo de la cuestión sobre quién es candidata a la terapia hormonal y por qué (o por qué no), retrocedamos un poco y veamos en qué consiste exactamente la terapia hormonal en esta etapa de la vida de una mujer. Existen tres términos que se utilizan indistintamente y se confunden cuando en realidad son entidades distintas: la terapia hormonal sustitutiva (THS) se dirige específicamente a las mujeres con menopausia prematura (antes de los cuarenta años), menopausia precoz (que se produce entre los cuarenta y los cuarenta y cinco años) o insuficiencia ovárica prematura (IOP), ya que básicamente consiste en proporcionar o reemplazar las hormonas que el cuerpo de la mujer debería producir a su edad. Así, a menudo se indican dosis ligeramente más altas para estas mujeres que para las que se encuentran en la edad media de la menopausia, porque estamos sustituyendo fisiológicamente las hormonas que una mujer de esa edad debería producir. Por el contrario, la terapia hormonal (TH) o terapia hormonal menopáusica (THM) se refiere al uso de hormonas en dosis bajas para tratar los síntomas de la menopausia o para ayudar a una mujer que experimenta una menopausia natural (yo prefiero la sencillez del término *terapia hormonal* o TH, así que es el que utilizaré en este libro).

Para poner todo esto en perspectiva, las píldoras anticonceptivas, o anticonceptivos orales, son similares a la TH en el sentido de que contienen un estrógeno y una progesterona, pero también contienen dosis más altas de esas hormonas para que la mujer deje de ovular (y evitar así el embarazo). La terapia hormonal no impide la ovulación si la mujer continúa menstruando y, por tanto, no se utiliza para la prevención del embarazo. Eso significa que si todavía tienes la regla, aunque sea irregular, debes utilizar un método anticonceptivo junto con la TH.

Esta sopa de letras de terminología incluye el uso de estrógeno y progesterona si la mujer tiene el útero intacto. La progesterona protegerá el revestimiento uterino del crecimiento incontrolado (y tal vez del crecimiento de células anormales) que podría producirse por tomar estrógenos sin oposición. Por el contrario, las mujeres que se han sometido a una histerectomía pueden utilizar estrógenos solos. Los estrógenos utilizados en la TH son estrógenos equinos conjugados, que proceden (¡lo adivinaste!) de orina de yegua, o estradiol de origen vegetal o estradiol farmacéutico, ambos fabricados en un laboratorio. En cuanto a la menopausia, tomar suplementos de estrógeno puede ayudar a aliviar los síntomas de moderados a severos, como sofocos y sudores nocturnos, y mejorar la niebla cerebral, el dolor articular, los síntomas genitourinarios (sequedad vaginal, ardor, dolor durante el coito y frecuencia y urgencia urinarias), los cambios de humor y el insomnio. Si la progesterona se utiliza principalmente para contrarrestar los efectos de los estrógenos sin oposición en mujeres con útero, también se puede utilizar por sí sola para los trastornos del sueño porque algunas formulaciones (como la progesterona natural micronizada oral) tienen un efecto calmante. Para los síntomas de la menopausia, mi objetivo con cualquier tipo de terapia hormonal consiste en lograr una mejora del 80 % de los síntomas de mis pacientes.

Existen numerosas vías de administración de la terapia hormonal.[7,8] El estrógeno se puede recetar y utilizar en forma de preparados orales, parches transdérmicos, aerosoles o geles, anillos vaginales, cremas o inyectables. Los progestágenos, incluida la progesterona, se pueden administrar por vía oral, en combinación con estrógenos en un parche, como gel u óvulo vaginal, o como una inyección intramuscular mensual. Todas estas terapias se consideran «sistémicas» porque las hormonas se distribuyen por todo el organismo. Con otro enfoque de la terapia hormonal sistémica, existe una píldora que combina estrógenos conjugados y un compuesto conocido como *modulador selectivo de los receptores de estrógeno* (SERM), que protege el útero, pero no es un progestágeno. La ventaja es que tiene mayor potencial de dirigirse a los tejidos en los que queremos que actúe (concretamente, el cerebro, la vagina y los huesos) y no ejerce ningún efecto en otros tejidos, como las mamas y el útero.

La vía de administración (oral, transdérmica o vaginal) puede influir mucho en la eficacia dependiendo de cada mujer. Por otra parte, el momento en el que se inicia la sustitución hormonal puede influir en la vía de administración más adecuada. En cuanto a la dosificación, las cosas se pueden complicar un poco porque no tenemos forma de saber qué dosis le irá bien a cada mujer. A diferencia de la prescripción de fármacos no hormonales, la dosis no tiene nada que ver con el peso de la mujer o con la gravedad de sus síntomas. La dosis óptima varía de una mujer a otra en función de las diferencias individuales de sensibilidad, metabolismo y capacidad de descomponer y aprovechar los fármacos.

Personalmente advierto a mis pacientes de que encontrar la dosis adecuada casi siempre implica cierto grado de prueba y error; es un poco como jugar a Ricitos de Oro con las hormonas con el objetivo de encontrar la dosis «ideal». Cada mujer metaboliza los suplementos hormonales y los medicamentos de manera distinta. Y aunque el objetivo de la terapia hormonal consiste en mejorar los síntomas en un 80 %, esa mejora para una mujer puede requerir una dosis completamente distinta que para otra. Si los síntomas de una mujer se limitan al tracto genitourinario (es decir, la vagina y la vejiga), la terapia de estrógeno se puede administrar directamente en la vagina mediante cremas o geles, lo que significa que apenas entrará nada en el torrente sanguíneo.

EL VERDADERO SIGNIFICADO DE LA PALABREJA

Es probable que te hayas topado con el término *bioidéntico* en el contexto de la terapia hormonal y que no entiendas realmente lo que significa. ¡No eres la única! La Sociedad Norteamericana de la Menopausia (NAMS) utiliza el término para referirse a los «compuestos que tienen la misma estructura química y molecular que las hormonas que se producen en el organismo». Sin embargo, no todo el mundo suscribe ese significado, y por eso creo que el término induce a error desde el punto de vista médico, por no decir que carece de todo significado. En los últimos años, *bioidéntico* se ha utilizado para referirse a tratamientos hormonales personalizados preparados en la farmacia. Desde hace unos años, algunas prescriptoras famosas (como la actriz Suzanne Somers) y ciertas páginas web afirman que la terapia hormonal personalizada es más segura y más *natural* que las hormonas fabricadas por las farmacéuticas.

Sin embargo, las fórmulas de estrógeno y progesterona personalizadas no están aprobadas por la Administración de Alimentos y Medicamentos de Estados Unidos (FDA, por sus siglas en inglés) porque no se han sometido a las debidas pruebas de seguridad, eficacia, absorbabilidad, potencia y pureza, ni para comprobar si realmente contienen las cantidades prescritas de hormonas. En otras palabras, en realidad no sabes lo que llevan esas formulaciones, y cada vez que tomas una nueva dosis puede ser diferente aunque se trate de la misma receta. Como señala la NAMS, «no hay pruebas científicas de que estos medicamentos compuestos sean más seguros o eficaces que las hormonas aprobadas por el gobierno». Además, las formulaciones personalizadas suelen ser más caras que las versiones de TH aprobadas por la FDA.

La verdad es que existen numerosos productos de terapia hormonal probados y aprobados por la FDA que cumplen con la definición original de *bioidénticos* y que se encuentran disponibles en las farmacias, pero no están preparados para una clienta concreta. Yo receto todos los días bioidénticos aprobados por la FDA porque presentan un buen perfil de seguridad, se ofrecen en diferentes formatos (oral, transdérmico, etcétera) y funcionan. Las pacientes suelen preferir esta formulación porque saben que otros tipos de estrógeno son de origen animal (principalmente de orina de yegua), y eso provoca un factor de «asco» en algunas mujeres; otras lo consideran crueldad animal. También utilizo estrógenos equinos conjugados porque, en ocasiones, es lo único que cubre el seguro. Y tengo algunas pacientes que usan una terapia hormonal especial personalizada porque tienen alergia a algún ingrediente de los productos comerciales, y en mi opinión se trata de un enfoque legítimo. También utilizo a menudo una progesterona bioidéntica en forma oral, que es un poco más segura que otras progesteronas fabricadas en un laboratorio. Por desgracia, la progesterona personalizada no se absorbe bien a través de la piel, lo que significa que podría no cumplir con su función de proteger el útero. Por eso, muchos expertos en menopausia, y me incluyo, desconfiamos de las cremas de progesterona personalizadas. En general, mi consejo es que te preocupes menos por lo que es «bioidéntico» y te centres más en la preparación con más probabilidades de ser la adecuada para ti. Lo ideal es que la preparación de TH esté aprobada por la FDA (o las autoridades competentes de tu país), que no sea un compuesto personalizado.

Missy, una abogada de cincuenta y siete años, acudió a mi consulta hace un par de años porque estaba teniendo síntomas molestos similares de pies a cabeza: piel seca, ojos secos y sequedad vaginal. Su tejido vaginal estaba tan seco que había empezado a evitar las relaciones sexuales con su pareja y, cuando las tenía, sangraba al día siguiente y se sentía dolorida durante tres días más. Muchas de sus amigas seguían una terapia hormonal bioidéntica y la animaban a probarla. Missy se sentía muy confusa respecto a las diferencias entre las cremas bioidénticas y las de venta libre para tratar la sequedad vaginal. Además, se preguntaba si debería considerar algún tipo de terapia hormonal sistémica.

Después de plantear las diferencias entre los diversos enfoques y formulaciones, la relación riesgo-beneficio, los costes y los perfiles de seguridad, Missy decidió que en realidad no necesitaba terapia hormonal sistémica, ya que su prioridad en la búsqueda de alivio era la sequedad vaginal. Así, le receté una crema vaginal de estrógeno para utilizarla dos veces por semana. En doce semanas notó los efectos. Cuando volvió a verme, me dijo que era un milagro y que había recuperado por completo su vida sexual.

EL OTRO CAMBIO HORMONAL

No olvidemos otra hormona sexual que puede ser relevante en la experiencia menopáusica: la testosterona. Aunque la idea de que se trata de una hormona masculina está muy extendida, las mujeres también tenemos testosterona: la producen principalmente los ovarios y las glándulas suprarrenales, participa en la libido y en la producción de estrógenos, y ayuda a mantener la masa ósea y muscular.[9] Los niveles de testosterona en la mujer alcanzan su máximo a los veinte años y disminuyen lentamente hasta llegar a la mitad de su nivel máximo en la menopausia. Tras el cese de la producción de estrógenos, los ovarios continúan produciendo algo de testosterona, igual que las glándulas suprarrenales. Sin embargo, algunas mujeres con menopausia quirúrgica tras la extirpación de los ovarios experimentan un descenso más acusado en sus niveles de testosterona.[10]

Aunque algunos estudios han demostrado un efecto beneficioso de la terapia con testosterona (en cremas, geles, parches, píldoras o inyecciones) en la falta de deseo sexual de las mujeres, no está aprobada por la FDA para ese fin. Aun así, la Sociedad Internacional de la Menopausia y la Sociedad Norteamericana de la Menopausia están de acuerdo con el consenso global aprobado por las principales sociedades de endocrinología, menopausia y reproducción del mundo respecto al uso de testosterona transdérmica en dosis bajas para la falta de deseo sexual en las mujeres.[11] Así, en ocasiones la receto a mujeres preocupadas por su falta de libido y con un nivel bajo de testosterona. Si una mujer tiene la libido baja, pero presenta niveles normales o elevados de testosterona, es probable que el problema sea de origen psicológico más que hormonal, en cuyo caso no recomendaría la terapia con testosterona. El problema es que los niveles de testosterona muy elevados en las mujeres pueden provocar pérdida capilar permanente, voz más grave, agrandamiento del clítoris, acné y vello facial (¡síntomas que la mayoría de las mujeres desean evitar!). Otros posibles efectos perjudiciales de un exceso de testosterona serían la pérdida de masa ósea y las afecciones cardíacas.

Además, las mujeres que pueden quedarse embarazadas (porque todavía tienen la regla, aunque sea irregular) no deben utilizar testosterona si no emplean anticonceptivos porque podría provocar la formación de genitales anormales en un feto femenino. Y la terapia con testosterona no debe servir como medio para ganar masa muscular. Menciono esto porque ha habido mujeres vinculadas a la industria del *fitness* que han intentado conseguir testosterona a través de mí (no lo consiguieron).

EL BUENO, EL MALO Y EL PELIAGUDO

En el lado positivo de la ecuación, las hormonas sistémicas son muy eficaces para tratar los sofocos, los sudores nocturnos y la sequedad vaginal, así como los trastornos del sueño y la irritabilidad. También pueden aliviar en caso de relaciones sexuales dolorosas y de vejiga hiperactiva, y podrían ayudar con las infecciones urinarias recurrentes. En cuanto a beneficios para la salud a largo plazo, la terapia hormonal sistémica protege los huesos, reduce el riesgo de fracturas óseas a más edad y puede ayudar a prevenir la diabetes de tipo 2. Y si se inicia dentro de los diez años siguientes a la menopausia, la TH podría reducir el riesgo de cardiopatías y diabetes.

Y ahora las noticias no tan buenas: la terapia hormonal combinada con estrógeno puede incrementar el riesgo de accidente cerebrovascular, pero ese riesgo aumentado se puede mitigar utilizando estrógeno transdérmico, y con cualquier formulación ese riesgo desaparecería cuando la mujer deja de tomar hormonas. La TH oral también conlleva un riesgo elevado de provocar trombosis venosa, y el riesgo aumenta a medida que la mujer cumple años. Sin embargo, ese riesgo con los estrógenos transdérmicos puede ser menor a cualquier edad. En cuanto al cáncer de mama (que encabeza la lista de los temores de salud de muchas mujeres), el riesgo potencial añadido de cáncer de mama por la terapia hormonal es en realidad más bajo que el riesgo aumentado de sufrir cáncer de mama que conllevan la obesidad, el tabaquismo, tomar más de cinco bebidas alcohólicas a la semana, la hipertensión o la diabetes.[12] Por lo tanto, es importante mantener estos elementos de riesgo en perspectiva.

Más allá de estas preocupaciones, la terapia hormonal tiene varias contraindicaciones.[13] Me gusta dividirlas en dos categorías: contraindicaciones absolutas (semáforo en rojo) o posibles contraindicaciones (semáforo en ámbar). Entre las primeras figuran el cáncer de mama activo o un historial personal de cáncer de mama sensible al estrógeno, una embolia pulmonar (un coágulo en el pulmón) o una trombosis venosa no provocada (no causada por un accidente o una intervención quirúrgica), ictus, demencia o antecedentes personales o un alto riesgo hereditario de enfermedades tromboembólicas (de la coagulación de la sangre). Las posibles contraindicaciones (semáforo ámbar) incluyen niveles altos de triglicéridos, migrañas, leiomiomas (también conocidos como *fibromas*), hemorragias vaginales inexplicables, enfermedades hepáticas, enfermedad coronaria y antecedentes de cáncer de endometrio u ovario. En lo que respecta a la progesterona, las mujeres con antecedentes de cáncer de mama con receptores de hormonas positivos no deben tomarla. Algunas formas de venta libre de progesterona natural micronizada oral incluyen aceite de cacahuete en su composición, lo que significa que las mujeres alérgicas al cacahuete no pueden utilizarlas. Por último, las mujeres con antecedentes de trastornos convulsivos no deben tomar progesterona oral porque podría reducir el umbral convulsivo, lo que significa que puede incrementar el riesgo de sufrir convulsiones.

Los riesgos de la TH varían en función del tipo, la dosis, la duración de uso, la vía de administración, el momento de inicio y si se utiliza un progestágeno. En cada mujer, el tratamiento debería ser individualizado, basado en todos estos parámetros, para maximizar los beneficios y minimizar los riesgos. Durante el tratamiento convendría realizar reevaluaciones periódicas de los beneficios y los riesgos de continuar con la TH o interrumpirla. Para las mujeres de hasta cincuenta y nueve años, o a menos de diez años del inicio de la menopausia (y que no presenten contraindicaciones), la relación beneficio-riesgo es más favorable para el tratamiento de síntomas vasomotores molestos (como los sofocos y los sudores nocturnos) y el síndrome genitourinario grave (SGM) de la menopausia y para quienes presentan un riesgo elevado de pérdida ósea o fractura. Para las mujeres que comienzan la TH más de diez o veinte años después del inicio de la menopausia, o que tienen sesenta años o más, la relación beneficio-riesgo es menos favorable debido al mayor riesgo de cardiopatía coronaria, accidente cerebrovascular, tromboembolismo venoso y demencia. Aunque la edad por sí sola puede representar un semáforo en ámbar, eso no significa que la ventana se haya cerrado de golpe; la personalización es fundamental en esta cuestión, y las mujeres deben plantear sus preocupaciones a un profesional sanitario bien informado.

Cuando vino a verme Janice, de cincuenta y un años, estaba interesada en la terapia hormonal porque tenía fuertes sudores nocturnos que no solo la dejaban empapada, sino que además interferían en la calidad de su descanso. Sin embargo, no creía que fuese segura para ella porque su padre había sufrido una trombosis venosa que se trató con anticoagulantes y le preocupaba seguir sus pasos. Así, hablamos de los riesgos de la TH y de su historial médico personal. Resultó que Janice llevaba cinco años tomando anticonceptivos orales y había tenido dos partos con cesáreas (sin haber sufrido nunca una trombosis venosa). Le hice pruebas para descartar la mutación genética más común en la coagulación de la sangre, que es una mutación del factor V Leiden, y dio negativo.

Todo eso significaba que como toleraba bien aquellas situaciones de riesgo, probablemente también toleraría la terapia hormonal posmenopáusica. Para reducir todavía más el riesgo de trombosis, decidimos probar con un parche transdérmico. Janice se sintió cómoda con esta decisión después de revisar el perfil beneficio-riesgo. Para poner en perspectiva su riesgo, también hablamos del hecho de que su padre era fumador y tenía la tensión alta, así como de otros motivos por los que podría haber padecido una trombosis venosa. Janice no tenía ninguno de ellos. Empezó a utilizar un parche transdérmico de estrógeno y progesterona, y redujo de manera drástica los sudores nocturnos y los despertares. Su marido también se benefició de aquellas mejoras.

Como puedes ver, la cuestión de si se debe utilizar la terapia hormonal es compleja por muchas razones. Por un lado, hay mucha presión en torno a esta cuestión, pero ya es hora de que la gente deje de juzgar o culpar a las mujeres por tomar o no terapia hormonal. ¡Eso no procede! Por otro, no es una simple decisión a favor o en contra: los síntomas de la mujer, los riesgos para su salud, su estado y su historial de salud y los hábitos de vida tienen que formar parte de la ecuación. Y también hay que tener en cuenta cuestiones relacionadas con el momento de inicio del tratamiento, la dosis, el sistema de administración y la duración. Por tanto, es una decisión compleja. Tu médico es tu socio en la toma de esa decisión, y no solo porque será quien te recete las hormonas, sino también porque en la profesión médica aprendemos continuamente sobre los efectos de la terapia hormonal en el cuerpo de las mujeres durante este viaje. Te animo a que aproveches al máximo esa asociación con tu médico durante toda la transición menopáusica. Así podrás tomar las mejores decisiones de salud para ti, en cada paso del camino, para que te sientas y funciones lo mejor posible.

MENTIRAS Y VERDADES SOBRE LA TERAPIA HORMONAL

Como ocurre con muchos aspectos de la menopausia, las mentiras y las ideas equivocadas acerca de la terapia hormonal también son muy abundantes. Veamos tres muy extendidas que me gustaría disipar ahora mismo:

Mentira: no puedes usar terapia hormonal posmenopáusica si estás en la perimenopausia.

Verdad: Sí, sí puedes.[14] Parece que muchos médicos se atascan en esta cuestión y dicen a las mujeres que no pueden utilizar terapia hormonal a menos que hayan pasado doce meses desde la última regla. Sin embargo, no hay motivo para retrasar la terapia hormonal hasta ese momento definitivo. La TH utilizada en la perimenopausia tiene como fin ayudar a reducir, aliviar o controlar los síntomas de los estados de estrógenos bajos que pueden desencadenar los síntomas menopáusicos. Muchas mujeres presentan síntomas menopáusicos como sofocos, sequedad vaginal y cambios de humor severos cuando todavía tienen la regla, y las investigaciones sugieren que los síntomas menopáusicos se prolongan durante más años cuando comienzan durante la perimenopausia.

Como experta en menopausia y cuidados hormonales te diré

que la perimenopausia es mucho más difícil de tratar que la menopausia porque durante la primera el cuerpo de la mujer todavía produce hormonas incluso cuando intentamos controlar sus síntomas. En cambio, después de la menopausia, la mujer produce poco o nada de estrógeno y, por tanto, resulta más fácil controlar los síntomas de la menopausia con terapia hormonal.

Es importante recordar que la terapia hormonal no es un anticonceptivo y no está diseñada para evitar el embarazo. Si todavía tienes la regla y no quieres quedarte embarazada, tendrás que utilizar un método anticonceptivo. A algunas mujeres les receto un DIU liberador de progesterona y el parche de estrógeno posmenopáusico como doble solución que cubre el control de natalidad y los síntomas de la menopausia. Un giro interesante: el uso continuado de anticonceptivos orales (las píldoras anticonceptivas de toda la vida) también podría ayudar a controlar los síntomas de la menopausia.

Mentira: tu médico debería estar «a favor» o «en contra» de la terapia hormonal.

Verdad: En un mundo ideal, tu médico comentaría contigo tu historial médico y tus síntomas para determinar si la terapia hormonal es adecuada para ti, y estudiaría los riesgos y los beneficios del tratamiento. Sin embargo, la mayoría de los médicos reciben muy poca formación en el tratamiento de la menopausia y todavía menos médicos han recetado terapia hormonal, sobre todo si se han formado en los últimos diez o veinte años. En la actualidad, la terapia hormonal está aprobada por la FDA para tratar los sofocos y el síndrome genitourinario de la menopausia severos[15] (este último incluye sequedad vaginal, ardor e irritación, dolor durante la actividad sexual, y frecuencia y urgencia urinarias), así como osteopenia (pérdida de masa ósea). Se trata de la medicación más eficaz disponible para ayudar a paliar esos síntomas/trastornos, y conviene considerarlo como tratamiento de primera línea.

Además, la mayoría de los médicos de la NAMS están de acuerdo[16] en que los beneficios de la terapia hormonal superan los riesgos en las mujeres que inician la TH en los diez años siguientes a la menopausia y no presentan contraindicaciones conocidas para usar estrógenos. Dicho esto, todas las mujeres tienen derecho a elegir sus tratamientos: si no pueden o no quieren utilizar la terapia hormonal, pueden considerar la posibilidad de introducir cambios en su estilo de vida, tomar suplementos sin receta o recurrir a fármacos no hormonales para controlar sus síntomas.

Mentira: existe un límite de tiempo para utilizar la terapia hormonal contra los síntomas de la menopausia.

Verdad: No necesariamente. Tanto el Colegio Americano de Obstetras y Ginecólogos (ACOG, por sus siglas en inglés) como la NAMS afirman[17] que ya no existe un límite de tiempo con semáforo en rojo para el uso de la terapia hormonal contra los síntomas de la menopausia. Ahora existe un semáforo en ámbar que implica una toma de decisiones compartida sobre si continuar o no con la TH después de los sesenta años. El cambio de mentalidad se produjo porque ahora sabemos que los riesgos no se suman necesariamente de forma acumulativa con el paso de los años. Por ejemplo, la mayor amenaza de la terapia hormonal es el riesgo poco frecuente de que se produzca una trombosis venosa, algo que le ocurre a una de cada mil mujeres con TH oral y a una de cada dos mil con TH transdérmica.[18] El riesgo es mayor en los primeros seis meses de terapia hormonal, y después vuelve a la normalidad.

A cualquier edad y con cada año de terapia hormonal, la paciente y su médico deben reunirse para establecer un plan compartido respecto a su continuidad o su cese. Conviene que tengan en cuenta los síntomas actuales y la calidad de vida de la mujer, así como cualquier nuevo trastorno médico que haya surgido, para determinar si la paciente debe continuar con la TH o dejarla. No se trata solo de celebrar un cumpleaños concreto.

Capítulo 4

¿CUÁL ES TU TIPO DE MENOPAUSIA?

La intensidad de los síntomas menopáusicos puede depender en parte de la edad y el estado general de salud de la mujer, así como de muchos otros factores. Por desgracia, resulta imposible predecir de antemano la experiencia menopáusica que tendrá cada mujer (¡con lo útil que sería!). Parte del problema radica en que cada mujer experimenta diferentes grupos de síntomas, y no hay manera de que las mujeres o sus médicos sepan quién experimentará qué (al menos, no de momento). ¡El sueño es llegar a conseguirlo!

Dada nuestra realidad actual, aquí es donde entra en juego el cuestionario sobre el tipo de menopausia. Cuando veo a mis pacientes en persona o por visita médica online, durante nuestra conversación repasamos algunas preguntas similares. Como tú y yo no podemos hacer eso, he creado este cuestionario para ti. Responder a las siguientes preguntas te ayudará a identificar tu tipo personal de menopausia basándonos en tu historial médico y en cómo te afectan tus síntomas actuales. Como verás, es posible que te sientas identificada con más de una respuesta: en esos casos, elige todas las que coincidan con tu situación. Esto es exclusivamente para ti (a menos que decidas compartirlo con un familiar, una amiga o tu médico), así que no tienes que reprimirte en tus respuestas ni juzgarlas. Simplemente responde con la mayor sinceridad posible.

1. ¿Dejaste de tener la regla antes de los cuarenta años?
   a. *Sí*
   b. *No*
   RESULTADO: Si has elegido «sí», tienes el tipo de menopausia

prematura. Toma nota y continúa leyendo, porque es posible que tengas algún tipo más.

2. ¿Te sometiste a alguna intervención quirúrgica para extirparte los ovarios o a quimioterapia antes de alcanzar la menopausia natural?

   a. *Sí*

   b. *No*

   RESULTADO: Si has elegido «sí» para cualquiera de las opciones, tienes el tipo de menopausia repentina. Toma nota y continúa leyendo, porque es posible que tengas algún tipo más.

3. Piensa en qué parte de tu cuerpo tienes los síntomas de la menopausia más molestos:

   a. *Principalmente del cuello para arriba (es decir, en la cabeza).*

   b. *Por debajo de la cintura.*

   c. *Por todo el cuerpo.*

   d. *En ninguna parte.*

   RESULTADO: Si has seleccionado «a», es probable que tengas el tipo de menopausia que altera la mente; la «b» sugiere que podrías tener el tipo de menopausia que parece no tener fin; la «c» indica que tienes el tipo de menopausia desbocada, y la «d» es sinónimo de menopausia silenciosa. Toma nota y continúa leyendo.

4. ¿Desde cuándo sufres esos síntomas molestos?

   a. *Menos de un año.*

   b. *De dos a cinco años.*

   c. *De seis a diez años.*

   d. *¿Síntomas? ¿Qué síntomas?*

   RESULTADO: Si has elegido «a» o «b», podrías tener el tipo de menopausia desbocada o el que altera la mente. Si has seleccionado «c», podría tratarse del tipo de menopausia que parece no tener fin. La «d» apunta al tipo de menopausia silenciosa.

5. ¿En qué medida afectan los síntomas de la menopausia a la calidad de tu trabajo, tus relaciones o tu tiempo libre?

   a. *No afectan en nada.*

b. *Un poco de vez en cuando.*

c. *Bastante y de manera sistemática (creo).*

d. *Como una bola de demolición.*

RESULTADO: Si has elegido «a», tienes el tipo de menopausia silenciosa. La «b» podría indicar la menopausia que parece no tener fin. La «c» podría significar el tipo de menopausia que altera la mente, y la «d» señala que tienes el tipo de menopausia desbocada.

6. Si tuvieras que definir tu experiencia menopáusica con un titular, ¿cuál de los siguientes sería el más apropiado?

a. *Demasiado, y muy pronto*

b. *Un* shock *para el sistema*

c. *Estados alterados*

d. *Pesadilla en Elm Street*

e. *La historia interminable*

f. *Desaparecido*

RESULTADO: Si has elegido «a», es probable que tengas el tipo de menopausia prematura. La «b» podría indicar el tipo de menopausia repentina. La «c» podría significar que padeces el tipo de menopausia que altera la mente. La «d» señala que tienes el tipo de menopausia desbocada. La «e» sugiere el tipo de menopausia que parece no tener fin, y la «f» indica el tipo de menopausia silenciosa.

7. Basándote en tu experiencia menopáusica hasta el momento, ¿qué aspectos de tu vida preferirías recuperar?

a. *Más energía y volver a sentir que tengo la edad que realmente tengo (biológica).*

b. *Controlar el impacto que ha sufrido mi cuerpo y recuperar mi vitalidad.*

c. *Apaciguar el caos que se ha apoderado de mi mente y mi cuerpo, y no sentir tanto el azote de los síntomas.*

d. *Mejorar mi estado de ánimo y la claridad de mis funciones cerebrales.*

e. *Aliviar el estrés y aumentar mi resistencia.*

f. *Sentirme igual que ahora dentro de mucho tiempo.*

RESULTADO: Si has elegido «a», es probable que tengas el tipo de menopausia prematura. La «b» podría indicar el tipo de menopausia repentina. La «c» sugiere que padeces el tipo de menopausia desbocada. La «d» señalaría que tienes el tipo de menopausia que altera la mente. La «e» sugiere el tipo de menopausia que parece no tener fin, y la «f» indica el tipo de menopausia silenciosa.

Y AHORA TOCA PUNTUAR

Revisa tus respuestas y cuenta cuántas veces has elegido cada tipo de menopausia. Aquí es donde las cosas se complican un poco, porque identificarse con un solo tipo de menopausia no es lo más habitual. En otras palabras, puedes experimentar más de un tipo (un híbrido o mixto, por así decirlo) en función de tus respuestas. Por ejemplo, si has respondido afirmativamente a la pregunta 1, tienes el tipo de menopausia prematura sin ninguna duda, pero también podrías padecer el tipo que altera la mente si eliges la «a» en la pregunta 3. Del mismo modo, si has respondido afirmativamente a la segunda pregunta, tienes el tipo de menopausia repentina, pero también podrías experimentar algún otro tipo (por ejemplo, la menopausia desbocada si has elegido la «c» en la pregunta 3). ¡Ya me entiendes!

Es posible que se superpongan los diferentes tipos, o que una mujer presente rasgos predominantes de uno y algunos elementos de otro. Por eso resulta esencial identificar con precisión tus tipos de menopausia híbridos: es la mejor manera de crear un plan de acción personalizado que logre aliviar *tu* conjunto único de síntomas y proteger tu salud y bienestar actuales y futuros, como veremos en los siguientes capítulos. Si necesitas aliviar ciertos síntomas urgentemente, puedes optar por dar prioridad al capítulo o capítulos dedicados a tu(s) tipo(s) de menopausia. Si, en cambio, optas por leer el libro en orden, obtendrás información y consejos útiles que te ayudarán a entender mejor la experiencia de la menopausia y te guiarán en el tratamiento de tus propios síntomas (y, tal vez, te servirán para ayudar a amigas y familiares).

Veamos el resumen rápido de cada tipo:

- *El tipo de menopausia prematura*, que se produce antes de los cuarenta años, puede provocar una oleada de síntomas: por ejemplo, sofocos, sudores nocturnos, cambios de humor y niebla mental, entre otros. Los síntomas no difieren de los de los otros tipos; es el momento de su aparición lo que define al tipo de menopausia prematura.

- *El tipo de menopausia repentina*, que suele ser consecuencia de una intervención quirúrgica o de quimioterapia (aunque puede producirse por otros motivos, como veremos en el capítulo 6), a menudo se percibe como un enorme impacto para el sistema de la mujer, tanto por su llegada como por su intensidad.

- *El tipo de menopausia desbocada*, que se caracteriza por unos síntomas intensos generalizados en el cuerpo y la mente, puede resultar abrumador y, en algunos casos, debilitante.

- *El tipo de menopausia que altera la mente* consiste principalmente en cambios de humor (que pueden incluir ansiedad, depresión, irritabilidad o altibajos emocionales) y cambios cognitivos como niebla mental, dificultad para concentrarse y problemas de memoria.

- *El tipo de menopausia que parece no tener fin* se caracteriza en general por uno o dos síntomas (como sofocos ocasionales, sequedad vaginal persistente o falta de libido, o por síntomas menos comunes como mareos o cambios olfativos) que continúan mucho tiempo después de lo que cabría esperar.

- *El tipo de menopausia silenciosa* es aquel que apenas presenta síntomas. De todos modos, es importante que la mujer preste atención a los nuevos desafíos y riesgos para la salud que surgen tras la menopausia debido al descenso de las hormonas reproductivas.

Si tienes alguna duda sobre tu(s) tipo(s) de menopausia, lee todos los capítulos que consideres relacionados con tu experiencia. Plantéate la posibilidad de leer con atención el resto, ya que es posible que descubras estrategias útiles relacionadas con la dieta, el ejercicio y la salud mental que podrían ayudarte en este viaje. Sin más preámbulos, vayamos al meollo de los capítulos que tenemos por delante.

SEGUNDA PARTE

DESCUBRE TU HOJA DE RUTA PARA AFRONTAR LA MENOPAUSIA

Capítulo 5
LA MENOPAUSIA PREMATURA

Michele, asistente de márketing de veintiséis años, vino a verme después de trabajar con una endocrinóloga reproductiva que no logró despejar sus preocupaciones ni la ayudó a aliviar cómo se sentía. Durante el instituto y la universidad, las reglas de Michele fueron infrecuentes; en torno a los veinticinco, su menstruación desapareció por completo. Fue entonces cuando empezó a tener sofocos, trastornos del sueño y sequedad vaginal, y su libido se esfumó. Después de someterse a una serie de pruebas, Michele descubrió que estaba menopáusica. Se sintió ignorada por la endocrinóloga reproductiva, que orientó todas sus preguntas hacia el potencial reproductivo de la joven en lugar de interesarse por cómo se sentía. Michele, que vivía con su novio, no estaba interesada en quedarse embarazada. Lo que quería era aliviar sus síntomas.

—Me siento como si tuviera cincuenta y seis años, no veintiséis —me dijo en su primera visita en la consulta—, y quiero recuperar mi energía y mi deseo sexual.

Para tratar sus síntomas menopáusicos y proteger su salud a largo plazo, le receté una combinación oral de estrógeno y testosterona en dosis más altas de lo que le daría a una mujer sintomática de cincuenta años. En el caso de Michele, era importante reemplazar las hormonas que debería haber obtenido de forma natural a su edad. También le receté un estrógeno vaginal para ayudar con la sequedad y el sexo doloroso. Tres meses después, volvió, me abrazó y me dijo:

—¡Me has salvado la vida! Vuelvo a sentir que tengo veintiséis años.

Nota interesante: la hermana gemela de Michele también experimentó la menopausia a los veintiséis, y como ella sí quería tener un hijo, se quedó embarazada con la ayuda de un óvulo donado.

Para poner todo esto en perspectiva: no es habitual llegar a la menopausia en la veintena, pero tampoco es inaudito. A primera vista, el concepto de menopausia «prematura» o «temprana» puede parecer subjetivo (si una mujer se siente muy enérgica y joven para estar en menopausia, por ejemplo). Sin embargo, no es subjetivo: la menopausia prematura se produce antes de los cuarenta años, mientras que la menopausia precoz tiene lugar entre los cuarenta y los cuarenta y cinco años.

Según las últimas investigaciones,[1] la menopausia prematura se produce en el 1,7 % de las mujeres de Estados Unidos, mientras que la menopausia precoz afecta al 3,4 % de las mujeres estadounidenses. En cambio, la prevalencia de la menopausia prematura entre las mujeres coreanas es del 2,8 % y la menopausia precoz afecta al 7,2 %. Estas tendencias se suman al panorama planteado por las diferencias étnicas previamente identificadas,[2] en las que se observó que las mujeres afroamericanas y las hispanas muestran una prevalencia mayor de la menopausia prematura que las mujeres caucásicas.

Me pregunto si estos porcentajes están subestimados, porque no es habitual identificar a las mujeres con menopausia prematura o temprana. En los registros médicos electrónicos hay un código de diagnóstico al que un médico puede referirse para la menopausia prematura o precoz, igual que hay uno para la hipertensión, pero esa información rara vez aparece en los historiales de las mujeres. Por tanto, creo que existe un infradiagnóstico de la menopausia prematura y precoz. En mi clínica veo a muchas mujeres de diferentes razas o etnias con menopausia prematura o precoz, cosa que no es sorprendente si tenemos en cuenta que el tratamiento de la menopausia es mi especialidad. Lamentablemente, muchas pacientes vienen de fuera de mi área regional porque sienten que los profesionales sanitarios que les corresponden por zona no se toman en serio o no tratan adecuadamente sus problemas médicos y de salud mental. Muchas simplemente reciben una palmadita en la espalda y un comentario del tipo «Bueno, ya no tienes que comprar tampones» o cualquier otra versión del «bueno, se acabó». No se da importancia al diagnóstico; se pasa por alto. Y no debería ser así, porque ese diagnóstico conlleva importantes problemas de salud.

Además de ser muy perturbadora para la vida de las mujeres, la menopausia prematura o precoz conlleva toda una serie de nuevos riesgos para la salud que no suelen afectar a las mujeres relativamente jóvenes. Con la pérdida de estrógenos a una edad más temprana, las mujeres con menopausia prematura o precoz se enfrentan a un mayor riesgo de cardiopatías, angina de pecho (dolor torácico atípico), osteoporosis, disfunción sexual, trastornos del estado de ánimo y algunas enfermedades neurológicas, como la demencia. De hecho, un estudio de 2019[3] reveló que, en comparación con las mujeres que tuvieron la menopausia a los cincuenta o cincuenta y un años, las que alcanzaron la menopausia antes de los cuarenta años presentaban un 55 % más de riesgo de sufrir un episodio cardíaco no mortal, como un infarto de miocardio o una angina de pecho, antes de los sesenta años. Y las mujeres cuya menopausia prematura se debe a una enfermedad autoinmune presentan un riesgo mayor de desarrollar insuficiencia suprarrenal, hipotiroidismo, diabetes, miastenia gravis, artritis reumatoide y lupus eritematoso sistémico.[4]

La menopausia prematura o precoz puede producirse por diversos motivos: entre otros, por insuficiencia ovárica prematura (o IOP, cuando los ovarios de una mujer dejan de funcionar con normalidad mucho antes de lo normal), por la presencia de enfermedades autoinmunes subyacentes (como artritis reumatoide, lupus, esclerodermia, anemia perniciosa, celiaquía, enfermedad inflamatoria intestinal como la enfermedad de Crohn o la colitis ulcerosa, o trastornos tiroideos autoinmunes como la enfermedad de Hashimoto o la de Graves), por anomalías cromosómicas como el síndrome X frágil o el síndrome de Turner, paperas, factores genéticos (incluidos los antecedentes familiares de insuficiencia ovárica prematura), quimioterapia o radioterapia pélvica por cáncer, o extirpación quirúrgica de ambos ovarios antes de los cuarenta años. En raras ocasiones, fumar mucho y, posiblemente, el consumo de drogas también pueden provocar una menopausia prematura. Y un estudio reciente[5] descubrió que nacer de un embarazo múltiple, tener un peso inferior al normal o no tener hijos también representan factores de riesgo de menopausia prematura o precoz.

Lo cierto es que algunas causas siguen siendo un misterio. Simplemente no sabemos por qué se producen.

Con independencia de la causa que se sospeche, en general no hay ningún misterio en torno a la menopausia prematura: la mujer afectada habrá dejado de tener la regla al menos un año antes de cumplir cuarenta. Es así de simple. Sin embargo, hay mujeres que pueden empezar a tener síntomas perimenopáusicos como sofocos, sudores nocturnos/escalofríos, sequedad vaginal o dolor durante el coito, urgencia urinaria, aumento de las infecciones urinarias, dificultad para dormir, cambios de humor, cambios en la libido y niebla mental, junto con reglas muy ocasionales, y en ese punto convendría que se sometieran a una prueba de su función ovárica. En ocasiones se miden los niveles en sangre de la hormona foliculoestimulante (FSH), que estimula a los ovarios para producir estrógenos, y de la hormona antimülleriana (AMH), producida por las células en los pequeños folículos de los ovarios, para evaluar el funcionamiento de los ovarios y determinar si la mujer se está acercando a la menopausia.

Según mi experiencia, estas pruebas de laboratorio sí suponen algún beneficio, pero no tantos como muchas mujeres creen. Los resultados de estas pruebas solo proporcionan una instantánea de lo que está sucediendo en un momento determinado (es decir, en el instante en que se extrae la sangre) y la menopausia se diagnostica en retrospectiva, un año después de la última menstruación. Resulta más útil observar en el tiempo los niveles de FSH, que aumentan a medida que la mujer se acerca a la menopausia, y los niveles de estradiol, que disminuyen. Por supuesto, cuando una mujer deja de tener la regla antes de los cuarenta o los cuarenta y cinco años, es preciso descartar un embarazo. Además, hay que tener en cuenta otras posibles causas de esa falta de menstruación, como ciertos trastornos tiroideos y el síndrome de ovario poliquístico (SOP).

Cuando una mujer experimenta una menopausia precoz o prematura, puede sufrir una serie de síntomas sorprendentes y, en muchos casos, bruscos: por ejemplo, sofocos, sudores nocturnos, cambios de humor, niebla mental, sequedad vaginal y disminución del apetito sexual (los síntomas habituales de la menopausia). Lo excepcional de la menopausia prematura o precoz no son síntomas: es el momento de su aparición.

Desde el punto de vista psicológico, una mujer que tiene la menopausia antes de los cuarenta puede sentirse mayor de lo que es, y eso puede afectar a su calidad de vida. Mientras sus amigas tienen bebés, ella podría estar enfrentándose a los sofocos, los cambios de humor y otros síntomas desagradables que pueden hacer que se sienta social y emocionalmente desconectada de sus iguales. Una investigación australiana[6] descubrió que la menopausia antes de los cuarenta «provocaba múltiples trastornos en la vida de las mujeres», y las que participaron en el estudio afirmaron que «muchos aspectos de sus vidas parecían estar "fuera de onda"». Un estudio realizado en el Reino Unido[7] reveló que las mujeres con menopausia antes de los cuarenta presentaban altos niveles de depresión y estrés percibido, así como baja autoestima, en comparación con la población general.

Y, si una mujer experimenta una menopausia prematura cuando todavía alberga la idea de tener hijos, puede sentirse gravemente traicionada por su cuerpo, sorprendida y devastada al saber que sus planes de crear una familia se han ido al traste. Puede sentirse fuera de lugar entre las amigas que siguen quejándose por la regla o que hablan de kits de ovulación o de las mejores posturas sexuales para quedarse embarazada. Los efectos pueden extenderse a su vida laboral y provocar un sentimiento de incertidumbre o potenciar un síndrome de *burnout*.

Esto le ocurrió a Jessica, una redactora autónoma que descubrió que tenía insuficiencia ovárica prematura a los treinta y nueve años. Su hija, Ella, tenía dieciocho meses y Jessica esperaba tener un segundo hijo. Después de seis meses intentándolo en vano, fue a ver a un endocrinólogo reproductivo que la sometió a las pruebas pertinentes y le diagnosticó una insuficiencia ovárica prematura. Fue entonces cuando se dio cuenta de que no había vuelto a tener la regla después de dejar de amamantar a Ella. Había atribuido sus problemas de sueño y sus sudores nocturnos a los cambios hormonales propios del posparto y, de repente, los vio con otros ojos. Jessica se quedó destrozada ante la idea de que tener otro bebé había dejado de ser una posibilidad para ella. Le costaba quedar con otros padres y madres para que los niños jugasen, y lloraba cada vez que veía a una pareja de hermanos jugando juntos en el parque.

Jessica y su marido hablaron de varias técnicas de reproducción asistida, pero ella no quería seguir ese camino. Cuando vino a verme, su dolor era considerable, así que le recomendé que empezase por terapia. Más tarde hablamos de sus síntomas —agotamiento, sensación permanente de calor, dolores articulares, niebla mental y libido muy baja— y de las opciones para tratarlos. Decidió recurrir al movimiento (correr, en particular) para mejorar su estado de ánimo. Cuando tomaba anticonceptivos orales tuvo una trombosis, de modo que decidimos tratar el resto de los síntomas sin terapia de reemplazo hormonal. Para mejorar su deseo sexual le receté un fármaco no hormonal de flibanserina aprobado por la FDA para tratar la falta de libido en mujeres premenopáusicas. Funciona aumentando la dopamina en el cerebro, por lo que también es estupendo para el estado de ánimo y el sueño cuando se toma a la hora de dormir. Dado que Jessica padeció un caso leve de vejiga hiperactiva después del nacimiento de su hija, decidió empezar a tomar oxibutinina, un medicamento aprobado para tratar la vejiga hiperactiva que también tiene una buena eficacia mitigando los sofocos. Cuando empezó a dormir toda la noche de un tirón, la niebla mental y el agotamiento mejoraron. También hizo terapia de suelo pélvico y utilizó una crema humectante vaginal diaria con ácido hialurónico y estrógeno vaginal dos veces por semana (este último no se absorbe sistémicamente, de modo que no estaba contraindicado en su caso teniendo en cuenta su historia de trombosis venosa). Su estado de ánimo se estabilizó, su vida sexual mejoró y empezó a sentirse más como la Jessica de siempre.

TOMAR DECISIONES SOBRE EL TRATAMIENTO

Debido a los riesgos para la salud asociados a la pérdida precoz de estrógenos, el tratamiento para el tipo de menopausia prematura se centra casi siempre en la terapia hormonal sustitutiva —es decir, dosis significativas de estrógeno y progesterona (si la mujer conserva el útero) y, posiblemente, de testosterona— para reemplazar lo que la mujer debería obtener de forma natural a su edad pero no obtiene. En pocas palabras, una mujer que llega a la menopausia antes de los cuarenta años necesita estrógenos para proteger la salud de su corazón, sus huesos, su vagina, su vejiga y su cerebro. Es una verdadera necesidad médica. Sin estrógenos, se enfrentará a un mayor riesgo de cardiopatías, osteoporosis, sequedad vaginal o dolor durante el coito, incontinencia urinaria y alteraciones de la memoria y la cognición. Y cualquiera de esos síntomas puede provocar que la mujer se sienta mayor de lo que es, puesto que estos trastornos suelen afectar a mujeres mayores. Las investigaciones[8] también revelan que las mujeres con menopausia prematura o precoz presentan mayor riesgo de desarrollar ansiedad y síntomas depresivos a largo plazo. Los estrógenos disminuyen esos riesgos para la salud mental.

Hay que tener en cuenta que la mayoría de las investigaciones sobre el uso de la terapia hormonal se basan en la menopausia natural, que las extrapolaciones parten de ahí y se aplican a la menopausia prematura o precoz. Sin embargo, los efectos fisiológicos, los riesgos, los beneficios y los resultados de la terapia hormonal sustitutiva son muy diferentes para las mujeres que experimentan una menopausia prematura o precoz frente a las que experimentan una menopausia natural en el momento habitual (en torno a los cincuenta y un años). En mi consulta insisto en dejar esto muy claro a las mujeres que han experimentado menopausia prematura o precoz, y también que los beneficios de la terapia hormonal sustitutiva (THS) superan con creces los riesgos para la mayoría de las mujeres con este tipo de menopausia. Sin la THS, estas mujeres se enfrentan a un riesgo mayor de desarrollar cardiopatías, pérdida de masa ósea, demencia y empeoramiento de la calidad de vida. No me malinterpretes: la terapia hormonal es segura para muchas mujeres que experimentan una menopausia natural, pero para ellas es una opción y no una necesidad, como sí lo es para las mujeres que experimentan el cambio mucho antes de la edad media.

En lo que respecta a la THS, las mujeres que experimentan una menopausia prematura o precoz suelen necesitar una dosis de estrógeno más alta que las mujeres que experimentan una menopausia natural.

Lo que intentamos hacer es reproducir fisiológicamente los niveles de estrógeno que serían normales a los treinta y seis o los cuarenta años si la mujer no hubiese llegado a la menopausia. Y no es cuestión de tratar únicamente los síntomas de la menopausia, sino también de reducir el riesgo de que la mujer desarrolle cardiopatías, osteoporosis, demencia, trastornos del suelo pélvico y otras afecciones derivadas de la pérdida de estrógenos. Por el contrario, con la terapia hormonal (TH) administramos una dosis baja de estrógeno para tratar los síntomas relacionados con la menopausia (y normalmente se requiere menos para obtener los efectos deseados). Mi tratamiento de estrógenos preferido consiste en una dosis diaria para simplificar las cosas.

Si la mujer conserva el útero, necesita progesterona para protegerlo de la hiperplasia uterina, un crecimiento del revestimiento uterino que incrementa el riesgo de que se desarrollen células precancerosas o cancerosas. El riesgo de cáncer o precáncer de útero puede aumentar por los efectos de los estrógenos sin oposición (es decir, estrógenos sin progesterona) en las mujeres que tienen el útero intacto. Si una mujer empieza a tener la regla después de iniciar la terapia con estrógenos (algo no tan inusual entre las mujeres con insuficiencia ovárica prematura), recomendaría un DIU liberador de progesterona para evitar el embarazo y como la parte de progesterona de la TH. Como beneficio secundario, la progesterona que se libera directamente en el útero reduce el revestimiento lo suficiente para que disminuya el sangrado menstrual de manera significativa. Además, cuando se utiliza durante cinco años, se ha demostrado que reduce el riesgo de cáncer de útero. Si la idea de un DIU no le convence, la paciente puede utilizar progesterona de acción prolongada o tomar progesterona por vía oral cada noche.

Por otro lado, los suplementos de testosterona pueden ayudar a mantener la libido, la masa muscular y la energía de la mujer que experimenta una menopausia prematura o precoz. Contrariamente a la creencia popular, la testosterona no es una hormona exclusivamente masculina; las mujeres también la producimos y la necesitamos. Lo que ocurre es que solo necesitamos una décima parte que los hombres, y el cuerpo de la mujer deja de producir la mayor parte de testosterona después de la menopausia. Si lo pensamos desde el punto de vista de la biología evolutiva, tiene sentido: la testosterona desempeña varias funciones en el cuerpo femenino, pero la principal tiene que ver con la libido y, biológicamente hablando, el propósito del deseo sexual en una mujer es reproducirse. Por tanto, si una mujer ya no puede reproducirse porque es posmenopáusica, no necesita una libido en plenitud. Sin embargo, como todos sabemos, el sexo no es solo una actividad funcional en la carrera para reproducirse: puede ser también una actividad muy placentera, motivo por el que muchas mujeres quieren proteger su apetito y su funcionalidad sexual. Y ahí es donde entran en juego los suplementos de testosterona después de la menopausia.

La Sociedad Norteamericana de la Menopausia[9] apoya el uso de productos con testosterona para tratar la libido baja (es decir, la falta de deseo sexual) después de la menopausia, pero la Administración de Alimentos y Medicamentos (FDA) no los aprueba para su uso en mujeres. No obstante, hay médicos (¡me incluyo!) que en algunos casos los recetan con ese fin de forma no autorizada. Por desgracia, la investigación sobre los impactos fisiológicos de la testosterona en el cuerpo femenino es escasa, pero tenemos algunas ideas gracias a unos pocos estudios. Y por mi experiencia clínica puedo decirte que, cuando se utiliza correctamente, el reemplazo de testosterona aporta beneficios para la libido y, en ocasiones, también para la energía y la cognición en mujeres posmenopáusicas con niveles bajos de esta hormona.

Nos serviría como ejemplo el caso de Carrie, una enfermera de Alaska de treinta años que viajó hasta Boston con su marido para verme porque no conseguía aliviar la fatiga aplastante, el insomnio, el aumento de peso, los sofocos leves y la libido inexistente. Llevaba catorce meses sin tener la regla y sentía que en Alaska la trataban como un misterio médico porque sus médicos no sabían qué le ocurría ni cómo ayudarla. En mi consulta, mientras repasábamos su historial médico y los resultados de sus análisis, trazamos un plan de tratamiento que abarcaba su salud física (con una dosis elevada de estrógenos en forma de parche, una aplicación tópica diaria de una crema de testosterona en dosis baja y la implantación de un DIU liberador de progesterona para proteger su útero), su salud mental (incluida su frustración y su decepción por no poder tener otro bebé para darle un hermanito a su hija de cuatro años) y su salud sexual.

Carrie regresó a Alaska y empezó el tratamiento. Al cabo de diez semanas ya dormía bien y tenía menos sofocos. Había recuperado la energía que esperaba tener a los treinta y disfrutaba de la reaparición de su libido. También perdió los nueve kilos que había ganado durante su transición a la menopausia y volvió a hacer ejercicio y pesas antes de trabajar. En su papel como profesional sanitaria se sentía más segura de su capacidad para atender a los pacientes. Estaba tan satisfecha con las mejoras que aseguró que no le importaría volar a Boston una vez al año para verme porque se sentía muy bien atendida (por suerte, conseguí la licencia para ejercer la telemedicina en Alaska).

PLANES DE TRATAMIENTO DE REFERENCIA PARA EL TIPO DE MENOPAUSIA PREMATURA

A continuación veremos dos planes de tratamiento de referencia para mujeres con menopausia prematura o precoz. El primero de ellos se centra en el uso de la terapia hormonal sustitutiva (THS), que como has visto es el plan de referencia para este tipo, puesto que estas mujeres pierden los estrógenos mucho antes de llegar a la edad media de la menopausia (cincuenta y un años). Esta realidad hace que el tratamiento de la menopausia prematura sea único. No obstante, algunas mujeres no pueden recurrir a la terapia sustitutiva de estrógeno (por ejemplo, porque tienen antecedentes de un cáncer sensible al estrógeno, han sufrido una trombosis venosa no provocada, un infarto de miocardio o un ictus) o son muy reacias a tomar hormonas, y por eso el segundo plan aborda el tratamiento de la menopausia prematura sin hormonas.

Con cualquiera de los dos planes de tratamiento, si tienes síntomas adicionales que no se alivian con estos enfoques recomendados, puedes elegir entre el amplio menú de soluciones orientadas a los síntomas que encontrarás en el capítulo 12 para mitigar eso que te molesta.

Plan A: Uso de terapia hormonal

Si una mujer puede tomar estrógenos por vía oral, me gusta empezar con 1 miligramo de estradiol oral una vez al día y aumentar su dosis hasta el máximo de 4 mg diarios durante meses. Se trata de un proceso meditado y calculado. El objetivo es que la mujer tenga unos niveles de estrógeno en sangre de entre 40 y 120 pg/mL, aunque es probable que las mujeres con menopausia prematura que toman estrógenos se sitúen en el extremo superior del espectro (en general, entre 70 y 120 pg/mL) simplemente porque toman dosis más altas. Esto les permite acercarse a los niveles que tendrían a su edad si no hubiesen llegado a la menopausia antes de tiempo. Además, este nivel más alto de estrógenos suele ser necesario para ayudar a controlar sus síntomas. Aunque el corazón, el cerebro y los huesos de una mujer pueden estar protegidos con un nivel más bajo de estrógeno en sangre, cuando las mujeres con el tipo de menopausia prematura presentan un nivel de estrógenos demasiado bajo (de 40 a 50 pg/mL), acaban experimentando unos sofocos descontrolados u otros síntomas como dolores articulares o fatiga intensa.

A la mayoría de las mujeres con menopausia prematura o precoz también les receto una crema vaginal de estrógeno para aplicársela por la noche, dos o tres veces por semana, a fin de prevenir la atrofia vaginal, la sequedad o el dolor durante el coito. Llegado el momento, pueden dejarla si la dosis de estrógeno sistémico que toman basta para controlar esos síntomas. El objetivo de la crema vaginal de estrógeno es prevenir la atrofia vaginal, así como cualquier atrofia del tejido de los labios o el clítoris (en ambos abundan las terminaciones nerviosas que contribuyen al placer sexual, la excitación y el orgasmo), y proteger a estas mujeres de las infecciones del tracto urinario (ITU) recurrentes.

Si una mujer con menopausia prematura o precoz conserva su útero y está tomando estrógenos, también le recomendaría tomar 100 mg de progesterona oral en forma de progesterona natural micronizada todas las noches antes de acostarse y aumentarla a 200 mg si toma más de 1,5 mg de estradiol oral diariamente. La progesterona es necesaria para proteger el útero del crecimiento excesivo del revestimiento y, posiblemente, del desarrollo de cáncer uterino mientras se toma el reemplazo de estrógeno. Por supuesto, si una mujer ya no tiene el útero no necesita progesterona porque no puede desarrollar cáncer en un órgano que ha sido extirpado. Sin embargo, sí necesitas tomar progesterona aunque te hayas sometido a una ablación endometrial o una embolización arterial uterina para proteger el útero porque sigue ahí. Como alternativa, puedes utilizar un DIU liberador de progesterona, que dura hasta siete años y ofrece la ventaja añadida de no tener que ajustar la dosis de progesterona si cambias tu dosis de estrógenos.

En caso de enfermedades preexistentes como hipertensión, diabetes, colesterol alto o migrañas, receto estrógeno transdérmico (en forma de parche, que libera la hormona a través de la piel, o como un gel que es absorbido por la piel). Con este tipo de paciente suelo empezar con un parche transdérmico de estrógeno de 0,05 mg que se coloca en el abdomen, dos veces por semana (hay que cambiarlo cada tres días y medio), o una aplicación de 0,5 mg de un gel de estradiol por la noche en los muslos o detrás de las rodillas. A continuación añado 100 mg de progesterona oral, que se pueden aumentar a 200 mg a medida que elevamos la dosis de estrógeno.

Cuando conseguimos la dosis adecuada de estrógeno (y, si es necesario, de progesterona), planteo a mis pacientes el reemplazo de testosterona para prevenir la pérdida de energía y libido. Puede consistir en la aplicación de testosterona tópica a niveles apropiados para una mujer con el fin de alcanzar unos niveles sistémicos de entre 30 y 60 ng/dL. Si necesita un método anticonceptivo, recomiendo encarecidamente el DIU no hormonal o el DIU liberador de progesterona con adición de testosterona, porque las mujeres con insuficiencia ovárica prematura todavía pueden ovular (aunque sea con poca frecuencia). La testosterona es teratógena para el feto y, por tanto, es fundamental utilizar anticonceptivos mientras se sigue la terapia de reemplazo de testosterona. El cuerpo femenino suele tener mucha testosterona hasta la menopausia; si una mujer sufre menopausia prematura, conviene plantearse el reemplazo de esta hormona para conservar la sensación de vitalidad juvenil.

Plan B: Tratamiento de los problemas de la menopausia prematura sin hormonas

Como ya hemos mencionado, la mayoría de las mujeres con menopausia prematura deberían recurrir a la THS a menos que tengan una contraindicación clara, como cáncer de mama positivo en estrógeno, antecedentes de trombosis venosa no provocada, infarto o apoplejía. Es la referencia en cuanto a tratamientos para la menopausia prematura. Incluso la Administración de Alimentos y Medicamentos (FDA)[10] apoya el uso de fórmulas de THS «que mejor imita la producción normal de hormonas ováricas y la continuación de la THS hasta la edad normal de la menopausia natural» en mujeres con insuficiencia ovárica prematura. El objetivo consiste en reducir el riesgo de desarrollar diversos problemas de salud, como disminución de la densidad mineral ósea, deterioro cognitivo, aumento del riesgo de enfermedades cardiovasculares, diabetes de tipo 2 y enfermedades autoinmunes.

Si una mujer con menopausia prematura no puede utilizar THS (o está totalmente en contra), existen otras opciones además de tener que sonreír y soportar los desagradables síntomas de la menopausia. Mi recomendación es que todas las mujeres que pertenezcan a este grupo utilicen un hidratante vaginal todos los días y un lubricante durante el coito por la sencilla razón de que los tejidos vaginales y labiales se vuelven más secos después de la menopausia. Dependiendo de los síntomas menopáusicos que más molestias causen a la mujer con menopausia prematura, estos son otros posibles tratamientos:

- Si tiene falta de libido, problemas de sueño y cambios de humor, puede tomar flibanserina, un medicamento aprobado por la FDA para el trastorno del deseo sexual hipoactivo (incluida la libido baja) en mujeres premenopáusicas, pero que también se utiliza a menudo en mujeres posmenopáusicas. El fármaco aumenta la dopamina en el cerebro, lo que mejora el estado de ánimo, y cuando se toma por la noche puede producir una sensación de relajación que ayuda a dormir mejor.
- Si padece depresión o ansiedad de moderada a grave, podría beneficiarse de tomar un antidepresivo. En dosis bajas ofrecen la ventaja añadida de atenuar los sofocos. Si la ansiedad intensa, más que la depresión, es el síntoma principal relacionado con el estado de ánimo, la sertralina o el escitalopram podrían servir de ayuda. Con todos estos antidepresivos conviene saber si a algún miembro de la familia le ha ido bien alguno en concreto, porque casi siempre existen patrones genéticos en cuanto a la eficacia de los medicamentos psiquiátricos. Por lo demás, encontrar la medicación adecuada es una cuestión de prueba y error.
- Si el insomnio o los trastornos del sueño son su principal motivo de queja, un antidepresivo sedante llamado trazodona podría

ayudar. No es adictivo y se puede tomar cuando se necesite. Insto a las mujeres a evitar las benzodiacepinas, la clonidina y el alprazolam porque son adictivos. Mi opinión es que solo deberían utilizarse en situaciones graves o de emergencia.

- Si padece osteopenia (densidad ósea por debajo de lo normal, pero no lo suficientemente baja para considerarla osteoporosis), puede tomar 35 mg de alendronato sódico una vez por semana. Aunque este fármaco se suele utilizar para tratar la osteoporosis, si tienes osteopenia a los treinta y siete o cuarenta años y no puedes tomar estrógenos, creo que es preciso tratar la pérdida de masa ósea. Esa dosis es mucho más baja que la que se utiliza para la osteoporosis.

INTERVENCIONES EN EL ESTILO DE VIDA

Tanto si utilizas THS como otra medicación, existen importantes intervenciones relacionadas con el estilo de vida que pueden ayudarte a sentirte mejor y a reducir el riesgo de desarrollar problemas de salud a largo plazo después de la menopausia. No hace falta decirlo, pero lo diré de todos modos: evita el tabaco y la exposición al humo ajeno (es decir, no seas fumadora pasiva): es tóxico para casi todos los órganos del cuerpo.

Estos son los cambios en el estilo de vida que recomiendo a las mujeres con menopausia prematura o precoz, dado que presentan mayor riesgo de desarrollar cardiopatías y osteoporosis en particular debido a la pérdida precoz de estrógenos:

Pautas dietéticas

Sigue una dieta mayoritariamente vegetal. En torno al 50 % de las calorías consumidas deberían proceder de hidratos de carbono, con la ingesta adecuada de proteínas (al menos 20 gramos en el desayuno, la comida y la cena) y de calorías (de 1.500 a 2.000 al día según tu nivel de actividad) para mantener un peso saludable y recuperar o mantener la energía y la vitalidad. Este enfoque dietético, que es similar a la dieta mediterránea, también puede reducir de por vida el riesgo de desarrollar cardiopatías, diabetes de tipo 2 y osteoporosis.

Los hidratos de carbono son el macronutriente preferido por el organismo como fuente de energía, y tomar la cantidad suficiente evita que el cuerpo queme proteínas para obtenerla. Así, las proteínas pueden servir como materia prima para crear y reparar células y tejidos del cuerpo, que es para lo que están concebidas.

Una dieta basada en productos de origen vegetal (que incluya frutas, verduras, cereales integrales, legumbres, frutos secos y semillas) también te asegurará una ingesta abundante de fibra. Mucha gente piensa que la fibra dietética es importante para la digestión, sobre todo para evacuar el intestino con regularidad, y es cierto. Pero también ayuda a regular los niveles de azúcar en sangre, nutre a las bacterias beneficiosas del intestino (que envían señales al cerebro que contribuyen a regular el estado de ánimo), y nos mantiene saciados y con energía. El consumo recomendado es de 25 a 30 gramos de fibra al día.

Sustituye las grasas saturadas (presentes en carnes, productos lácteos, mantequilla y aceites tropicales) por grasas insaturadas, como los aceites de oliva y colza, aguacates, frutos secos, semillas y pescados grasos como el salmón. El consumo de cantidades excesivas de grasas saturadas contribuye a obstruir las arterias, lo que puede dificultar el flujo sanguíneo al cerebro, el corazón y las extremidades. En cambio, el consumo de grasas insaturadas saludables puede proteger la salud del corazón y el cerebro y reducir la inflamación, con efectos beneficiosos para todo el cuerpo.

Para mantener tus niveles de energía, trata de consumir alimentos ricos en:

- *Vitaminas del grupo B* (cereales enriquecidos para el desayuno, yogur, pollo, aguacate, semillas de girasol y salmón), que ayu-

dan a tu cuerpo a convertir los alimentos que ingieres en glucosa, que a su vez te aporta energía;

- *magnesio* (almendras, anacardos, cacahuetes, semillas de chía y
  calabaza, edamame, alubias negras, yogur, quinoa y cereales
  enriquecidos para el desayuno), que facilita el flujo sanguíneo a
  los músculos y el cerebro;
- *zinc* (cangrejo, avena, garbanzos, anacardos, yogur y semillas de
  calabaza), necesario para la energía y el metabolismo; y
- *hierro* (presente en cereales enriquecidos para el desayuno y otros
  granos, carne magra, aves, marisco, tofu, legumbres y verduras
  de hoja verde oscura), que también interviene en la producción
  de energía. Cuando llegas a la posmenopausia y dejas de perder
  sangre a través de la menstruación, la necesidad de hierro disminuye y resulta sencillo obtener la cantidad suficiente de los
  alimentos. Para mejorar la absorción del hierro no hemo presente en los alimentos de origen vegetal, acompaña los alimentos ricos en hierro con aquellos que contengan vitamina C.
  Algunas buenas combinaciones serían una ensalada de espinacas con tiras de pimiento rojo, alubias negras con tomate y cereales enriquecidos con fresas.

Para mantener la energía, planifica tres comidas y uno o dos tentempiés al día. Si pasan demasiadas horas entre comidas podrías sufrir debilidad o sentirte decaída o irritable, lo que podría desencadenar
el picoteo impulsivo de dulces, patatas fritas u otros productos accesi-
bles pero poco nutritivos. Planifica tus tentempiés con antelación (lo
ideal es que combinen proteínas y carbohidratos) en porciones de 200
calorías. Aunque no hay nada de malo en el consumo moderado de
cafeína, es un error depender de ella para espabilarse. El exceso puede someter a tu estado de ánimo a una montaña rusa e interferir en
tu descanso nocturno. Limita también el consumo de alcohol (a una
bebida al día) para reducir la frecuencia y la severidad de los sofocos,
y bebe mucha agua a lo largo del día para mantener la energía; incluso un episodio leve de deshidratación puede provocar fatiga.

Este sería el plan de comidas de un día:

DESAYUNO: 1 taza de yogur natural griego o *skyr* con ½ taza de frutos rojos; 1 o 2 tostadas de pan integral con 1 o 2 cucharadas de mantequilla de cacahuete o de almendra.

COMIDA: ensalada preparada con 2 tazas de verduras de hoja verde, tomates cherry, zanahoria, tiras de pimiento rojo o verde, pepino, 115 gramos de atún o salmón en conserva escurrido, ¼ de aguacate, 1 cucharada de aceite de oliva y vinagre balsámico; panecillo de trigo integral de 55 gramos.

CENA: 115 gramos de pollo o pescado a la plancha; 1 taza de arroz integral cocido, cuscús integral o quinoa con 1 o 2 cucharaditas de aceite de oliva; 1 taza y ½ de brócoli, espárragos o coliflor al vapor o al horno.

TENTEMPIÉS: 2 cucharadas de hummus con un puñado de guisantes o zanahoria; ¼ de taza de mezcla casera a base de cerezas secas, albaricoques secos, almendras o nueces.

En cuanto a los suplementos dietéticos, sugiero tomar vitamina D (de 800 a 1.000 UI) al día porque no es fácil obtener la cantidad suficiente solo de los alimentos. Si tu ingesta de calcio a través de los alimentos no llega a los 1.200 mg diarios, considera la posibilidad de tomar un suplemento de calcio (un máximo de 500 mg por toma). Si eres vegana o vegetariana, es muy posible que no obtengas suficiente vitamina B12, que ayuda a transformar los alimentos en energía útil para todas las células del cuerpo. En ese caso, convendría que tomases un suplemento de vitamina B12. Además, si padeces insomnio, te ayudaría tomar de 250 a 500 mg de óxido de magnesio o 5 mg de melatonina una hora antes de acostarte.

Recomendaciones sobre el ejercicio físico

En lo que se refiere a la actividad física, creo que hay que hacer cosas que a una le gusten, ya sea caminar o correr, jugar al tenis o al golf, montar en bicicleta, nadar o bailar, por ejemplo. Dicho esto, es muy importante que las mujeres con menopausia prematura cumplan con estos objetivos de manera regular: realizar ejercicio con el peso del propio cuerpo (para proteger la masa ósea), ejercicio aeróbico (para la salud del corazón y los pulmones) y entrenamiento de fuerza (para aumentar y conservar la masa muscular y la densidad ósea, y para estimular el metabolismo).

Además de proteger tu salud a largo plazo, el ejercicio regular puede ayudarte a mitigar muchos problemas de la menopausia. Por ejemplo, el ejercicio aeróbico o de fuerza puede ayudarte a mejorar tu estado de ánimo, regular la temperatura corporal, sentar las bases para dormir mejor y controlar el peso. Las sesiones regulares de yoga o pilates pueden mejorar la atención y la concentración, calman el sistema nervioso y mejoran la fuerza física, la coordinación y la flexibilidad.

Afortunadamente, varias formas de ejercicio cumplen con más de un objetivo relacionado con el movimiento: por ejemplo, caminar y correr son ejercicios en los que se trabaja con el propio peso y aeróbicos. Además, el entrenamiento a intervalos de alta intensidad (HIIT, por sus siglas en inglés) puede proporcionarte un mayor rendimiento por tu esfuerzo: al alternar los periodos breves de ejercicio intenso con otros de menor intensidad, puedes acelerar tu tasa metabólica y quemar más calorías, estimular el desarrollo de masa muscular y la pérdida de grasa, y reducir la presión arterial, el azúcar en sangre y la frecuencia cardíaca en reposo, entre otras ventajas. ¡Y solo te llevará veinte o treinta minutos! Encontrarás un ejemplo de HIIT con el propio peso en el apéndice, así como una guía para convertir cualquier actividad aeróbica en una sesión de HIIT. Las rutinas de HIIT se pueden realizar en grupo o en solitario, en el gimnasio o en casa (en internet encontrarás muchísimas rutinas).

Mi recomendación para las mujeres con menopausia prematura es de veinte a treinta minutos de ejercicio aeróbico cuatro o más veces por semana, además de entrenamiento de resistencia (ya sea con el peso corporal, mancuernas, bandas elásticas o cualquier otro material) dos o tres veces por semana. No olvides incorporar sesiones de estiramientos en tus rutinas para mantener los músculos flexibles.

PRUEBAS Y MÁS PRUEBAS

Después de la menopausia, todas las mujeres deberían someterse a ciertas pruebas para descartar determinadas enfermedades (como la osteoporosis, la diabetes, la hipertensión arterial y los valores anómalos de colesterol) que pasan a ser más comunes con el final de la edad reproductiva. Además, conviene que las mujeres con menopausia prematura se sometan a pruebas de detección de enfermedades autoinmunes comunes: recomiendo específicamente que se analicen anticuerpos antitiroideos, celiaquía y anemia perniciosa, detectables con un simple análisis de sangre.

El razonamiento es el siguiente: como ya hemos mencionado, se cree que la insuficiencia ovárica prematura es de naturaleza autoinmune, y donde existe una enfermedad autoinmune casi siempre acecha otra. Cuanto antes identifiquemos la presencia de una enfermedad autoinmune, mejor podremos tratarla y mejor se sentirá la mujer afectada.

Mejorar el estado mental

Cuando a una mujer le diagnostican una menopausia precoz o prematura, puede sentir que la biología le ha jugado una mala pasada. Y si tenía intención de formar una familia o ampliarla, el hecho de descubrir que su sistema reproductivo ha dejado de funcionar para siempre puede ser muy decepcionante y llegar a sentirlo como una gran pérdida. En algunos casos, las mujeres con fallo ovárico prematuro pueden sacar adelante un embarazo con técnicas de reproducción asistida (TRA) o donación de óvulos. Si ese es tu objetivo, es importante que te deriven lo antes posible a un endocrinólogo reproductivo y un especialista en infertilidad para valorar la viabilidad de los óvulos que te quedan y sus opciones.

Cuando las mujeres se enfrentan a las secuelas emocionales de la menopausia prematura, suelo recomendar terapia con un trabajador social o un psicólogo para que puedan hablar de lo que han perdido o de lo injusto que les parece llegar a la menopausia tan jóvenes. También existen grupos de apoyo como la Asociación Española para el Estudio de la Menopausia (AEEM). Incluso las redes sociales y buscando *hashtags* como #menopausiaprecoz o #menopausiaprematura, por ejemplo, pueden ayudarte a encontrar grupos de apoyo cerca de ti para comunicarte en persona.

Asegúrate de conectar con grupos de apoyo formados por mujeres que hayan experimentado la menopausia precoz; asistir a un grupo con mujeres que están experimentando la menopausia a una edad normal puede hacer que te sientas más aislada en tu experiencia. Este es de esos casos en los que lo más sensato es ceñirte a tu tipo, es decir, mujeres que experimentan una menopausia prematura o precoz. También existen pódcast sobre la menopausia precoz y prematura, algunos con estupendos consejos para afrontarla; además, escuchar a otras mujeres hablando de sus propias experiencias puede ayudarte a sentir que no estás sola y despertar en ti una sensación de esperanza y conexión con otras mujeres que se encuentran en la misma situación.

DILEMAS SOCIALES

En ocasiones, las mujeres con menopausia prematura se sienten desconectadas de sus iguales en lo social y en lo emocional. Al fin y al cabo, si sus amigas hablan sobre cómo preparar su cuerpo para un embarazo o qué comprar para la canastilla, puede ser difícil sentirse identificada con ellas si está sufriendo unos sofocos intensos o cambios bruscos de humor a causa de la menopausia. En esos casos, podría servir de ayuda intentar conocer a gente o unirse a grupos en los que se comparta un interés común (ya sea un club de lectura o fotografía, un grupo de senderismo o de tenis, o una organización de voluntariado) podría servir de ayuda. También podría asistir a clases de dibujo o pintura, o aprender un nuevo idioma. Pasar tiempo con personas con intereses similares, independientemente de su estado reproductivo, aportará una sensación de comunidad, apoyo y conexión que puede resultar muy gratificante.

Cuando estés preparada, también te ayudará hablar con amigas íntimas y familiares más experimentados que tú sobre lo que te está pasando. Es posible que te sorprendas de que te apoyen y se interesen por ti más de lo que imaginabas. La menopausia ha sido un tema tabú durante demasiado tiempo: ¡es hora de que todas las mujeres se abran al diálogo! No obstante, no te apoyes únicamente en otras personas. También es importante que trabajes por tu propio rescate emocional.

Para ello, convierte el descanso nocturno generoso y de calidad en una prioridad. Si duermes bien, te sentirás y funcionarás mejor (y regularás tus estados de ánimo). Lo mismo ocurre con el ejercicio regular, y si lo practicas con alguien de confianza o en una clase colectiva, esas conexiones evitarán que te sientas aislada.

Para ayudarte a sentirte con energía y optimismo, también te recomiendo las siguientes estrategias:

- *Pon el color de tu parte.* Si tienes la sensación de que determinados colores te animan o te relajan, no es tu imaginación: las investigaciones demuestran que los distintos tonos pueden influir en el estado de ánimo. Por tanto, si quieres darle un empujón a tu energía o animarte, ponte una camisa o un fular rojo o amarillo, o unas gafas de sol con cristales tintados de amarillo. Si lo que buscas es cultivar la calma, contempla algo azul o verde (por ejemplo, admirando el cielo o los árboles mientras das un paseo).

- *Escribe con el corazón.* Tanto si lo haces a mano como en un ordenador, escribir sobre tus experiencias desagradables o las situaciones de tu vida con carga emocional puede ser bueno para tu salud y tu bienestar emocional. Es lo que se conoce como *escritura expresiva*, y una investigación[11] asegura que mejora los síntomas de una serie de enfermedades estresantes, además de reducir la ansiedad y los pensamientos negativos al «descargar» tu mente de preocupaciones. Solo se necesitan quince minutos al día, y no tienes que preocuparte por la ortografía, la puntuación, la gramática y demás convenciones de escritura: ¡no tiene que leerlo nadie!

- *Exponte a la luz del sol.* Dar un paseo al sol a primera hora de la mañana o desayunar junto a una ventana soleada puede ayudarte a empezar el día con energía y agilidad. La luz del sol es básicamente el despertador del cerebro. Del mismo modo, recibir una dosis de luz solar durante el día puede ayudarte a renovar energías. Si eso no es posible, plantéate la posibilidad de comprar una lámpara de luz diurna de uso terapéutico que emita 10.000 lux (la luminosidad que imita la que percibirías en un día soleado). Se ha descubierto que su uso alivia la depresión y el trastorno afectivo estacional.

- *Da las gracias por lo que tienes.* Cuando te centras en lo que agradeces en tu vida, es como encender un interruptor de positividad en el cerebro: en lugar de permitir que el estrés y las tensiones sean los protagonistas, las cosas buenas toman el relevo. Tu estado de ánimo y tu actitud mejoran. Proponte dedicar unos minutos cada noche a anotar de tres a cinco cosas concretas que te han gustado ese día: por ejemplo, un cumplido de un compañero, sentirte fuerte mientras haces ejercicio, ponerte al día por teléfono con una vieja amiga o descubrir flores nuevas en tu jardín. Hazlo a diario y pronto estarás más en sintonía con las cosas buenas de tu vida.

- *Considera la posibilidad de utilizar un escritorio elevable.* Además de ser beneficioso para tu postura (te ayudará a evitar el «cuello tecnológico» y la lumbalgia), se ha descubierto que alternar la posición sentada y de pie en un escritorio puede ayudar a regular el azúcar en sangre y a aumentar la actividad muscular, la oxidación de la grasa y la quema de calorías. Algunas personas también consideran que estar de pie al menos una parte del día aumenta su resistencia y su concentración.

- *Modifica tu respiración.* Probablemente sepas que ciertos patrones de respiración pueden relajarte; pues bien, lo contrario también es cierto. Para aumentar tu energía y mejorar tu estado de alerta, prueba este patrón respiratorio inspirado en el yoga: inhala contando hasta dos y exhala contando hasta dos; inhala contando hasta dos y exhala contando hasta tres; inhala contando hasta dos y exhala contando hasta cuatro; inhala contando hasta dos y exhala contando hasta cinco. Repite el patrón varias veces y regresa a tu patrón de respiración normal. El flujo de oxígeno en sangre habrá mejorado y es probable que te sientas más animada y concentrada.

- *Prepara listas de reproducción motivadoras.* Como cualquier atleta te dirá, la música tiene el poder de animarnos para la competición. Aunque no te dediques al deporte, una investigación[12] ha descubierto que tus canciones favoritas pueden aumentar tus niveles de energía, mejorar tu estado de ánimo y tu concentración y postergar la fatiga física y mental. Por tanto, prepara unas cuantas listas de reproducción con tus canciones favoritas, actuales o antiguas, con distintos fines: estimular el estado de alerta y la concentración, aumentar tu energía y motivación, y ayudarte a relajarte después de una actividad intensa.

- *Pasa tiempo en la naturaleza.* Ya sea dando un paseo por el bosque o un parque, pon tus sentidos para empaparte de las vistas, los sonidos, los olores, los sabores y las sensaciones táctiles. Gracias a una investigación[13] sabemos que, además de las relajantes vistas de la naturaleza, diversas influencias pueden ejercer un efecto beneficioso en la salud y el bienestar: por ejemplo, la inhalación de fitoncidas (compuestos emitidos por las plantas), iones negativos del aire y microbios. De hecho, una serie de estudios de la Universidad de Rochester asegura que pasar veinte minutos al día al aire libre puede aumentar nuestros niveles de vitalidad y energía de manera significativa.[14]

Las mujeres con menopausia prematura pueden personalizar el tratamiento de sus síntomas consultando la lista de consejos del capítulo 12. Ahí encontrarás casi todos los síntomas menopáusicos conocidos junto con enfoques basados en la evidencia que pueden ayudar a aliviarlos. Al personalizar tu plan de tratamiento basándote en tus síntomas más molestos o persistentes, lograrás recuperar el equilibrio físico y emocional y volverás a sentirte tú misma. El objetivo consiste en ayudarte a que te sientas con toda la energía y la juventud propias de tu edad, no como una mujer menopáusica.

Capítulo 6

LA MENOPAUSIA REPENTINA

Jennifer, abogada litigante, afirma que, aunque «siempre supo que la menopausia estaba en el menú», su llegada repentina fue un *shock*. Tenía cuarenta y cinco años y había sido madre cuatro años antes cuando, de repente, se vio acosada por tsunamis de sofocos, palpitaciones cardíacas y trastornos del sueño debido a unos sudores nocturnos que la dejaban empapada. Durante el día se sentía agotada e irritable, y le costaba mucho hacer las cosas.

—Parecía que la ira, la frustración y la vergüenza gobernaban mi vida —me contó en retrospectiva.

Cuando estaba en el juzgado, rompía a sudar «de una manera tan abundante que era imposible de ocultar o controlar». Por las noches llegaba a casa agotada y tenía que esforzarse para no estar gruñona e irritable con su familia. Los fines de semana, cuando quedaba para que su hija jugase con sus amiguitas, se sentía vieja entre las demás madres (algunas volvían a estar embarazadas).

—Me sentía atrapada en un cuerpo que me traicionaba —era su resumen.

Cuando vino a verme, Jennifer había probado varios suplementos de venta libre y hierbas chinas, pero no había conseguido aliviar sus síntomas. No quería terapia hormonal porque le preocupaba el riesgo de cáncer, ya que un par de mujeres de su familia habían tenido cáncer de mama. Aunque algunas formas de terapia hormonal habrían sido opciones seguras para ella, quise respetar sus deseos y la evitamos por completo. Tras repasar minuciosamente su historial clínico, un examen físico y análisis de sangre, descubrimos que su menopausia repentina estaba relacionada con una disminución de la reserva ovárica: los ovarios pierden su capacidad reproductiva antes de lo previsto. En su familia había antecedentes.

Existen otras razones por las que una mujer puede experimentar el tipo de menopausia repentina: entre otras, someterse a quimioterapia o tratamientos de radiación para el cáncer, que pueden causar insuficiencia o disfunción ovárica, o la pérdida quirúrgica de ambos ovarios durante procedimientos relacionados con embarazos ectópicos, endometriosis, extirpación de quistes ováricos o cáncer de ovario. En ocasiones, la aparición de la menopausia repentina se produce cuando la mujer decide extirparse ambos ovarios para reducir el riesgo de cáncer de mama y ovario si tiene las mutaciones genéticas BRCA1 o BRCA2, otras mutaciones de alto riesgo o síndrome de Lynch. En esos casos, el resultado se denomina *menopausia quirúrgica para reducir riesgos*.

Sin embargo, como le ocurrió a Jennifer, la menopausia aparece a veces de manera repentina por razones que nada tienen que ver con una cirugía o tratamientos médicos. En una ocasión traté a una paciente que empezó con la menopausia a los cuarenta y siete años después de un grave accidente de coche. ¡En serio! El estrés físico y emocional del accidente la sumió en un caos hormonal que provocó que sus ovarios dejasen de funcionar.

En cada uno de estos casos, el inicio de la menopausia es abrupto y la mujer no pasa por la perimenopausia, la transición gradual habitual en la que los niveles hormonales fluctúan hasta llegar a la última regla. En su lugar, la menopausia se impone de repente, y la pérdida brusca de hormonas suele provocar síntomas más intensos que los que se producen con una reducción gradual hacia la menopausia natural. En ocasiones, la menopausia repentina también tiene un componente psicológico especialmente intenso, porque las mujeres que la experimentan pueden haber recibido la noticia de que tienen cáncer o un alto riesgo de padecerlo, o se han sometido a un duro tratamiento para combatirlo. Todos esos escenarios pueden ser increíblemente estresantes, tanto en lo físico como en lo emocional. En esos casos, muchas mujeres pueden dudar de sus decisiones sobre el tratamiento o las acciones preventivas, o caer en pensamientos de «¿Y si...?» mientras imaginan resultados negativos. Todo eso puede intensificar la angustia y la preocupación.

En la mayoría de los casos, experimentar una menopausia repentina puede suponer un *shock* para el sistema. Debido a su aparición abrupta e intensa, los síntomas se reciben como una sacudida física y psicológica. Muchas mujeres sienten rechazo hacia su cuerpo. Cuando una mujer experimenta una menopausia repentina, puede sufrir una sorprendente (y rápida) oleada de síntomas como sofocos, sudores nocturnos, cambios de humor, niebla mental, sequedad vaginal y disminución del deseo sexual. De hecho, la pérdida de la libido suele ser más pronunciada después de la menopausia quirúrgica que en caso de menopausia natural.[1] Cualquiera de estos síntomas, o todos ellos, pueden afectar a su calidad de vida, incluido su deseo y funcionalidad sexual debido a la atrofia vaginal. Seamos sinceras: *atrofia vaginal* es un término horrible porque suena a enfermedad, pero en realidad se refiere al hecho de que los tejidos vaginales pierden grosor y se vuelven más secos debido a la pérdida de estrógeno que acompaña a la menopausia. Esto no solo puede hacer que el coito sea doloroso, sino que también puede provocar síntomas molestos en el tracto urinario. Y si una mujer con menopausia repentina se ha sometido a quimioterapia o radiación, o ha tomado otros medicamentos (como inhibidores de la aromatasa o moduladores selectivos de los receptores estrogénicos/SERM, como el tamoxifeno) para tratar su cáncer, esos tratamientos podrían alterar todavía más el nivel de pH de la vagina, lo que intensificaría esos síntomas. ¡Es un doble revés angustioso!

UN NOMBRE COMPLICADO PARA UNA AFECCIÓN COMÚN

El fenómeno denominado *síndrome genitourinario de la menopausia* (SGM para abreviar)[2] alude a los diversos cambios y síntomas que pueden producirse en el tejido vaginal y vulvar, así como en las vías urinarias. El nivel de pH del tejido vaginal aumenta y el propio tejido se vuelve más fino y seco, y menos elástico, lo que puede provocar desgarros y sangrado durante las relaciones sexuales. Además de la pérdida de grosor y la sequedad en la vagina, estos cambios también afectan a los labios y el clítoris, lo que puede hacer que las relaciones sexuales resulten menos placenteras (he tenido pacientes que afirmaban sentirse «completamente insensibles» ahí abajo o con la sensación de que sus labios habían encogido a raíz de una menopausia repentina). Además, el tejido de la uretra y la base de la vejiga también pierde grosor, lo que provoca un aumento de las infecciones del tracto urinario (ITU) o lo que parece una ITU (porque la orina ácida irrita la uretra seca aunque no se dé positivo).

¿Lista para recibir más noticias negativas? A diferencia de los síntomas de la menopausia (como los sofocos), que generalmente mejoran con el tiempo, los síntomas genitourinarios suelen empeorar debido a la falta continuada de estrógenos y otros cambios relacionados con el envejecimiento. La buena noticia es que existen diversas opciones de tratamiento, desde soluciones no hormonales (como lubricantes y humectantes vaginales) hasta tratamientos vaginales con estrógenos y otras terapias con receta (como un medicamento llamado ospemifeno/Osphena, o un inserto vaginal de dosis bajas de dehidroepiandrosterona, o DHEA, como la prasterona). Hay ayuda; es cuestión de saber dónde buscarla. Por suerte, yo lo sé.

Como le ocurre a cualquier mujer que llega a la menopausia, los riesgos de cardiopatías, osteoporosis y deterioro cognitivo empiezan a aumentar debido a la pérdida de estrógeno. De hecho, los cambios en la función cognitiva representan una consecuencia de la menopausia a largo plazo que muchas veces se ignora, sobre todo en el caso de la menopausia quirúrgica que se produce antes de la edad de la menopausia natural. La investigación revela que las mujeres que experimentan menopausia quirúrgica suelen rendir menos en tareas de memoria y presentan una reducción de su función cognitiva, especialmente si la menopausia quirúrgica se produce a edades más tempranas.[3] Recuerda que, dependiendo de la edad a la que se produzca la cirugía, podría darse un solapamiento entre la menopausia precoz, la quirúrgica y la menopausia repentina. Esos riesgos se mitigan cuando se administra reemplazo estrogénico, pero la terapia hormonal puede no ser una opción para todas las mujeres con el tipo de menopausia repentina. Esta es una cuestión que estas mujeres deben analizar con sus médicos, porque implica sopesar los posibles riesgos para la salud (como un ligero aumento del riesgo de cáncer) frente a los problemas relacionados con la calidad de vida.

TOMAR DECISIONES SOBRE EL TRATAMIENTO

Para la menopausia repentina o quirúrgica, cuando el útero y los ovarios se extirpan por motivos no relacionados con el cáncer (como una hemorragia uterina anormal, endometriosis que se extiende a los ovarios, adenomiosis o quistes ováricos recurrentes), la terapia de sustitución de estrógenos por sí sola presenta los mayores beneficios y los menores riesgos. Una dosis baja de estrógenos puede tratar los síntomas relacionados con la menopausia repentina (como los sofocos, los sudores nocturnos/escalofríos, la sequedad vaginal o el dolor durante el coito, la urgencia urinaria, el aumento de las infecciones del tracto urinario, la dificultad para dormir, los cambios de humor y en la libido y la niebla mental) y reducir el riesgo de desarrollar cardiopatías, osteoporosis, demencia, trastornos del suelo pélvico y otras afecciones derivadas de la pérdida de estrógenos. Curiosamente, la Iniciativa para la Salud de la Mujer descubrió que las mujeres que habían pasado por una histerectomía y tomaban estrógenos sin progesterona presentaban un riesgo estadísticamente menor de desarrollar cáncer de mama. La mujer que conserva su útero necesita progesterona para protegerlo de la hiperplasia uterina, el crecimiento excesivo del revestimiento uterino (que aumenta el riesgo de que se desarrollen células precancerosas o cancerosas). En pocas palabras, el riesgo de cáncer o precáncer uterino puede aumentar por los efectos del estrógeno sin oposición (es decir, estrógeno sin progesterona) en las mujeres que conservan el útero intacto.

Si una mujer experimenta una menopausia repentina debido a un cáncer ginecológico o de mama, es preciso analizar de manera personalizada si la terapia hormonal es una opción. No se trata necesariamente de un «no» generalizado. Por ejemplo, en el caso de las mujeres que han sido tratadas quirúrgicamente, con cáncer de endometrio en fase inicial y que han sufrido una menopausia quirúrgica, la Sociedad Norteamericana de la Menopausia sostiene que el uso de terapia hormonal podría ser una opción.[4] En cambio, para las mujeres con cáncer de endometrio más avanzado o de mayor riesgo se recomiendan terapias no hormonales. Y, en general, no se aconseja el uso de terapia hormonal sistémica en mujeres que han padecido cáncer de mama. Por el momento no tenemos suficientes datos sobre los riesgos a largo plazo en mujeres tratadas por cáncer de ovario.

La cuestión es que en este caso tampoco existe una única solución válida para todas. Resulta imperativo abordarlo con un análisis detenido y calculado de los posibles riesgos frente a los beneficios para la salud y el bienestar inmediatos y a largo plazo de cada mujer.

Melanie vino a verme cuando tenía cuarenta y tres años. Cuatro años antes se había sometido a una doble mastectomía porque habían descubierto que tenía una mutación del gen BRCA2, que aumentaba su riesgo de padecer cáncer de mama y ovario. Melanie, que tenía dos hijos (de seis y siete años) y era trabajadora social, se estaba planteando extirparse los ovarios para reducir todavía más el riesgo. Sin embargo, le preocupaba «cambiar un riesgo por otro», ya que aumentaría su riesgo de sufrir cardiopatías y pérdida de masa ósea. Así, hablamos largo y tendido sobre los pros y los contras de la inducción quirúrgica de la menopausia antes de los cuarenta y cinco años.

Al final, como Melanie no había tenido cáncer y le preocupaba el riesgo de sufrir alguna cardiopatía debido a la menopausia precoz, decidió utilizar un parche de estrógenos (para proteger su salud cardíaca y ósea) y un DIU liberador de progesterona (para proteger su útero) implantado durante la operación de extirpación de los ovarios.

Cuando vino a verme después de la operación, me explicó que no perdió el tiempo y empezó a utilizar el parche dos días después de la intervención. Así es: eludió por completo los síntomas de la menopausia gracias a una buena planificación. De hecho, mencionó que se sentía «incluso mejor que antes» porque la toma de decisiones y la cirugía habían terminado. La menopausia había llegado y ella estaba bien. Se sentía muy fuerte y orgullosa de sí misma porque al iniciar un plan de tratamiento antes de que aparecieran los síntomas se había ahorrado el sufrimiento.

PLANES DE TRATAMIENTO DE REFERENCIA PARA EL TIPO DE MENOPAUSIA REPENTINA

A continuación veremos dos planes de tratamiento de referencia para mujeres con el tipo de menopausia repentina. El primer plan se centra en el uso de la terapia hormonal (TH); el segundo aborda el tratamiento de la menopausia quirúrgica o repentina sin hormonas. Sea cual sea el plan que elijas, también encontrarás recomendaciones para introducir algunos cambios en el estilo de vida que resultan adecuadas para todas las mujeres con el tipo de menopausia repentina. Ten en cuenta que si presentas síntomas adicionales que no se alivian con estos enfoques recomendados, puedes elegir entre el amplio menú de soluciones orientadas a los síntomas del capítulo 12 para aliviar lo que todavía te molesta.

Plan A: Uso de terapia hormonal

Para las mujeres con menopausia repentina que deseen recurrir a la terapia hormonal y no tengan contraindicaciones al respecto, recomiendo el uso de estrógeno transdérmico (es decir, la aplicación de un gel de estradiol) en la parte superior del muslo cada mañana después de la ducha o un parche transdérmico para tratar los sofocos y los sudores nocturnos. También es probable que el estrógeno ayude con la sequedad vaginal, la niebla mental y los dolores articulares. El objetivo es que la mujer alcance unos niveles de estrógeno en sangre de entre 40 y 70 pg/mL, aunque podrían ser más altos en las mujeres de menos de cuarenta y cinco años.

Existen dos razones principales por las que prefiero el estrógeno transdérmico para las mujeres con menopausia repentina: muchas de ellas se están recuperando de una cirugía, y se ha demostrado que el estrógeno transdérmico implica un riesgo menor de trombosis venosa en comparación con las formulaciones orales de estrógeno. En segundo lugar, ciertos datos nos indican que el estrógeno transdérmico confiere un riesgo ligeramente menor de cambios mamarios, algo positivo para las mujeres con un riesgo elevado de mutaciones genéticas vinculadas al cáncer de mama.

Si una mujer con menopausia repentina conserva el útero y utiliza estrógenos, debe tomar 100 mg de progesterona oral en forma de progesterona natural micronizada todas las noches a la hora de acostarse. Esa dosis debe ser de 200 mg si utiliza más de 0,5 mg de un gel o un parche de estradiol. La progesterona es necesaria para proteger el útero del crecimiento excesivo del revestimiento y del posible desarrollo de cáncer uterino durante la terapia con estrógenos. Por supuesto, la mujer que ya no tiene útero no necesita progesterona porque no puede contraer cáncer en un órgano que ha sido extirpado.

Como alternativa, el uso de un DIU liberador de progesterona, que se puede llevar puesto durante siete años, ofrece la ventaja añadida de que no es necesario ajustar la dosis de progesterona si la mujer cambia la dosis de estrógeno. Y aún más: si una mujer está pensando en colocarse un DIU, casi siempre puede hacerlo en el momento de la intervención quirúrgica a la que se someta.

Además, recomiendo el uso de prasterona vaginal, una forma de DHEA, en forma de óvulo nocturno (creo que las mujeres cumplen mejor una pauta nocturna que dos veces por semana). Dado que la sequedad y las molestias vaginales pueden suponer todo un reto para las mujeres con menopausia repentina o quirúrgica, nos tomamos muy en serio la protección del tejido vaginal. Una vez en el interior de las células, la prasterona se convierte en estrógenos y andrógenos, que son beneficiosos para el tejido genital en las mujeres que reciben la menopausia inesperadamente. Estas hormonas no viajan por el cuerpo de manera sistémica.

Plan B: Tratamiento de los problemas de la menopausia repentina sin hormonas

En el caso de algunas mujeres con el tipo de menopausia repentina existen contraindicaciones claras respecto al uso de la terapia hormonal sistémica (por ejemplo, si han padecido un cáncer de mama positivo en estrógeno); en otros casos, la situación resulta más ambigua. Y hay mujeres que no quieren recurrir a la terapia hormonal por motivos personales. Por suerte, todas estas mujeres disponen de otros fármacos para tratar los síntomas desagradables de la menopausia. ¡No hay motivo para sufrir en silencio o innecesariamente! Mi recomendación es que todas las mujeres de esta categoría utilicen óvulos de ácido hialurónico no hormonales cada noche para combatir la sequedad vaginal y la irritación. Mis pacientes me comentan que les va muy bien, y los estudios lo corroboran.[5] Los lubricantes sirven para reducir la fricción durante el coito, por lo que no son de uso diario como los humectantes vaginales (pero también pueden ser de gran ayuda).

Dependiendo de los síntomas que más molesten a la mujer con menopausia repentina, estos son otros posibles tratamientos:

- Para tratar los cambios de humor y los sofocos, el escitalopram es un antidepresivo inhibidor selectivo de la recaptación de serotonina (ISRS) que puede atenuar los sofocos. Cuando se toma por la noche, puede ayudar con el estado de ánimo (depresión y ansiedad) y, en ocasiones, con los problemas de sueño. Otras opciones son los antidepresivos citalopram y paroxetina.
- Algunas mujeres con el tipo de menopausia repentina podrían estar tomando tamoxifeno (una terapia hormonal que se utiliza para tratar el cáncer de mama), que interactúa con numerosos ISRS. El escitalopram, la venlafaxina y la desvenlafaxina dan menos problemas que otros fármacos cuando se utilizan junto con tamoxifeno.
- Otra posibilidad si la mujer no toma tamoxifeno es la paroxetina (7,5 mg), que es el único medicamento no hormonal aprobado por la FDA para tratar los sofocos. Se puede utilizar con inhibidores de la aromatasa, un tipo de fármaco para tratar el cáncer de mama en mujeres posmenopáusicas.
- Si una mujer no desea tomar un ISRS (por ejemplo, porque ya los ha probado y no le han ayudado, o porque ha tenido una reacción adversa), puede optar por las siguientes alternativas para aliviar los sofocos: de 100 a 300 mg de gabapentina (un anticonvulsivo que se receta en general para la neuralgia) cada noche, o 5 mg de oxibutinina, que se utiliza para la vejiga hiperactiva, una o dos veces al día. Aunque pueda parecer que estos medicamentos no tienen nada que ver con los síntomas de la menopausia, he visto que funcionan muy bien para reducir la frecuencia o la intensidad de los sofocos.
- En caso de falta de libido, problemas de sueño y cambios de humor, la mujer puede tomar flibanserina, un medicamento

aprobado por la FDA que se dispensa con receta médica para el trastorno del deseo sexual hipoactivo (incluida la libido baja) en mujeres premenopáusicas, pero que también se utiliza a menudo en mujeres posmenopáusicas. El fármaco incrementa la dopamina en el cerebro, lo que mejora el estado de ánimo. Cuando se toma por la noche, puede producir una sensación de relajación que prepara el terreno para dormir mejor.

OTRO TRATAMIENTO PROMETEDOR

El fezolinetant, un nuevo medicamento no hormonal para tratar los sofocos de moderados a intensos, se mostró muy prometedor durante la fase de investigación.[6] Algunos datos sugieren que puede empezar a mejorar los síntomas al cabo de una o dos semanas. El fezolinetant actúa en el hipotálamo, en el cerebro, reduciendo la temperatura corporal y la frecuencia y gravedad de los síntomas vasomotores, incluidos los sofocos, asociados a la menopausia. Como ventaja adicional, parece que el fármaco también ayuda a conciliar el sueño.

Un estudio de doce semanas demostró que el medicamento presenta una eficacia similar a la terapia hormonal. Dado que muchas mujeres que experimentan menopausia repentina no pueden utilizar terapia hormonal, creo que este fármaco será especialmente valioso para ellas.

Como Jennifer, la abogada litigante, no quería tomar terapia hormonal debido a sus temores en torno al cáncer, le receté paroxetina para tratar sus sofocos y sus trastornos del sueño debilitantes. También le aconsejé que se uniera a un grupo de apoyo para mujeres con menopausia. Aprendió técnicas de respiración acompasada para calmar sus sofocos y empezó a realizar rutinas de ejercicio a intervalos de alta intensidad de veinte minutos para dar un empujón a su energía. Con la ayuda de estas estrategias, un complejo de vitamina B, suplementos de vitamina D y un poco de apoyo extra de su marido, Jennifer empezó a sentirse más como siempre en un par de meses.

INTERVENCIONES EN EL ESTILO DE VIDA

Tanto si utilizas TH como si tomas otra medicación, también existen importantes intervenciones relacionadas con el estilo de vida que pueden ayudarte a que te sientas mejor en el presente y a reducir el riesgo de desarrollar problemas de salud a largo plazo después de la menopausia. Se da por sentado que deberías evitar el tabaco y la exposición al humo ajeno (lo que se conoce como *tabaquismo pasivo*), ya que es tóxico para casi todos los órganos del cuerpo. Si fumas, tienes que dejarlo. No hay más.

A continuación indico las modificaciones en el estilo de vida que recomiendo a las mujeres con menopausia repentina. Están diseñadas para ayudar a las mujeres con este tipo de menopausia a recuperar su equilibrio físico y emocional.

Pautas dietéticas

Como punto de partida, sigue un plan de alimentación mayoritariamente vegetal que incluya al menos 20 gramos de proteínas en cada comida y la cantidad adecuada de calorías (de 1.500 a 2.000 al día, dependiendo de tu nivel de actividad). Reparte en tu plato la mitad de frutas y verduras, un cuarto de alimentos ricos en proteínas magras y un cuarto de cereales integrales en cada comida. Además de asegurarte de que tu dieta satisface todas las necesidades básicas de salud de tu cuerpo, conviene elegir alimentos que calmen el choque para el sistema que supone la menopausia repentina y que alivien la inflamación provocada por cirugías u otros posibles tratamientos médicos.

Consume un arcoíris de frutas y verduras de colores (frutos rojos, verduras de hoja verde, zanahorias, pimientos, brócoli, coliflor, uvas y similares), y brindarás a tu cuerpo alimentos ricos en antioxidantes, que poseen propiedades antiinflamatorias y otros beneficios saludables que ayudarán a tu organismo a restablecer el equilibrio. Condimentar tus platos con hierbas y especias con propiedades antiinflamatorias (como la cúrcuma, la canela, el clavo, el orégano, el romero y el jengibre) cumple la doble función de aportar placer a tus papilas gustativas al tiempo que te ayuda a reducir la ingesta de sodio.

El consumo de alimentos ricos en proteínas de origen vegetal y animal en las cantidades adecuadas a lo largo del día aportará a tu cuerpo los aminoácidos esenciales que necesita para reparar los tejidos dañados y desarrollar otros nuevos. Te resultará fácil si incluyes entre 85 y 115 gramos de carne de ave deshuesada o marisco, una taza de tofu, una taza de yogur griego o *skyr*, o tres cuartos de taza de queso *cottage* (tipo requesón) bajo en grasa en cada comida. Consume pescado o marisco al menos dos veces por semana, o toma suplementos de omega-3 y alimentos con ácidos grasos omega-3 añadidos (por ejemplo huevos, leche, bebida de soja o yogur enriquecidos), ya que esos ácidos controlan la inflamación y ayudan a reducir el riesgo de desarrollar cardiopatías, ictus, demencia vascular o deterioro cognitivo a medida que envejecemos.[7] Los pescados de agua fría, como el salmón, las sardinas, la trucha de lago, la caballa, el bacalao negro y el atún, son especialmente ricos en ácidos grasos omega-3. Las nueces, las semillas de chía y lino, el aceite de soja y el de colza también contienen omega-3.[8]

Sustituye las grasas saturadas (presentes en carnes, productos lácteos enteros, mantequilla y aceites tropicales) de tu dieta por grasas insaturadas: por ejemplo, aceite de oliva y de colza, aguacates, frutos secos, semillas y pescados grasos como el salmón. El consumo excesivo de grasas saturadas contribuye a obstruir las arterias, lo que puede dificultar el flujo sanguíneo al cerebro, el corazón y las extremidades; en cambio, las grasas insaturadas saludables protegen la salud del corazón y el cerebro, y reducen la inflamación en todo el organismo.

El estrógeno y otras hormonas sexuales intervienen en la resistencia a la insulina, y el descenso brusco de estrógenos que se produce con la menopausia repentina puede comprometer todavía más la capacidad del cuerpo para hacer frente a grandes cantidades de carbohidratos. Por eso es importante consumir alimentos ricos en fibra, como cereales integrales (por ejemplo, avena, quinoa y arroz integral), verduras, legumbres, frutos secos y semillas, y evitar o limitar los alimentos con azúcares añadidos, incluidos la miel y el jarabe de arce, y la bollería para facilitar la regulación del azúcar en sangre.

Para ayudar a controlar la tormenta repentina que azota a tu cuerpo, trata de consumir alimentos ricos en estos poderosos minerales:

- *magnesio* (presente en almendras, cacahuetes, semillas de chía y calabaza, quinoa, alubias negras, yogur, aguacates y cereales enriquecidos), que ayuda a regular la presión sanguínea, restablecer el equilibrio de líquidos y fomentar una sensación de calma;
- *calcio* (en la leche, yogur, queso, bebida de soja enriquecida y zumo de naranja enriquecido), que ayuda a regular la presión arterial y a equilibrar los fluidos del organismo, además de proteger los huesos;
- *potasio* (en patatas, legumbres, calabaza, yogur, leche, marisco, plátanos y zumo de naranja), que ayuda en la regulación de la presión sanguínea, el equilibrio de fluidos en el cuerpo, las contracciones musculares y las señales nerviosas.

Para reconectar con tu cuerpo y volver a sentirte tú misma, practica la alimentación consciente: se describe como «el arte de estar presente mientras comes»[9] y consiste en poner toda tu atención en tus experiencias alimentarias, y no solo en lo que respecta a los alimentos que eliges, sino también en el acto mismo de comerlos. Se trata de sintonizar en cada momento con la experiencia sensorial de comer, con los sabores, las texturas y los aromas de los alimentos. Y también de comer despacio, saboreándolo todo, atenta a las señales de hambre y saciedad de tu cuerpo mientras comes. La idea es hacerlo sin juzgar lo que comes y sin intentar restringir la cantidad que comes, aunque con la práctica de la alimentación consciente es habitual acabar comiendo lo suficiente, pero no demasiado. Las claves consisten en comer en una mesa sin distracciones (¡nada de multitarea!), masticar muy bien la comida y concentrarse a fondo en el sabor.

Este es un ejemplo del plan de comidas de un día:

DESAYUNO: avena con canela y manzana: calienta en el microondas ½ taza de copos de avena con 1 taza de leche semidesnatada. Añade trocitos de manzana y ¼ o ½ cucharadita de canela molida; 1 huevo cocido o revuelto con 1 cucharadita de aceite de oliva.

COMIDA: rollito de verduras: ¼ taza de hummus untado en una tortilla de trigo integral con pepino en rodajas, tiras de pimiento verde, brotes y 30 gramos de queso Havarti.

CENA: salteado de gambas: 115 gramos de gambas cocidas, 1 taza y ½ de verduras variadas (por ejemplo, ramilletes de brócoli, zanahorias en rodajas y pimiento rojo) sazonadas con salsa de soja baja en sodio. Sirve con 1 taza de arroz integral cocido.

TENTEMPIÉS: 1 taza de piña troceada (escurrida si es de lata, o fresca) mezclada con 1 taza de yogur griego o *skyr* desnatado; ½ taza de queso *cottage* sin sal añadida con 6 galletas saladas de trigo integral.

En cuanto a los suplementos dietéticos, sugiero tomar vitamina D (de 800 a 1.000 UI) al día porque no es fácil obtener la cantidad suficiente solo a través de los alimentos. Si tu ingesta de calcio a través de los alimentos no llega a los 1.200 mg al día, considera la posibilidad de tomar un suplemento de calcio (no más de 500 mg cada vez). Si eres vegana o vegetariana, es posible que te cueste obtener suficiente vitamina B12, que ayuda a transformar los alimentos en energía que todas las células del cuerpo pueden utilizar. En ese caso, convendría tomar un suplemento de B12. Además, un suplemento probiótico[10] (los más comunes incluyen diversas cepas de *Lactobacillus* y *Bifidobacterium*) podría ayudarte a mejorar tu función inmunitaria y conservar tu salud después de someterte a un tratamiento médico intenso.

Si estás tomando medicación para tratar un cáncer o prevenir una recidiva, asegúrate de consultar con tu oncólogo antes de tomar suplementos. Algunos preparados a base de hierbas y vitaminas pueden interactuar o interferir con los fármacos o los tratamientos recetados. Y lo último que deseas es comprometer la eficacia de un tratamiento médico tomando un suplemento.

Recomendaciones sobre el ejercicio físico

En lo que respecta a la actividad física, mis recomendaciones dependen en gran medida de tu estado de salud actual, y eso incluye si has padecido recientemente alguna cirugía o quimioterapia, o si estás tomando otros medicamentos fuertes. Si te has sometido a una operación, es importante que trabajes para recuperar la fuerza, la resistencia y la condición física general poco a poco (en el transcurso de varios meses, no de semanas). Mi sugerencia es que empieces con caminatas y ejercicios funcionales, utilizando el peso de tu propio cuerpo: movimientos como estocadas, sentadillas, flexiones de pared, sentadillas en pared, flexiones en el suelo (las primeras, apoyando las rodillas), planchas y similares. Estos movimientos fortalecerán tu cuerpo y te facilitarán actividades cotidianas como ducharte, secarte el pelo, limpiar, cocinar, etcétera.

Las actividades que conectan mente y cuerpo, como el yoga, el pilates y el taichí, también resultan beneficiosas: mientras fortaleces los músculos y mejoras la flexibilidad, el equilibrio y la coordinación, también ejercitas la mente. En todas estas modalidades, la atención se centra en la concentración, la precisión, la respiración, el ritmo y la fluidez, y todo ello te ayudará a sentirte centrada en tu cuerpo y a relajar el sistema nervioso.

A medida que aumenten tu fuerza y tu resistencia, puedes combinar ejercicios que estimulen tu capacidad aeróbica y fortalezcan tus músculos. Elige actividades de bajo impacto, como ciclismo, natación, aeróbic acuático o una máquina de remo, bicicleta estática o elíptica.

Con estas opciones evitarás que el cuerpo sufra daños mientras haces ejercicio. Si añades a la ecuación el entrenamiento de fuerza (con mancuernas, máquinas o bandas elásticas), desarrollarás y mantendrás la masa muscular y la densidad ósea. También aumentará tu metabolismo, lo que te ayudará a controlar el peso.

Cuando Candace, madre a tiempo completo de dos niños pequeños, acudió a mi consulta, tenía treinta y seis años. Le habían diagnosticado una mutación del gen BRCA1 y recibía tratamiento contra un cáncer de mama positivo en receptores de estrógeno en fase inicial. Como consecuencia de la mastectomía, la quimioterapia y el uso del fármaco de leuprolida para desactivar sus ovarios, había dejado de tener la regla. De todos modos, le recomendaron una extirpación de ovarios para reducir el riesgo de cáncer. Candace, que todavía estaba asimilando todo lo que le había ocurrido a su cuerpo en los tres años anteriores, quería saber cómo se sentiría con la menopausia quirúrgica. Le preocupaba en particular su salud sexual.

Dado su diagnóstico, no le interesaba la terapia hormonal, pero quería ser proactiva con respecto a su salud y su bienestar. Antes de que le extirparan los ovarios, hablamos de la importancia de la salud vaginal. Le expliqué que un estrógeno vaginal podría ser seguro para ella a pesar de su historial médico. Al final se decantó por una DHEA vaginal (prasterona), y comenzó el tratamiento unas semanas después de la operación.

Cuando volvió a verme, diez semanas después de la operación, se sentía floja, lenta, deprimida, débil y cansada. Nos centramos en cambiar su dieta para incluir más proteínas y grasas a fin de mantener estable su nivel de azúcar en sangre y darle un empujón a su energía. También empezó a hacer ejercicio en el sótano de su casa con el sistema Tonal (un sistema de entrenamiento de fuerza progresivo que incluye rutinas en una pantalla). Los domingos contrataba a una canguro para disponer de tiempo sin interrupciones para cocinar y preparar comidas, y así iba más relajada durante la semana. En nuestro último encuentro hablamos de añadir Wellbutrin a su tratamiento porque este antidepresivo podría contribuir a estimular su libido, que estaba de capa caída. Estas medidas la ayudaron a sentirse mejor y con más control de los cambios que estaba experimentando.

Mejorar el estado mental

Como hemos visto, la menopausia repentina puede suponer un enorme impacto para el cuerpo y la mente. Entre la brusquedad de la aparición de los síntomas, su intensidad y la desaparición repentina de los años reproductivos, es posible que acabes tambaleándote, tanto emocional como físicamente. Por eso es importante controlar el desbarajuste comiendo bien, haciendo ejercicio con regularidad, manteniéndose bien hidratada y dando prioridad al sueño abundante y de calidad. Para ayudarte a sentirte más tranquila y equilibrada desde dentro, también recomiendo las siguientes estrategias:

- *Apúntate a un grupo de apoyo.* Si estás experimentando una menopausia repentina porque has recibido tratamiento para un cáncer, o te has sometido a una histerectomía porque presentas un riesgo elevado de padecer cáncer de mama o de ovario debido a antecedentes familiares o a factores genéticos, te sugiero encarecidamente que busques un grupo de apoyo para mujeres en tu situación. A muchas mujeres con menopausia repentina les ayuda relacionarse con otras mujeres en su misma situación. En un grupo de apoyo puedes hablar abiertamente sobre lo que te está pasando y cómo te sientes, y eso puede aportarte cierto alivio y ayudarte a saber que no estás sola. Para empezar a buscar información, consulta las páginas de la Asociación Española contra el Cáncer (<https://www.contraelcancer.es/es>) o la Organización Panamericana de la Salud (<https://www.paho.org/es/temas/cancer>).
- *Practica la autocompasión.* Reconoce que estás pasando por una experiencia difícil y que no te encuentras en tu mejor momento. Sé amable y comprensiva contigo misma y bríndate

el apoyo que le darías a una buena amiga. Valida tus sentimientos, reconfórtate y convéncete de que esta etapa difícil pasará. Si te tratas con la misma consideración y el cuidado que dedicarías a una amiga, te sentirás mejor y serás tu propia aliada.

- *Concéntrate en lo que puedes controlar.* Sí, la conmoción que supone la menopausia repentina para el cuerpo puede parecer inquietante y fuera de tu control, pero hay muchas cosas en tu vida que sí puedes controlar. Concentra tu atención y tus esfuerzos en aquello en lo que puedes influir —la dieta y el ejercicio, tu capacidad de organización, la gestión de tu tiempo y tus hábitos de consumo, y cosas por el estilo— y te sentirás empoderada (y, por supuesto, te sentirás menos agobiada y desanimada por los cambios que *no* puedes controlar).
- *Utiliza las imágenes guiadas.* Cuando te sientas decaída, cierra los ojos e imagina que estás en un lugar hermoso, sereno y seguro en la naturaleza: por ejemplo, un jardín exuberante y colorido, una montaña o la orilla del mar. Utiliza todos tus sentidos para evocar el aspecto, los sonidos, los olores, los sabores y las sensaciones que te producen las imágenes. Dedica unos minutos a experimentar lo reconfortante que te resulta estar ahí. Cuando abras los ojos, intenta mantener esa sensación de paz todo el tiempo que puedas.
- *Escanea tu cuerpo en busca de tensiones.* Tómate un respiro de vez en cuando durante el día y dedica unos minutos a escanear tu cuerpo y evaluar en qué partes hay tensión. A continuación, déjala ir conscientemente. Empieza por la cabeza y ve bajando mientras compruebas la frente, el cuello, la mandíbula, los hombros, la espalda, los brazos y las manos, las piernas y los pies. Observa los puntos de tensión a lo largo del recorrido y déjalos ir relajando los músculos afectados mientras imaginas que empiezas a notarlos pesados y calientes.
- *Sigue a tu respiración.* Siéntate cómodamente en un lugar tranquilo y sin distracciones, y concéntrate en tu respiración. Inha-

la lentamente por la nariz durante tres segundos y exhala por la boca durante otros tres segundos. Continúa con este patrón de tres a cinco minutos. Mientras cuentas y controlas las inhalaciones y las exhalaciones,[11] te relajarás de forma natural y conectarás con tu cuerpo y con el momento presente.

- *Adopta una postura de poder.* No es ningún secreto que la postura de tu cuerpo puede influir en cómo te sientes y funcionas. Según una investigación,[12] cuando las personas adoptan una postura abierta o expansiva que les permite ocupar espacio a su alrededor se sienten más seguras y poderosas que cuando adoptan una postura contraída. Se ha comprobado que esta forma de comportamiento no verbal ayuda a obtener mejores resultados en las entrevistas de trabajo y aumenta la confianza en la propia capacidad de toma de decisiones.[13] Además, adoptar una postura erguida, no encorvada, intensifica las emociones positivas como el optimismo, la energía y la felicidad.[14] En tu vida diaria puedes hacer un buen uso de estos descubrimientos. Adoptar una postura de poder es una forma de encarnar la fuerza, la seguridad en una misma y la influencia. Practícala con frecuencia y empezarás a sentirte así de forma natural.

- *Participa en actos conscientes de amabilidad corporal.* Durante la menopausia repentina es importante recordar que tu cuerpo es esencialmente tu hogar. Es donde vives, es tu vehículo para moverte por el mundo y es lo que te permite abrazar a tus seres queridos o acurrucarte con ellos, entre muchas otras cosas. Por tanto, dedícate a cuidarlo y trátalo con cariño siempre que puedas. ¿Cómo? Descansando cuando estés cansada, haciendo unos estiramientos cuando estés tensa, aplicándote una loción calmante cuando tengas la piel seca, usando un acondicionador intensivo para tu pelo sin vida y dedicándote palabras bonitas cuando te mires en el espejo. Estos pequeños «regalos» te ayudarán a aceptar tu cuerpo tal y como es ahora, y a sentirte orgullosa de él.

Además de tomar estas medidas, las mujeres con menopausia repentina pueden personalizar el tratamiento de sus síntomas consultando la lista de consejos del capítulo 12. Ahí encontrarás casi todos los síntomas menopáusicos conocidos junto con enfoques basados en la evidencia que pueden ayudar a aliviarlos. Al personalizar tu plan de tratamiento basándote en tus síntomas más molestos lograrás recuperar tu equilibrio físico y emocional. En última instancia, el objetivo consiste en ayudarte a transitar por este capítulo de tu vida de la forma más estable y cómoda posible. Puedes lograrlo, te lo prometo.

Capítulo 7
LA MENOPAUSIA DESBOCADA

Hace unos años acudió a mi consulta Kathryn, madre de cuatro hijos y ejecutiva de relaciones públicas de cincuenta y dos años. Llegó con la queja de que se sentía como si su cuerpo hubiese iniciado una rebelión a gran escala cuando dejó de tener la regla, dieciocho meses atrás. No solo sufría sofocos frecuentes y sudores nocturnos, sino también trastornos del sueño, una caída del cabello considerable y fatiga intensa, y su libido había desaparecido. Kathryn tomaba una o dos copas de vino por la noche acompañadas de somníferos en un intento de automedicarse para dormir, pero no le estaba funcionando. Casi todos los días se levantaba cansada y con la sensación de niebla mental. Estaba en tratamiento por hipertensión, y aunque le interesaba probar algún preparado a base de hierbas para aliviar sus síntomas, le preocupaba (con razón) que fuese incompatible con el medicamento para la hipertensión que le habían recetado.

Durante nuestra primera cita hablamos de sus prioridades para aliviar sus múltiples síntomas. En general, a las mujeres con el tipo de menopausia desbocada como el de Kathryn les pido que escriban un diario para llevar un seguimiento de sus síntomas más molestos. Sin embargo, Kathryn tenía tan claro en qué quería centrarse que pasamos a la acción de inmediato. Decidimos dejar sus problemas de libido en un segundo plano para centrarnos en ayudarla a sentirse mejor de día y por la noche. Para ayudarla a aliviar rápidamente los síntomas vasomotores, como los sofocos y los sudores nocturnos (relacionados con la dilatación o la contracción de los vasos sanguíneos), le receté un parche de estrógenos en dosis baja (empezó a utilizarlo aquella misma tarde) y una cápsula de progesterona por la noche.

Para mejorar la regulación de la temperatura corporal y la presión arterial, la insté a caminar a paso ligero o hacer yoga todos los días, a dejar el alcohol y los somníferos, y a seguir un horario regular de sueño y vigilia. Empezó a tomar suplementos de biotina para mejorar la salud de su cabello (y evitar la caída), así como hierro y zinc para aumentar su energía. Semana tras semana, empezó a sentirse más animada y equilibrada. Cuando volvimos a vernos, ocho semanas después, parecía renovada, le brillaban los ojos y se la veía mucho más animada.

Como Kathryn descubrió, las mujeres con el tipo de menopausia desbocada experimentan unos síntomas terribles desde casi todos los ángulos imaginables: sofocos, sudores nocturnos, trastornos del sueño, disfunción sexual, aumento de peso, caída del cabello, cambios en la piel y dolor en las articulaciones, entre muchos otros. Esta desagradable colección de síntomas casi siempre surge de una menopausia natural, no quirúrgica, pero eso no sirve de consuelo, porque puede ser absolutamente abrumadora y, en algunos casos, muy debilitante. Para muchas de estas mujeres, la aparición de los síntomas resulta muy duro. Se sienten como si las hubiese atropellado un camión. Tienen la sensación de que su vida se descontrola porque los síntomas son muy intensos y se sienten fatal. Algunas han llegado a decirme cosas como «¡Ya no me siento yo misma!», «Es como si estuviese viviendo una experiencia extracorpórea, ¡y de las malas!» o «Si esta es mi nueva normalidad, ¡arriesgaré lo que sea para sentirme mejor!».

¿Por qué algunas mujeres experimentan el tipo de menopausia desbocada y otras no? No tenemos una respuesta precisa, pero existen varias teorías: una de ellas afirma que la caída de los niveles de estrógenos que se produce durante la menopausia provoca que el termostato del cuerpo (el hipotálamo, que se encuentra en el cerebro) se vuelva más sensible a los cambios ligeros en la temperatura corporal,[1] y eso puede desencadenar un sofoco. Las mujeres con el tipo de menopausia desbocada podrían tener un termostato tan sensible que el mero hecho de que alguien les eche el aliento (o se siente a su lado) les provocaría un sofoco. Otra teoría habla de una predisposición genética a desarrollar una zona termorreguladora todavía más limitada durante la menopausia, lo que podría provocar más sofocos y sudores nocturnos. En lo que respecta a los cambios de humor acusados durante la menopausia, sabemos que las mujeres que tuvieron depresión posparto o un síndrome premenstrual severo son más propensas a experimentar trastornos del estado de ánimo en la perimenopausia y después de la menopausia (en el capítulo 8 encontrarás más información al respecto).

Como le ocurre a cualquier mujer que entra en la menopausia, los riesgos de cardiopatías, osteoporosis y deterioro cognitivo comienzan a aumentar con el tipo desbocado debido a la pérdida de estrógenos. En el periodo de tiempo más inmediato, los problemas relacionados con la calidad de vida cobran protagonismo porque la mujer que experimenta este tipo de menopausia puede llegar a sentir que su cuerpo se amotina en toda regla y que se vuelve loca por la frustración. Es posible que le cueste concentrarse, funcionar o cumplir con sus responsabilidades habituales. La intensidad y la diversidad de estos síntomas pueden afectar a su estado de ánimo y aumentar el riesgo de depresión. Los síntomas intensos también pueden ejercer un efecto negativo en sus amistades y en sus relaciones íntimas, ya que podría presentar tendencia a aislarse. Se trata de una experiencia difícil en todos los frentes.

En muchas ocasiones se pasa por alto el hecho de que estos síntomas intensos pueden comprometer la productividad y el rendimiento laboral de la mujer. Lo cierto es que existen datos[2] que sugieren que las mujeres con síntomas menopáusicos sin tratar dejan de trabajar y se jubilan antes que las mujeres cuyos síntomas se tratan o no les dan problemas. Tracy, contable de cincuenta y cuatro años en una prestigiosa empresa internacional, tenía tanta falta de sueño debido a sus incesantes sudores nocturnos que padecía una niebla mental extrema, dificultad para concentrarse y depresión. Sus síntomas eran tan serios y tenía tanto miedo de cometer un error garrafal que podría costar millones de dólares a su empresa que decidió presentar su dimisión antes de venir a verme (alerta de *spoiler*: a los tres meses de tomar TH, sus síntomas se suavizaron de manera significativa y volvió a trabajar en un puesto menos estresante).

Es muy importante identificar el tipo de menopausia desbocada; de lo contrario, las mujeres que la padecen pueden acudir a diferentes médicos con la esperanza de que al menos uno de ellos identifique la *misteriosa* causa de lo que las hace sentir tan mal. En muchos casos, las mujeres empiezan por su médico de cabecera o su ginecólogo, que podría derivarlas a un psiquiatra, un médico del sueño, un endocrinólogo y, tal vez, un reumatólogo. Si las afectadas van pasando de un médico a otro para tratar sus diversos síntomas, los costes sanitarios y la frustración pueden aumentar de manera significativa en su complicada búsqueda de un alivio que parece esquivo. Cuando la mujer se da cuenta de que todos sus síntomas podrían tener el mismo origen (la menopausia), puede emprender el camino en la dirección correcta para aliviar sus síntomas.

Si este tipo de menopausia tiene un lado bueno, es que casi siempre resulta más fácil de tratar que algunos de los otros tipos: del mismo modo que se produce un *crescendo* completo de síntomas intensos, también se consigue un *decrescendo* con el tratamiento adecuado. De hecho, los síntomas que aparecen tan de repente con el tipo de menopausia desbocada se resuelven casi siempre con la misma rapidez gracias a las intervenciones adecuadas. Por tanto, existen numerosos motivos para la esperanza... e inspiración para elaborar un plan de tratamiento que te funcione.

TOMAR DECISIONES SOBRE EL TRATAMIENTO

He descubierto que lo más sensato para las mujeres con el tipo de menopausia desbocada consiste en tratar primero los síntomas más severos, que en este caso suelen ser los sofocos y los sudores nocturnos. Las mujeres con este tipo de menopausia también informan de problemas cognitivos, niebla mental, fatiga, libido baja y otros síntomas, pero tratar primero los síntomas vasomotores nos da una ventaja significativa para abordar después los demás. Si tratamos primero sus problemas de (falta de) libido y padece sofocos intensos que le impiden dormir bien, será muy poco probable que su libido se recupere si se siente agotada y nerviosa. Por tanto, es importante dar prioridad al síntoma más severo (o perturbador) o que provoca más molestias, y cuando la mujer disfrute de cierto alivio, podremos abordar el resto de los problemas.

La terapia hormonal (TH) — estrógeno y progesterona si tienes el útero intacto — es el tratamiento más eficaz para los síntomas vasomotores de moderados a severos, como los sofocos y los sudores nocturnos. La mayoría de los expertos en menopausia coinciden, igual que la Sociedad Norteamericana de la Menopausia (NAMS) y la Sociedad Internacional de la Menopausia (IMS, por sus siglas en inglés), en que conviene considerar la terapia hormonal para las mujeres con síntomas vasomotores intensos que no presenten contraindicaciones (como antecedentes de cáncer de mama positivo en estrógenos, una trombosis venosa no provocada, un infarto o un ictus). La razón es sencilla: en el caso de los síntomas vasomotores intensos, los beneficios de la TH superan a los riesgos en la mayoría de las mujeres sanas menores de sesenta años o que inician la terapia dentro de los diez años posteriores a su última regla.[3]

Aun así, es importante analizar detenidamente esta decisión y sopesar los riesgos y los beneficios de tratar esos síntomas con TH, así como los riesgos potenciales de *no* tratarlos. Para muchas mujeres, los síntomas de la menopausia duran entre cinco y siete años, por lo que tendrás que plantearte cómo será vivir con esos síntomas intensos de la menopausia desbocada durante tanto tiempo si decides *no* tratarlos. Las repercusiones podrían incluir la pérdida de una gran cantidad de sueño o un descanso de mala calidad; cualquiera de los dos puede provocar hipertensión, mala regulación del azúcar en sangre, aumento del apetito y de peso, estado de ánimo decaído y problemas de concentración. ¡Y esta lista de consecuencias desafortunadas obedece únicamente a no dormir lo suficiente! Si optas por no tratarte, también podrías acabar padeciendo falta de libido, sequedad y malestar vaginal, niebla mental y otros cambios no deseados en tu calidad de vida.

No me malinterpretes: no estoy sugiriendo que la única manera de tratar los síntomas de la menopausia desbocada sea la TH. No es el caso. Sin embargo, es probable que la TH ejerza el mayor impacto en lo que a alivio se refiere. Es como una ventanilla única para aliviar varios síntomas menopáusicos. Y hay algo de lo que muchas mujeres no se dan cuenta: cuando se trata de TH, no es una cuestión de todo o nada. Muchas de mis pacientes optan por utilizar la TH durante uno o dos años como ayuda para superar la etapa más difícil de la menopausia y después la dejan.

Si una mujer quiere probar la TH para aliviar sus síntomas desbocados, tengo en cuenta su historial médico y sus preferencias personales a la hora de decidir entre fórmulas orales o transdérmicas. En el caso de las mujeres con antecedentes de hipertensión, diabetes, migrañas, colesterol alto o arritmias cardíacas, optaría por un sistema de administración transdérmico (parche o gel). Dado que la administración transdérmica no se descompone en el hígado (como sí ocurre con la formulación oral), existe menos riesgo de interacciones con otros medicamentos y de desarrollar trombosis venosa en comparación con la forma oral. Si una mujer no tiene ningún problema de salud subyacente y no toma medicación regular, puede elegir entre la TH oral o las fórmulas transdérmicas según sus preferencias personales (por ejemplo, las enfermeras que trabajan en el turno de noche suelen preferir el parche semanal porque su aplicación y su seguimiento son sencillos).

Erin, una auxiliar médica en cirugía ortopédica de cuarenta y nueve años, padecía hasta treinta sofocos severos al día y sudores nocturnos abundantes que perturbaban su sueño. También estaba experimentando cambios cognitivos que la hacían sentir que no estaba al cien por cien cuando hablaba con los pacientes. Lo peor era que la intensidad de su menopausia desbocada hacía que los sofocos le empañaran las gafas durante las cirugías, lo que le impedía ver bien y ejercer su trabajo de manera segura (sí, sí..., ¡uf!). Había probado casi todos los productos de venta libre, pero con ninguno de ellos había conseguido un alivio que durase más de una semana.

Después de repasar sus opciones, Erin decidió probar la terapia hormonal. Sumada a la reducción del consumo de cafeína y otros estimulantes, y a la práctica de ejercicio ligero (como yoga o pasear al perro) por las tardes, sus síntomas mejoraron considerablemente en dos meses. Cuando volvió a verme, me explicó que se sentía como si hubiese recuperado su vida: habían desaparecido los sofocos intensos durante las operaciones y los sudores nocturnos que la mantenían despierta en plena noche. De nuevo se sentía segura de sí misma, despierta y lúcida, lo que supuso un gran alivio físico y mental.

Para las mujeres que no pueden o no quieren tomar terapia hormonal, existen otros fármacos que pueden contribuir a aliviar algunos síntomas de la menopausia desbocada. Los antidepresivos del grupo de los inhibidores selectivos de la recaptación de serotonina (ISRS) y de los inhibidores de la recaptación de serotonina y norepinefrina (IRSN) a dosis bajas son eficaces para reducir los sofocos y mejorar el sueño debido al aumento de serotonina en el cerebro (¡no, no es que los médicos piensen que estás deprimida!). De hecho, una investigación[4] reveló que las mujeres que tomaron una dosis baja de venlafaxina, un IRSN, para tratar los sofocos y los sudores nocturnos vinculados a la menopausia experimentaron una reducción significativa de sus síntomas vasomotores al cabo de ocho semanas, aunque las que tomaron estradiol en dosis bajas obtuvieron un beneficio ligeramente mayor. Otros medicamentos que pueden ayudar con los sofocos y que se utilizan al margen de lo indicado son la gabapentina (un anticonvulsivo utilizado para tratar las neuralgias), la oxibutinina (indicada principalmente para la vejiga hiperactiva) y la clonidina (que se utiliza para tratar la hipertensión). Cuando se trata de buscar un tratamiento no hormonal, intento comprobar si la paciente tiene algún otro problema médico que nos ayude a la elegir la mejor opción. Por ejemplo, si una mujer no quiere utilizar TH y experimenta un aumento de la necesidad de orinar, junto con sofocos o sudores nocturnos intensos, la oxibutinina sería la opción más razonable.

PLANES DE TRATAMIENTO DE REFERENCIA PARA EL TIPO DE MENOPAUSIA DESBOCADA

A continuación veremos dos planes de tratamiento de referencia para mujeres con el tipo de menopausia desbocada. El primer plan se centra en el uso de la terapia hormonal (TH); el segundo aborda el tratamiento de los síntomas sin hormonas. Sea cual sea el plan que elijas, también encontrarás recomendaciones para introducir algunos cambios en el estilo de vida que resultan válidas para todas las mujeres con este tipo de menopausia. Ten en cuenta que si presentas síntomas adicionales que no se alivian con estas intervenciones recomendadas, puedes elegir entre la amplia lista de soluciones orientadas a los síntomas del capítulo 12 para aliviar lo que todavía te molesta. El objetivo consiste en satisfacer tus necesidades y lograr que este plan te funcione.

Plan A: Uso de terapia hormonal

Existen varias opciones para las mujeres con menopausia desbocada que deseen recurrir a la terapia hormonal y no presenten contraindicaciones al respecto. En cuanto a la TH oral, disponemos de estrógeno oral (0,5 mg dos veces al día para mantener muy estables los niveles en sangre) junto con progesterona natural micronizada oral antes de acostarse. Algunas mujeres pueden tomar una pastilla de estradiol y noretindrona (una forma de progesterona parecida a la minipíldora) por la noche si prefieren una sola toma al día. Si una mujer desea utilizar TH transdérmica, podría optar por un parche semanal (o dos veces por semana) de 0,05 mg o un gel de estradiol de 0,5 mg por la mañana (si los síntomas son peores durante el día) o por la noche (si los síntomas empeoran de noche) y 100 mg de progesterona oral por la noche. El objetivo es que la mujer alcance unos niveles de estrógenos en sangre de entre 40 y 70 pg/mL, ya sea con estrógenos orales, el parche o el gel. He observado que, por suerte, las mujeres con el tipo de menopausia desbocada tienden a mejorar bastante rápido incluso con dosis bajas de estrógeno.

Un DIU liberador de progesterona también es una opción para el reemplazo de esta hormona, pero la mayoría de las mujeres con el tipo de menopausia desbocada buscan alivio inmediato y no quieren esperar a programar una cita para colocarse un DIU. Recuerda que la progesterona es necesaria para proteger al útero del crecimiento excesivo del revestimiento y, posiblemente, del desarrollo de cáncer de útero mientras se toma la terapia de estrógeno. Sin embargo, las mujeres que ya no tienen útero no necesitan progesterona. Algunas mujeres optan por iniciar la TH solo con progesterona, que puede ser muy útil para mejorar el sueño y presenta cierta eficacia en la reducción de los sofocos (pero no tanto como el uso de estrógenos). Aunque todo esto puede resultar un poco confuso, es importante tener en cuenta que se puede tomar progesterona sin estrógeno, y que también existe la posibilidad de tomar progesterona aunque no tengas útero. Aun así, se trata de un enfoque que puede ayudar a las mujeres a empezar a sentirse mejor mientras se piensan si utilizan terapia con estrógenos o si presentan alguna contraindicación. Si utilizan TH, convoco a mis pacientes con el tipo de menopausia desbocada en ocho o diez semanas para ajustar las dosis según sea necesario.

El tipo de menopausia desbocada suele ir acompañado de una sequedad vaginal severa, de modo que en la primera visita casi siempre añado al plan un estrógeno vaginal local o tópico. En torno al 40 % o 50 % de las mujeres que utilizan TH sistémica también necesitarán estrógeno vaginal porque este tejido sensible requiere la mayor atención en este momento de la vida. Las cremas son muy eficaces, pero resultan engorrosas. Los anillos vaginales (hay algunos que se pueden llevar hasta noventa días) pueden ser muy cómodos para el tratamiento de los sofocos. Con este método, los síntomas genitourinarios pueden mejorar en unas diez o doce semanas. En algunos casos se puede dejar el estrógeno vaginal local o tópico porque la forma sistémica de TH ya hace el trabajo, pero en torno al 50 % de las mujeres necesitarán ambos.

Como complemento, el reemplazo de testosterona puede ser una opción para tratar la falta de libido, pero en el caso de las pacientes con el tipo de menopausia desbocada siempre empiezo con estrógeno y progesterona (si tienen útero) o solo estrógeno (si no lo tienen). En general, la terapia con estrógenos, incluso sin testosterona, puede ayudar a las mujeres con falta de libido. Además, debemos dar prioridad al bienestar general antes de ocuparnos de la salud sexual. Al fin y al cabo, ¡ninguna mujer desea tener sexo si no duerme bien y se pasa el día sudando!

Plan B: Tratamiento del tipo de menopausia desbocada sin hormonas

En el caso de las mujeres con el tipo de menopausia desbocada que no pueden utilizar la terapia hormonal sistémica porque presentan contraindicaciones claras, o que simplemente no quieren utilizar terapia hormonal por razones personales, existen otros fármacos para tratar sus síntomas menopáusicos profundamente perturbadores.

Dependiendo de los síntomas que más molesten a la mujer con este tipo de menopausia, estos son otros posibles tratamientos:

- Para tratar los sofocos se pueden utilizar antidepresivos de los grupos de los inhibidores selectivos de la recaptación de serotonina (ISRS) y de la recaptación de serotonina y norepinefrina (IRSN) en dosis bajas. En particular, una investigación[5] ha demostrado que la paroxetina, el escitalopram, el citalopram, la desvenlafaxina y la venlafaxina pueden mejorar la frecuencia y la intensidad de los sofocos. Además, la paroxetina es el único fármaco no hormonal aprobado por la FDA específicamente para tratar los sofocos. Si una mujer no quiere tomar un antidepresivo, las alternativas para aliviar los sofocos incluyen la gabapentina (un fármaco anticonvulsivo para combatir las neuralgias) y la oxibutinina (que se utiliza para la vejiga hiperactiva).

- Si el insomnio u otros trastornos del sueño suponen un problema, la trazodona (un antidepresivo y sedante de venta con receta) a la hora de acostarse puede servir de ayuda. Lo mismo ocurre con la mirtazapina, un antidepresivo que puede ayudar a conciliar el sueño. Una dosis nocturna de progesterona puede allanar el camino para un sueño más reparador (si la mujer está dispuesta a utilizar progesterona sin estrógenos).

- Para aliviar la irritabilidad, el aumento de peso y la fatiga, el antidepresivo bupropión puede ser una buena opción. El bupropión aumenta los niveles del neurotransmisor dopamina, que ejerce un ligero efecto estimulante, y así ayuda a mejorar la fatiga y el estado de ánimo. También se ha descubierto que reduce los antojos de carbohidratos, motivo por el que se pierde algo de peso (normalmente entre 2 y 4,5 kilos) cuando se toma. Nota: este antidepresivo *no* ayuda con los sofocos; en algunos casos, incluso los empeora.

- Si la libido baja persiste después de tratar los síntomas más molestos, la mujer afectada puede tomar flibanserina, un fármaco oral aprobado por la FDA y disponible con receta para el trastorno del deseo sexual hipoactivo (incluida la falta de libido) en mujeres premenopáusicas, aunque también se utiliza a menudo en mujeres posmenopáusicas. Este fármaco aumenta la dopamina en el cerebro, lo que mejora el estado de ánimo. Cuando se toma por la noche, puede producir una sensación de relajación que prepara el terreno para dormir mejor. Como alternativa, puede utilizar el fármaco inyectable bremelanotida cuando lo necesite. Está disponible con receta médica y fue aprobado por la FDA[6] en 2019 para tratar el trastorno del deseo sexual hipoactivo (incluida la libido baja) en mujeres premenopáusicas, aunque también sirve para las mujeres posmenopáusicas.

Cuando vino a verme Carly, de cuarenta y nueve años, con síntomas de menopausia desbocada, me contó que sus sofocos la despertaban cada hora durante toda la noche. Estaba agotada, incómoda e irritable, y le costaba mucho hacer las cosas. Dependía de la cafeína para mantenerse despierta en su trabajo como asistente administrativa. Cuando llegaba a casa estaba demasiado cansada para hacer ejercicio, de modo que acabó aparcando la rutina que había tenido hasta entonces.

Carly no quería utilizar terapia hormonal porque su hermana había sufrido trombosis venosa y un ictus. Había probado a tomar cimicífuga y aceite de CBD por la noche, y le funcionó durante unos seis meses, pero después regresaron los sofocos nocturnos con la fuerza de todos los mares. Nuestro primer paso consistió en abordar sus problemas para dormir, y para ello empezamos asegurándonos de que el dormitorio de Carly estuviese fresco (es decir, por debajo de 18,5 grados) y muy oscuro. Carly empezó a tomar 250 mg de magnesio antes de acostarse, pero no le ayudó. A continuación probamos con trazodona, que le ayudaba a dormir, pero la dejaba muy aturdida por la mañana (algo habitual entre algunas mujeres). Como sus síntomas nocturnos seguían siendo tan molestos, decidimos probar con 100 mg de progesterona antes de acostarse. Supuso un cambio radical para Carly. Aunque todavía se despertaba una vez en plena noche, supuso una mejora significativa (antes se despertaba cada hora); además, no le costaba nada volver a dormirse. También utilizó una aplicación de ruido blanco para tapar los sonidos no deseados de la calle, y para reducir su necesidad de ir al baño por la noche dejó de tomar líquidos en torno a las siete de la tarde.

Poco después de empezar a dormir toda la noche de un tirón, Carly recuperó la energía y la capacidad de afrontar lo que se le presentara. Y un extra: la ropa le favorecía más porque había perdido dos kilos a raíz de dormir mejor y de seguir una dieta más rica en productos vegetales. Y como su estado de ánimo dio un giro significativo a mejor, se dio cuenta de que ya no se sentía irritada con sus compañeros y que había recuperado la concentración y la satisfacción en su trabajo. Aquella Carly 2.0 suponía una enorme mejora.

INTERVENCIONES EN EL ESTILO DE VIDA

Pautas dietéticas

Aunque no existe un plan de alimentación que alivie los síntomas por arte de magia, puedes tomar algunas medidas dietéticas para contribuir a mitigar el caos en tu cuerpo y tu mente. El primer paso consiste en reducir el consumo de carbohidratos muy refinados, como patatas fritas, galletas y dulces. Además de ayudar a regular el azúcar en sangre, el hecho de eliminar los carbohidratos ricos en almidones y bajos en nutrientes te ayudará a conseguir y mantener un peso saludable, algo que también podría reducir los sofocos. Segundo paso: haz hincapié en planificar tus comidas diarias y asegúrate de que incluyan una cantidad adecuada de proteínas de origen vegetal y animal, así como fibra de cereales integrales, frutas, verduras, legumbres, frutos secos y semillas. La ingesta de estos nutrientes te ayudará a mantenerte saciada durante más tiempo y a reducir los antojos de carbohidratos refinados y azúcares añadidos. Un beneficio extra: la digestión de las proteínas requiere más energía (es decir, se queman más calorías), lo que podría suponer una ligera ventaja a la hora de controlar el peso.

Ten en cuenta que la cafeína y el alcohol (sobre todo el vino tinto) pueden provocar sofocos en algunas mujeres, y tú podrías ser una de ellas. Además, cualquiera de estas sustancias podría impedir que disfrutes del sueño profundo que necesitas. Por tanto, si consumes cafeína y alcohol, hazlo con moderación. No tomes cafeína después de primera hora de la tarde. Y sáltate la copa de la noche: aunque una copa de vino o de brandi antes de acostarte podría ayudarte a conciliar el sueño, los efectos sedantes del alcohol desaparecerán cuando te duermas y te dejarán expuesta a las interrupciones del sueño, sobre todo durante la segunda mitad de la noche.[7] Si te apetece una bebida que te ayude a conciliar y mantener el sueño, tómate una infusión caliente de manzanilla, pasiflora o raíz de valeriana.

Veamos algunos nutrientes específicos que podrían ayudarte con los síntomas de la menopausia desbocada:

- *Isoflavonas de soja*: Aunque tienen propiedades similares a las del estrógeno (pero más débiles que el estrógeno que fabrica el cuerpo), el consumo de isoflavonas puede ayudar a calmar los sofocos en algunas mujeres. De hecho, una investigación[8] revela que el consumo de isoflavonas de soja (que se componen principalmente de genisteína y daidzeína) puede reducir los sofocos menopáusicos en un 25 %. En este campo, según mi opinión, toda ayuda es bienvenida. Por tanto, plantéate la posibilidad de añadir más alimentos de soja poco procesados o crudos (como tofu, miso, edamame y tempeh) a tus comidas y tentempiés.

- *Triptófano y melatonina*: Sin duda sabes que la hormona melatonina desempeña un papel crucial en el sueño. Además, puede influir en el estado de ánimo y otras funciones corporales. Existe otro dato que tal vez desconozcas: el aminoácido triptófano interviene en la producción de melatonina y serotonina, una sustancia química cerebral que interviene en el estado de ánimo. El triptófano es un aminoácido esencial, lo que significa que el cuerpo no lo produce y, por tanto, debemos obtenerlo de alimentos como la leche, el atún, el pavo, el pollo, el pescado, la avena, los frutos secos y las semillas. La melatonina también se encuentra en la leche, la avena y los frutos secos (especialmente los pistachos), así como en las guindas, las uvas, los huevos, el kiwi, las fresas, los pimientos y las setas.[9] La vitamina B6 también es importante para la producción de melatonina, y algunas buenas fuentes alimentarias son los garbanzos, el atún, el salmón, el pollo, los cereales enriquecidos y los plátanos.[10] Si te gusta tomar un tentempié por la noche, combina alimentos ricos en fibra, proteínas y nutrientes que potencien la melatonina: por ejemplo, media taza de guindas mezcladas con media taza de yogur griego o islandés, o un cuarto de taza de cereales integrales con dos cucharadas de pasas y dos cucharadas de pistachos.

Veamos un ejemplo del plan de comidas de un día:

DESAYUNO: 2 huevos revueltos en 1 cucharadita de aceite de oliva, panecillo integral de 55 gramos, 1 taza de fresas troceadas.

COMIDA: sándwich de atún y aguacate con lechuga y rodajas de tomate en pan integral: 115 gramos de atún en conserva escurrido, 2 cucharaditas de mayonesa, ¼ de aguacate en láminas.

CENA: bol de cereales con pollo (o pavo): 115 gramos de pollo cocinado, cortado en dados o desmenuzado; 1 taza de quinoa, arroz o farro cocidos; tomate picado, ¼ de taza de edamame descongelado, ½ taza de maíz descongelado o fresco, ¼ de taza de queso Monterrey Jack rallado.

TENTEMPIÉS: ¼ de taza de cacahuetes sin sal y 1 taza de cacao caliente o leche con chocolate preparada con bebida de soja enriquecida sin azúcar, 1 cucharadita de cacao en polvo y el edulcorante que prefieras; helado de cereza: 1 taza de cerezas congeladas mezcladas con 1 taza de yogur griego o islandés natural desnatado.

En cuanto a los suplementos dietéticos,* esto es lo que recomiendo que tengas en cuenta:

- Los suplementos de cimicífuga pueden ayudar con los sofocos y los sudores nocturnos. Se elaboran a partir de las raíces y los rizomas (tallos subterráneos) de la planta, y se comercializan en diversas formas: la planta entera en polvo, en extractos líquidos y en extractos secos en forma de pastilla.[11] ¡No los tomes si padeces algún trastorno hepático!
- Los suplementos de raíz de valeriana pueden ayudar con el insomnio y los sofocos. Un estudio[12] descubrió que un grupo de

---

* Ten en cuenta que los suplementos dietéticos, incluidos los formulados a base de hierbas, no están regulados por la FDA. Recomiendo determinados suplementos porque he comprobado que a algunas de mis pacientes les han ido bien, pero es fundamental que hables con tu médico: algunos suplementos pueden tener interacciones problemáticas con determinados fármacos, y es preciso evitar que eso ocurra.

mujeres menopáusicas que tomaron 255 mg de raíz de valeriana en cápsula tres veces al día experimentaron una disminución considerable de la gravedad y la frecuencia de sus sofocos al cabo de cuatro semanas en comparación con las mujeres que tomaron un placebo. Los preparados de valeriana, una planta nativa de Europa y Asia, se elaboran a partir de las raíces, los rizomas y los estolones (tallos horizontales). Las raíces y los tallos secos de valeriana se preparan en infusiones o tinturas, y también se sirven en cápsulas o comprimidos.

Recomendaciones sobre el ejercicio físico

Dado que el ejercicio aeróbico intenso puede acelerar el sistema nervioso, a las mujeres con síntomas del tipo de menopausia desbocada les recomiendo actividades relajantes: por ejemplo, yoga, pilates, taichí o *qigong* (una antigua práctica china que combina movimientos pausados, meditación y patrones de respiración específicos). Todas estas actividades pueden disminuir el ritmo cardíaco y reducir el estrés en el organismo. Es más, una revisión de la literatura médica sobre este tema publicada en un número de 2017 de *Complementary Therapies in Medicine*[13] concluyó que el yoga puede reducir los síntomas vasomotores (como los sofocos y los sudores nocturnos) y psicológicos (ansiedad y trastornos del estado de ánimo, por ejemplo) en mujeres perimenopáusicas y posmenopáusicas. Además, se ha demostrado[14] que practicar taichí o *qigong* reduce los síntomas de la ansiedad y la depresión, entre otros efectos beneficiosos para el bienestar psicológico.

También puedes practicar formas de movimiento rítmicas y meditativas: caminar, nadar o pedalear a ritmo suave en una bicicleta estática o una elíptica, por ejemplo. La clave está en poner toda tu atención en tu cuerpo y en tu respiración[15] mientras realizas estas actividades.

Cuando los síntomas empiecen a mejorar, podrás ir incorporando actividades más intensas poco a poco. Mi recomendación es que empieces con un entrenamiento de resistencia (con mancuernas, máquinas, bandas elásticas o con tu propio peso) para proteger tu masa muscular y ósea, y tu metabolismo. Después podrás pasar a las formas de ejercicio aeróbico que prefieras (también puedes probar la rutina de HIIT que encontrarás en el apéndice). Al incorporar entrenamiento de fuerza y ejercicio aeróbico, cubrirás todas tus necesidades en lo que respecta al ejercicio para proteger la salud de tu corazón, tus pulmones, tus huesos y tu cerebro, los principales motivos de preocupación después de la menopausia.

Mejorar el estado mental

Como has visto, el tipo de menopausia desbocada puede ser una experiencia tumultuosa capaz de alterar casi todos los aspectos de la vida de la mujer afectada. Entre la amplitud y la intensidad de los síntomas, puedes llegar a sentir que pierdes el equilibrio en lo emocional y en lo físico. Para ayudarte a controlar el torbellino también por dentro, te recomiendo las siguientes estrategias:

- *Corrige tus pensamientos distorsionados.* Si estás sumida en la experiencia de una menopausia desbocada, es posible que te asalten pensamientos inútiles del tipo «¡No soporto cómo me siento!» o «¡Me estoy volviendo loca!». Se trata de distorsiones cognitivas que pueden incluir el pensamiento de todo o nada (considerar una situación en términos absolutos), el catastrofismo (hacer que una situación parezca peor o más amenazante de lo que realmente es) y la sobregeneralización (ver un acontecimiento perturbador aislado como parte de un patrón continuado), entre otras. El problema es que todos estos patrones de pensamiento poseen el potencial de hacer que te sientas todavía peor. Por eso es importante aprender a cuestionar o responder a estos pensamientos retorcidos. Piénsalo: ¿De verdad *no* puedes soportarlo? ¿O quieres decir que no te gusta? ¿Realmente te estás volviendo loca? ¿O es más bien que te sientes frustrada? Si te acostumbras a comprobar la realidad de tus pensamientos distorsionados y corregirlos, reducirás una fuente de estrés (tu estilo de pensamiento) de forma natural.

- *Aprende la respiración pausada.* Cuando se realiza dos veces al día, la técnica conocida como *respiración pausada* (que implica una respiración diafragmática lenta y consciente) puede reducir los sofocos hasta en un 52 %, tal como revela una investigación.[16] La ventaja añadida es que también puede calmar la mente. Con la respiración pausada,[17] el objetivo consiste en inhalar lentamente por la nariz de dos a cuatro segundos y exhalar poco a poco por la boca durante cuatro a seis segundos. Este patrón se repite durante cinco, diez o quince minutos seguidos. Razones por las que ayuda: esta técnica aumenta el flujo de oxígeno por todo el cuerpo, reduce las sustancias químicas de estrés que produce el cuerpo y provoca la respuesta de relajación. ¡Un triple efecto positivo!

- *Deja que tu imaginación te ayude.* Cierra los ojos y crea una imagen mental de cómo sería y cómo te sentirías si estuvieras tranquila y cómoda en tu cuerpo y en tu mente. Imagina cómo te moverías por el mundo (de manera cómoda y relajada) y cómo gestionarías las situaciones difíciles (dejando que resbalen por tu chubasquero a prueba de estrés). Practica el arte de mantener esa imagen tranquila y serena de ti misma en tu mente mientras te dedicas a tus quehaceres diarios. Y tómate pausas periódicas para repasar esa imagen con los ojos cerrados.

- *Busca el flujo.* Si alguna vez, mientras hacías algo agradable (dibujar, trabajar en el jardín, tocar un instrumento musical, colorear un mandala o cualquier otra cosa), has llegado a estar tan inmersa que has perdido la noción del tiempo y de lo que ocurría a tu alrededor, ya sabes lo que es el «flujo». El concepto de «flujo», acuñado por el psicólogo Mihály Csíkszentmihályi, describe una experiencia óptima en la que te ves completamente absorto en lo que estás haciendo porque resulta desafiante, agradable y gratificante. Además de ser intrínsecamente gratificante, el estado de flujo puede calmar la mente, mejorar la concentración y estimular la liberación de dopamina, y todo eso puede ayudarte a sentirte bien en lo físico y en lo emocional. Esto se debe a que el estado de flujo activa el sistema nervioso parasimpático, que te ayuda a relajarte y a recuperarte, y el sistema nervioso simpático, que te ayuda a mantenerte alerta.[18]

- *Practica meditación mindfulness.* Esta forma de meditación se basa en estar presente en el aquí y el ahora concentrándonos en la respiración. Cuando surjan pensamientos en tu mente, trátalos como si fuesen nubes que pasan por el cielo (obsérvalos y déjalos ir) mientras vuelves a centrar tu atención en la respiración. Además de calmar el cuerpo y la mente, un estudio publicado en la revista *Menopause*[19] asegura que la meditación mindfulness mejora el sueño y la calidad de vida, y reduce los síntomas vasomotores de las mujeres posmenopáusicas.

- *Pasa tiempo con amigos que te apoyen.* Si te sientes mal a causa de los síntomas de la menopausia, es posible que no te apetezca mucho socializar; de hecho, muchas mujeres acaban aislándose por el estrés de los síntomas de la menopausia desbocada. Eso es un error: una investigación[20] ha descubierto que los síntomas de la menopausia disminuyen a medida que aumenta el apoyo social, y que un alto nivel de apoyo social percibido se asocia con una mejor calidad de vida entre las mujeres posmenopáusicas.[21] Por tanto, haz el esfuerzo de reunirte con tus amigas, aunque solo sea para dar un paseo o tomar un café. No es necesario que os arregléis para ir a un restaurante elegante; con algo informal es suficiente.

- *Hipnotízate a ti misma.* La gente tiene muchas ideas equivocadas sobre la hipnosis (¡no, no empezarás a cacarear como una gallina!). En realidad, la hipnosis no es más que un estado de concentración profunda que te permite estar receptiva a las sugestiones. En lo que respecta a los síntomas de la menopausia, se ha descubierto que la hipnosis ayuda con los trastornos del sueño,[22] la ansiedad[23] y los sofocos.[24] Y no es necesario que acudas a un hipnoterapeuta para obtener esos beneficios: la aplicación Evia Menopause Hypnotherapy incorpora técnicas de hipnoterapia para ayudarte a controlar los sofocos. Es genial porque la llevas ahí mismo, en tu teléfono, lo que significa que puedes hacer una sesión rápida en cualquier momento y en cualquier lugar.

- *Desarrolla tu propia técnica RPV.* Cuando te sientas agobiada por una tormenta de emociones intensas, busca el modo de acudir a tu propio rescate y pulsar el botón de reinicio. Para ello puedes crear tu propio mecanismo RPV (relájate de una vez): respira hondo, aguanta la respiración y estira el cuerpo como si acabaras de despertarte; a continuación, expulsa el aire con ganas y haciendo ruido (como hace Megan Sánchez, la *coach* entrenadora de salud certificada).[25] Puedes cerrar los ojos, respirar hondo y repetir en silencio un mantra como «Este momento agobiante pasará» o un simple «Voy a relajarme». O puedes tomarte cinco minutos y bailar al ritmo del «Shake It Off» de Taylor Swift, imaginando que te estás quitando de encima el estrés, la negatividad y otros malos sentimientos mientras sacudes el cuerpo. Trivialidad interesante:[26] cuando tu perro sacude todo el cuerpo sin un motivo aparente (es decir, sin estar mojado), es su forma de liberarse del estrés y la tensión.

Además de tomar estas medidas, puedes personalizar el tratamiento de tus síntomas consultando la lista de consejos del capítulo 12. Ahí encontrarás casi todos los síntomas conocidos de la menopausia, junto con métodos probados que pueden ayudarte a aliviarlos. Al hacerte cargo de tus síntomas y personalizar tu plan de tratamiento, podrás controlar los cambios más molestos y mejorar tu equilibrio físico y emocional. En última instancia, el objetivo consiste en llegar al otro lado de esta experiencia sintiéndote fuerte, optimista y saludable.

Capítulo 8
LA MENOPAUSIA QUE ALTERA LA MENTE

Cuando vino a verme Renée, una profesora de cincuenta y seis años que impartía clases de historia en una gran universidad, no solo se sentía desgraciada, sino increíblemente preocupada por su futuro profesional. Cuando llegó a la menopausia, cinco años atrás, se sintió afortunada porque al principio apenas tuvo sofocos o sudores nocturnos. Sin embargo, su suerte no duró mucho: a los cincuenta y tres años, su estado de ánimo cayó en picado y empezó a tener problemas de motivación porque le costaba concentrarse y pensar con claridad. En ocasiones se descubría a sí misma haciendo un parón a mitad de frase en plena clase porque no encontraba la palabra adecuada o se le olvidaba lo que estaba explicando. Y empezó a retrasarse en la corrección de los trabajos de sus alumnos y en los artículos que escribía para su publicación.

Soltera y sin hijos, el mundo de Renée giraba en torno a su trabajo y su vida social, que en gran parte estaba ligada a la universidad. Sus problemas mentales llegaron a ser tan intensos que su autoestima se vio afectada y empezó a aislarse de sus amigos y compañeros. Incluso se planteó la jubilación anticipada porque le preocupaba la posibilidad de estar desarrollando demencia precoz y se sentía derrotada por los síntomas.

Después de consultar a un neurólogo, que le hizo una resonancia magnética y pruebas neurocognitivas, Renée se sintió aliviada, o más bien entusiasmada, cuando supo que no mostraba signos de demencia. Sin embargo, no estaba dispuesta a aceptar que la niebla mental formase parte de su nueva normalidad, y por eso vino a verme. Y menos mal que lo hizo, porque enseguida me di cuenta de que sus síntomas se debían al tipo de menopausia que altera la mente y diseñamos un plan de tratamiento. Como tenía miedo de cometer más errores en el trabajo, redujo su carga docente durante un semestre para poder centrarse en las medidas que probablemente la ayudarían. Empezamos con intervenciones en el estilo de vida, incluido un paseo a paso ligero cada mañana y sesiones diarias de meditación. Renée también comenzó a hacer terapia cognitivo-conductual (TCC) para tratar sus problemas emocionales. Además, le receté atomoxetina,[1] un fármaco no estimulante potenciador de la cognición que se emplea para el trastorno por déficit de atención e hiperactividad (TDAH). Le ayudó mucho a concentrarse y a recuperar el ritmo en su trabajo. Unos meses más tarde ya se sentía y funcionaba como antes, y el semestre siguiente retomó las clases a tiempo completo.

Como Renée descubrió, rara vez se reconoce el tipo de menopausia que altera la mente, y no es habitual que las mujeres lo mencionen en sus conversaciones. Esto puede resultar especialmente frustrante porque las mujeres con este tipo de menopausia pueden experimentar cambios en el estado de ánimo (ansiedad, irritabilidad, depresión y altibajos emocionales muy acusados, entre otros) y cambios cognitivos como niebla mental, falta de concentración o atención y problemas de memoria.[2] De hecho, una investigación reciente sugiere que, aunque muchos problemas cognitivos y del estado de ánimo pueden empezar en la perimenopausia, en el caso de algunas mujeres continúan en la etapa posmenopáusica,[3] en particular en los campos del aprendizaje, la memoria, la atención y la memoria funcional. Del mismo modo, algunas investigaciones revelan que el estado menopáusico podría influir en el tipo de trastorno del estado de ánimo que experimentan las mujeres durante la transición menopáusica. Por ejemplo, un estudio[4] descubrió que existen más probabilidades de presentar síntomas de depresión durante la perimenopausia, y de ansiedad durante la posmenopausia. Y algunas mujeres, sobre todo durante la perimenopausia, experimentan estados de ánimo muy inestables y se sienten deprimidas, nerviosas, irritables o ansiosas.

Dado que estos síntomas emocionales y mentales pueden mer-

mar la capacidad de la mujer en el trabajo y afectar a su calidad de vida en general, su éxito profesional y sus relaciones personales también sufrirían las consecuencias. Algunas mujeres describen periodos de «fragilidad emocional» y rompen a llorar inesperadamente ante un anuncio sensiblero en la tele. Otras sienten que se han convertido en una esponja emocional que absorbe todos los sentimientos que pululan a su alrededor. Y otras experimentan un patrón de cambios de humor a lo doctora Jekyll y señora Hyde: tienen la sensación de pasar por transformaciones (¡repentinas!) de personalidad que afectan seriamente a sus relaciones. No es de extrañar que una investigación[5] haya descubierto que las mujeres con depresión perimenopáusica informan de un deterioro considerable de la calidad de vida, así como una reducción del apoyo social.

Para empeorar las cosas, estas mujeres suelen acabar acudiendo a muchos médicos —ginecólogos, internistas, neurólogos o psicólogos, entre otros— sin sacar una idea clara de lo que les ocurre. Esto se debe a que pocos médicos relacionan esos síntomas con la menopausia (y no es necesariamente culpa suya; es que no han recibido formación al respecto). Es cierto que la mayoría de las mujeres no experimentarán síntomas depresivos graves durante la transición menopáusica. Sin embargo, para las mujeres con un historial de depresión mayor, depresión posparto o incluso un síndrome premenstrual intenso, la transición menopáusica es un momento biológicamente vulnerable para una recaída en la depresión. Mientras tanto, las últimas investigaciones también sugieren que las mujeres que nunca han sufrido depresión presentan un riesgo de dos a dos veces y media mayor de padecerla durante la transición menopáusica. ¿El denominador común? Simplemente, el cerebro de algunas mujeres es más sensible a los cambios hormonales, y las variaciones de humor pueden hacer acto de presencia cuando las hormonas reproductivas femeninas entran en una montaña rusa o caen de forma drástica.

CONSIDERAR LA SITUACIÓN EN SU CONJUNTO

Otros factores de riesgo de depresión mayor durante la transición menopáusica incluyen tener antecedentes de malos tratos en la infancia,[6] antecedentes familiares de depresión,[7] estar en paro y padecer una enfermedad crónica, como hipertensión u obesidad.[8] Además, el momento de aparición de la menopausia puede ser un factor determinante: los estudios revelan que las mujeres con menopausia precoz o prematura presentan un mayor riesgo de desarrollar depresión durante la menopausia; por el contrario, las mujeres con una vida reproductiva más larga (desde la edad a la que empezaron a menstruar hasta la edad a la que llegan a la menopausia) y las que entran en la menopausia después de la edad media (a partir de cincuenta y dos años) presentan un riesgo menor de padecer depresión.[9,10]

Sería un error pasar por alto el hecho de que la relación entre la depresión y los trastornos del sueño puede ir en ambos sentidos: los síntomas depresivos y los patrones de pensamiento desadaptativos que a menudo los acompañan pueden contribuir al insomnio, y los problemas de sueño pueden empeorar los cambios de humor. Por supuesto, los trastornos del sueño y el insomnio también pueden afectar a la función cognitiva de la mujer durante el día. Resulta casi imposible pensar con claridad, o recordar nombres o lo que deberías estar haciendo en un momento dado, si llevas tiempo sin disfrutar de suficiente sueño de calidad. Este es un ejemplo del efecto dominó de la menopausia, en el que los síntomas físicos como los sofocos y los sudores nocturnos pueden provocar trastornos del sueño, que a su vez pueden causar síntomas depresivos, ansiedad, dificultad para concentrarse y otros síntomas emocionales. Por suerte, la terapia cognitivo-conductual para el insomnio, TCC-I, puede ayudar a las mujeres posmenopáusicas en todos estos frentes, como desvela una investigación.[11]

Mientras tanto, durante la transición menopáusica pueden producirse cambios cognitivos, y algunas mujeres son más susceptibles a ellos que otras. Los investigadores[12] han calificado esta etapa como

una «ventana de vulnerabilidad» también para las dificultades cognitivas. Se trata de una cuestión complicada que no se ha descifrado del todo, pero hay algo que está claro: los cambios en las hormonas reproductivas, en particular el estradiol, pueden influir en la función de la memoria, incluida la atención, la memoria verbal y la memoria funcional, en la mediana edad. Se trata de una constelación de síntomas que muchas mujeres experimentan como «niebla mental».

Cam tenía cuarenta y ocho años cuando vino a verme por primera vez, aquejada de depresión y trastornos del sueño relacionados con los cambios hormonales de la perimenopausia. Seguía teniendo la regla de forma esporádica (cada pocos meses), pero la estabilidad de su estado de ánimo había sufrido un duro golpe. Su trabajo como pintora de casas la mantenía muy ocupada durante los meses de primavera y verano, y no tanto en invierno. Los dos inviernos anteriores cayó en una profunda depresión hasta el punto de que le costaba salir de la cama. Su mujer, con la que llevaba cinco años, le suplicó que acudiese a terapia cognitivo-conductual (TCC), donde le diagnosticaron un trastorno afectivo estacional. La terapia le ayudó un poco, pero Cam estaba convencida de que ocurría algo más y por eso vino a verme.

Después de hablar de sus síntomas, su estado de salud actual y su historial médico, quedó claro que Cam estaba sufriendo un episodio depresivo grave, de modo que empezamos con una dosis baja de Wellbutrin, que supuso una ayuda considerable. Cam empezó a hacer ejercicio con regularidad, a preparar las comidas para su mujer y a involucrarse más en la vida en general. No obstante, seguía sintiendo ansiedad por la noche y se despertaba preocupándose por cosas que sabía que estaban fuera de su control. Por ello añadí 100 mg de progesterona antes de acostarse, y observamos cómo influía en su estado de ánimo. También le recomendé que utilizase una lámpara de luz diurna de uso terapéutico, un suplemento de vitamina D y que se impusiera un horario de sueño más regular. Después de aplicar estas intervenciones durante varias semanas, Cam empezó a dormir mejor, se sentía más relajada en general y tenía más energía durante el día. La clave fue que se basó en estrategias adaptadas a su constelación única de síntomas del tipo de menopausia que altera la mente.

La realidad es que no son solo los estragos hormonales de la transición menopáusica los que pueden incrementar el riesgo de sufrir cambios de humor en la mediana edad. Es importante reconocer que, en este momento de la vida, las mujeres pueden enfrentarse a muchos otros retos: por ejemplo, ser responsables de cuidar o mantener a sus padres mayores y a sus hijos (sí, es la generación sándwich), pasar por una separación o un divorcio, experimentar el síndrome del nido vacío cuando sus hijos se independizan o adquirir mayores responsabilidades en el trabajo (que puede ser algo muy positivo, pero también una fuente de estrés). La cuestión es que en esta etapa de la vida, las mujeres pueden experimentar un aluvión de cambios fisiológicos, personales, profesionales, emocionales y sociales, y el conjunto puede resultar muy difícil de manejar, sobre todo para las mujeres propensas a la depresión u otros trastornos del estado de ánimo.

TOMAR DECISIONES SOBRE EL TRATAMIENTO

Aunque algunos estudios han descubierto que el uso de la terapia hormonal (TH) puede ayudar con los síntomas emocionales y la niebla mental, actualmente no se considera un tratamiento de primera línea. En pocas palabras, la TH no está aprobada por la FDA para tratar la niebla mental menopáusica. Como señala la Sociedad Internacional de la Menopausia (IMS), los efectos de la terapia hormonal en la cognición y la función cerebral durante la transición menopáusica son complejos, y «no existen pruebas suficientes para recomendarla para el tratamiento o la prevención de la disfunción cognitiva». Dicho esto, si una mujer experimenta síntomas vasomotores angustiosos (como sofocos o sudores nocturnos) junto con cambios cognitivos y del estado de ánimo, sí podría ser candidata a la TH.

Tal vez hayas oído que el Women's Health Initiative Memory Study (WHIMS)[13] descubrió que, contrariamente a lo esperado, el uso de TH combinada (estrógenos conjugados más acetato de medroxi-progesterona) o de estrógenos solos en mujeres histerectomizadas de sesenta y cinco años o más no las protegió del deterioro cognitivo o la enfermedad de Alzheimer; de hecho, aumentó el riesgo de demencia y deterioro cognitivo. Esto ocurrió hace más de quince años, y el estudio analizó los efectos de iniciar esta formulación de TH en mujeres mayores de sesenta y cinco años. Avancemos hasta hoy: los investigadores están estudiando el uso de la TH para lo que está aprobada por la FDA (sofocos y sudores nocturnos o síntomas genitourinarios) en mujeres más jóvenes con un seguimiento a largo plazo de su función cognitiva. Los resultados están pendientes, pero lo que puedo decir en este momento es que, según mi experiencia, veo que las mujeres se sienten más despiertas desde el punto de vista cognitivo cuando utilizan TH después de sufrir niebla mental y sofocos.

Además, cuando el componente de estrógeno de la terapia hormonal se utiliza en combinación con antidepresivos, como los inhibidores selectivos de la recaptación de serotonina (ISRS) o los inhibidores de la recaptación de serotonina y norepinefrina (IRSN), he observado un efecto sinérgico en el que el antidepresivo resulta más eficaz para mejorar el estado de ánimo y el bienestar mental.[14] No sabemos cuál es el mecanismo que hay detrás de este efecto, pero la teoría es que el estrógeno podría potenciar la respuesta antidepresiva a los ISRS en mujeres posmenopáusicas con depresión. En un pequeño estudio[15] con mujeres con depresión perimenopáusica que tomaban un antidepresivo y experimentaban sofocos, sudores nocturnos, reglas irregulares, trastornos del sueño o dificultades de memoria, los investigadores analizaron los efectos del aumento de estrógenos (con 0,625 mg al día de estrógeno conjugado) en el estado de ánimo y la memoria de las mujeres. Los trastornos depresivos de las participantes remitieron parcialmente, y los investigadores descubrieron que el uso de una dosis baja de estrógenos a corto plazo para aumentar su medicación antidepresiva mejoraba su estado de ánimo de manera significativa, pero no su memoria.

LOS RIESGOS OCULTOS DE LOS TRASTORNOS ALIMENTARIOS Y LA IMAGEN CORPORAL NEGATIVA EN LA MEDIANA EDAD

Así como la transición menopáusica es una ventana de vulnerabilidad para la depresión, lo mismo ocurre con los trastornos alimentarios en algunas mujeres. Algunas investigaciones[16,17] revelan que la transición menopáusica se asocia a una mayor prevalencia o exacerbación de los trastornos alimentarios y la imagen corporal negativa. La teoría es que podría deberse a los cambios en la función hormonal, la composición corporal y el concepto de lo que significa ser mujer desde el punto de vista biológico. Este es un momento de la vida en el que algunas mujeres, en particular las que tienen preocupaciones relacionadas con su aspecto debido al envejecimiento o las que comparan su cuerpo con el de las demás, ejercen una mayor restricción dietética.[18]

Algunas investigaciones también han descubierto que las mujeres con sobrepeso (o con un perímetro abdominal elevado) o con síntomas depresivos o antecedentes de depresión o maltrato en la infancia presentan mayores tasas de atracones y preocupación por la comida, el cuerpo o el peso.[19] Es importante reconocer que la edad y el estado reproductivo no protegen a las mujeres de estos problemas.[20] Afortunadamente, existe ayuda (en forma de diferentes tipos de terapia) para los problemas de imagen corporal y desórdenes alimentarios en cualquier etapa de la vida. Pero primero hay que reconocerlos.

PLANES DE TRATAMIENTO DE REFERENCIA PARA EL TIPO DE MENOPAUSIA QUE ALTERA LA MENTE

Como punto de partida, conviene que te sometas a un examen completo con tu médico para descartar la posibilidad de que tus cambios de humor se deban a alguna enfermedad. El hipotiroidismo (o glándula tiroides hipoactiva), por ejemplo, es más frecuente en las mujeres en la mediana edad y puede provocar fatiga persistente, aletargamiento y depresión, entre otros síntomas. La anemia puede provocar fatiga, trastornos del sueño, dificultad para concentrarse y otros cambios vinculados al estado mental. Asegúrate de revisar tu medicación con el médico, porque algunos fármacos o combinaciones de fármacos pueden provocar síntomas de depresión o ansiedad.

Y si experimentas pérdidas de memoria graves (por ejemplo, no recuerdas cómo volver a casa después de hacer recados o cómo utilizar el teléfono), habla con tu médico para que te haga una evaluación neuropsicológica a fin de comprobar el funcionamiento de tu cerebro. En caso de niebla mental menos severa (como olvidar lo que necesitas cuando estás en el súper o el fenómeno de la punta de la lengua, cuando no encuentras la palabra o el nombre que estabas a punto de decir), ese examen no es necesario.

Si padeces depresión extrema, pensamientos de autolesión o ideación suicida, es importante que te pongas en contacto con un psiquiatra o un psicólogo de inmediato. Esos síntomas no deben tomarse a la ligera. Si piensas en hacerte daño a ti misma, te ruego que llames al 024, la línea de atención a la conducta suicida, disponible las veinticuatro horas, todos los días de la semana. Además, es importante que las mujeres con enfermedades psiquiátricas más complejas, como trastorno bipolar o esquizofrenia, reciban atención de un especialista en menopausia, su médico de atención primaria y un psiquiatra experto que traten su caso juntos, ya que la menopausia puede empeorar esas enfermedades.

A continuación veremos dos planes de tratamiento de referencia para mujeres con el tipo de menopausia que altera la mente. El primer plan de tratamiento se centra en el uso de la terapia hormonal (TH), suponiendo que la mujer también presente síntomas vasomotores como sofocos o sudores nocturnos, o síntomas genitourinarios. El segundo aborda el tratamiento de los síntomas sin hormonas. Sea cual sea el plan que elijas, también encontrarás recomendaciones para introducir algunos cambios en el estilo de vida que resultan adecuadas para todas las mujeres con este tipo de menopausia. Ten en cuenta que si presentas síntomas adicionales que no se alivian con estas intervenciones recomendadas, puedes elegir entre la amplia lista de soluciones orientadas a los síntomas del capítulo 12 para aliviar aquello que continúe causándote malestar. El objetivo consiste en abordar tus necesidades y elaborar un plan que te funcione.

Plan A: Uso de terapia hormonal

En el caso de las mujeres con el tipo de menopausia que altera la mente que desean utilizar la terapia hormonal y no presentan ninguna contraindicación, esta puede ser una opción si tienen síntomas vasomotores o genitourinarios, u osteopenia. Como hemos visto, estos son los únicos síntomas para los que la terapia hormonal menopáusica está aprobada en la actualidad.

Si te estás planteando la TH, normalmente sugiero algo rápido y fácil, como algún parche transdérmico que combine estrógeno y progestina dos veces por semana o un parche semanal que también contenga estrógeno y progestina. Son muy similares en cuanto a eficacia, de modo que acabo recetando el que cubra el seguro. Si no tienes útero y no necesitas progesterona, te recomendaría empezar con un parche de estradiol semanal o dos veces por semana. Si tienes útero y quieres utilizar el parche de estradiol, puedes tomar 100 mg de progesterona oral por la noche. Según mi experiencia, los parches funcionan muy bien para los síntomas mentales y anímicos porque las hormonas se liberan lentamente en el torrente sanguíneo y son fáciles de incorporar a la rutina de cada una (no es necesario acordarse de tomar una medicación oral todos los días).

En algunas mujeres, la progesterona puede intensificar los síntomas emocionales, sobre todo la irritabilidad y la depresión. Si eso ocurre y la mujer tiene útero, le receto progesterona en un régimen cíclico (durante los doce primeros días del mes, que es la cantidad mínima necesaria para la salud uterina), o le recomiendo que se implante un DIU liberador de progesterona. La acción de este DIU no es sistémica y, en general, no provoca los trastornos emocionales que sí surgen o se agravan con la progesterona oral.

Si los síntomas mentales o emocionales persisten a pesar de usar TH, podemos añadir bupropión, un antidepresivo que, según mi experiencia clínica, parece ayudar con la depresión y la falta de energía. Como beneficio añadido, el bupropión también reduce los antojos de carbohidratos, por lo que puede ayudar cuando se recurre a la comida como escape emocional o con los atracones. En muchos casos, su uso resulta en una ligera pérdida de peso (de entre 2,5 y 4,5 kilos).

Recomiendo que todas las mujeres con el tipo de menopausia que altera la mente se planteen la terapia cognitivo-conductual (TCC) cuando la ansiedad y la depresión las llevan a tener más días y noches malos que buenos. Puedes pedir a tu médico de atención primaria que te derive o consultar Psychology Today (<psychologytoday.com>) para buscar un terapeuta en tu zona; esta página te permitirá hacerte una idea de las especialidades de cada profesional. Además, la telemedicina puede hacer maravillas y existen empresas online que ofrecen terapia desde la comodidad del hogar.

Plan B: Tratamiento del tipo de menopausia que altera la mente sin hormonas

Para las mujeres con este tipo de menopausia que no tienen un motivo claro para utilizar TH (es decir, no tienen síntomas vasomotores, síntomas genitourinarios u osteopenia) o que no pueden o no quieren usar TH, existen otros medicamentos para tratar los síntomas menopáusicos profundamente perturbadores. Dependiendo de los síntomas más molestos que sufra la mujer con este tipo de menopausia, estas son otras posibilidades:

- La mejor forma de tratamiento para la depresión es la que ofrecen la terapia cognitivo-conductual y la medicación. Esta última proporciona un impulso psicológico/emocional capaz de mejorar la capacidad de la mujer para abordar cuestiones difíciles en terapia y aplicar las estrategias de TCC que se discutan. Existen varios antidepresivos de la clase ISRS (incluidos la sertralina, el citalopram y el escitalopram) y de la clase IRSN (como la venlafaxina y la desvenlafaxina) que pueden ser útiles para la depresión en esta etapa de la vida. Elegir un antidepresivo que te funcione requiere una conversación profunda con tu médico. Recuerda que los antidepresivos no surten efecto de inmediato (se requieren de cuatro a seis semanas para que sean totalmente eficaces); deberás tener paciencia. Además, algunas mujeres necesitan probar más de un antidepresivo para encontrar el más eficaz para ellas. En muchos casos se trata de un proceso de ensayo y error. Es posible que tengas alguna idea del tipo de medicamento que podría ayudarte si algún miembro de tu familia ha respondido bien a un determinado fármaco, porque los factores genéticos pueden influir en este aspecto.
- Para la ansiedad tiendo a recetar una dosis baja de citalopram o escitalopram. Otros antidepresivos también pueden servir de ayuda, sobre todo si se toman por la noche. El único antidepresivo que evitaría para la ansiedad es el bupropión porque sus efectos estimulantes pueden intensificar la ansiedad en algunas mujeres. En general evito el uso regular de benzodiacepinas porque pueden ser adictivas; cuanto más tiempo se utilizan, más difícil resulta dejarlas.
- Si tienes problemas de niebla mental o falta de concentración, el antidepresivo bupropión podría ayudarte. También recomen-

daría que te evaluasen los síntomas de TDAH (trastorno por déficit de atención e hiperactividad). En ocasiones veo a mujeres con TDAH no diagnosticado o subclínico que han encontrado el modo de esquivarlo o compensarlo hasta ese momento de sus vidas. Y entonces entra en escena la menopausia y, con ella, un desafío todavía mayor que hace que sus síntomas sean más difíciles de controlar. Si el bupropión no supone una ayuda eficaz, podríamos plantearnos un fármaco no estimulante como la atomoxetina. Para las mujeres con un TDAH diagnosticado, los estimulantes como el metilfenidato o el dimesilato de lisdexanfetamina podrían ser una opción.

Cuando Mary, de cincuenta y dos años, acudió a mi consulta, me explicó que el último año de su vida había sido un completo caos. En su trabajo como enfermera atiende a la población desfavorecida del área metropolitana de Boston, y eso incluye a personas con altos índices de alcoholismo y consumo de drogas. A menudo confiscaba sustancias controladas en su trabajo cuando la gente se las entregaba en su papel de profesional de salud mental. Huelga decir que su trabajo es estresante, y eso empezó a deteriorar su bienestar.

De repente, empezó a tener miedo a ir en avión (lo que le impidió ir a la boda de una amiga íntima), y desarrolló síntomas depresivos severos después de que se le retirase la regla definitivamente. Su médico le recetó un antidepresivo que le ayudó un poco, pero no lo suficiente. Fue entonces cuando vino a verme por la mezcla de depresión y ansiedad que hizo acto de presencia después de la menopausia. Casada y sin hijos, Mary me contó que se sentía tan deprimida que a veces quería dejar su trabajo. Además, comía en exceso porque sus emociones se habían descontrolado y se sentía frustrada por ese patrón.

Como ya estaba tomando un antidepresivo ISRS, decidí recetarle el parche semanal de estradiol y levonorgestrel para la TH. También le sugerí que hiciese TCC, que aprendiese biorretroalimentación o autohipnosis para saber calmarse en cualquier momento (y distraer su atención de la comida como recurso para apaciguar sus emociones), y que hiciese ejercicio con regularidad para levantar el ánimo. Se tomó mis consejos al pie de la letra. Cuando volvió a mi consulta, tres meses después, se sentía mucho mejor. Me aseguró que tenía la sensación de haber recuperado su vida. Al día siguiente tenía programado un viaje a México con su marido y no le preocupaba lo más mínimo el hecho de subirse a un avión.

INTERVENCIONES EN EL ESTILO DE VIDA

Pautas dietéticas

La conexión entre la alimentación y el estado de ánimo es profunda, y aunque no existe un estilo de alimentación concreto que alivie los trastornos emocionales o la niebla mental, puedes elegir alimentos que ejerzan un posible efecto calmante y mejoren tu capacidad de concentración. El mejor consejo consiste en consumir principalmente alimentos de origen vegetal (muchos de ellos favorecen la producción de serotonina), así como una cantidad adecuada de proteínas (fundamentales para la producción de dopamina, que interviene en el aprendizaje, la cognición y la memoria) y grasas saludables (importantes para el funcionamiento óptimo del cerebro).

Cuidado con recurrir a la cafeína para mejorar la concentración o al alcohol para relajarse: el exceso de cualquiera de ellos puede agravar la depresión o la ansiedad e interferir en la calidad del sueño. Así, en lugar de tomarte un cóctel, una cerveza o una copa de vino para relajarte por la noche, prueba con una infusión caliente (por ejemplo de manzanilla, pasiflora o raíz de valeriana) para disfrutar de un sueño más reparador. Por la mañana estarás más despierta y tu memoria rendirá mejor. Aunque el alcohol puede tener un efecto relajante al principio y lograr incluso que te entre sueño, también puede impedir que disfrutes del sueño profundo que deseas y necesitas. Limita también el consumo de cafeína a la primera parte del día para evitar que te impida dormir bien.

Estos son algunos nutrientes específicos que podrían servir de ayuda con los diferentes síntomas que acompañan al tipo de menopausia que altera la mente:

- *Isoflavonas*: tienen propiedades similares a las del estrógeno (aunque más débiles que las del estrógeno que produce el cuerpo). Las isoflavonas presentes en los alimentos de origen vegetal (incluidos los productos derivados de la soja, garbanzos, habas, pistachos, cacahuetes y otros frutos secos, legumbres y frutas) favorecen la producción de serotonina, que ejerce un efecto calmante en la mente.
- *Triptófano*: el aminoácido esencial triptófano interviene en la producción de serotonina. El cuerpo no puede producir triptófano, y por eso es preciso obtenerlo de alimentos como la leche, el atún, el pavo, el pollo, el pescado, la avena, los frutos secos, las semillas, la piña, los plátanos, los kiwis y los tomates.
- *Tirosina*: este aminoácido no esencial puede mejorar el estado de alerta, la atención y la concentración. Dado que se convierte en dopamina y otros neurotransmisores, podría contribuir a aliviar la depresión. Entre las buenas fuentes dietéticas de tirosina se encuentran los productos derivados de la soja, el pollo, el pavo, el pescado, los cacahuetes, las almendras, el aguacate, el plátano, la leche, el queso, el yogur, las habas y las semillas de calabaza y de sésamo.
- *Magnesio*: este poderoso mineral puede ayudar a reducir el estrés y fomentar un sueño más reparador. Las almendras, los anacardos, los cacahuetes, la chía, las semillas de calabaza, el edamame, las judías negras, el yogur, la quinoa y los cereales enriquecidos para el desayuno son buenas fuentes de magnesio.
- *Ácidos grasos omega-3*: un mayor consumo de pescado se relaciona con un riesgo menor de depresión tanto en hombres como en mujeres. El motivo no es ningún misterio: el pescado y el marisco constituyen buenas fuentes de ácidos grasos omega-3.

El docosahexaenoico (DHA) es uno de los principales componentes de las membranas de las células cerebrales. Junto con el ácido eicosapentaenoico (EPA), ofrece una amplia variedad de efectos beneficiosos sobre el funcionamiento neuronal y la inflamación, y podría ayudar a prevenir la demencia vascular y el deterioro cognitivo vinculado a la edad.[21] Además, un estudio publicado en 2021 en *Nutrition Research and Practice*[22] reveló que las mujeres posmenopáusicas con una mayor ingesta de ácidos grasos omega-3 a través de la alimentación presentaban una menor prevalencia de depresión que las mujeres con la ingesta más baja.

- *Colina*: la colina, un nutriente esencial, es necesaria para producir el neurotransmisor acetilcolina, fundamental para la memoria y otras funciones cerebrales, así como para la regulación del estado de ánimo.[23] La colina se halla presente en los huevos, la carne magra, las aves, el pescado, las alubias y la quinoa. El contenido en colina se asocia directamente con el contenido en proteínas de los alimentos.

- *Luteína*: la luteína, un potente carotenoide (antioxidante), tiene efectos beneficiosos para la salud cerebral durante el aprendizaje y la realización de tareas cognitivas a medida que vamos envejeciendo.[24] Las yemas de huevo son ricas en luteína altamente biodisponible, y las verduras de hoja verde (como la col rizada y las espinacas), el maíz, los pimientos y los pistachos también son buenas fuentes de luteína.

La siguiente es una sugerencia para el plan de comidas de un día:

DESAYUNO: avena fría con arándanos: mezcla ½ taza de copos de avena, ½ taza de bebida de soja enriquecida sin azúcar, ¼ de taza de yogur griego natural desnatado, el edulcorante que prefieras y ½ cucharadita de semillas de chía. Pon la mezcla en un recipiente hermético y guárdalo en la nevera durante toda la noche. Para servir, cubre con 1 taza de arándanos (frescos o descongelados).

Comida: ensalada preparada con 2 tazas de espinacas baby, ½ taza de mandarinas, 2 huevos duros picados, ½ pepino pelado y picado, ¼ de taza de queso feta y cebolla roja picada, si te gusta. Adereza con ¼ de taza de granos de soja ligeramente tostados, 1 cucharada de aceite de oliva y vinagre balsámico. Disfrútala con 55 gramos de pan integral crujiente.

Cena: pescado al horno en papel de aluminio: 115 gramos de abadejo, bacalao u otro pescado blanco, 2 cucharadas de pan rallado panko, 2 cucharaditas de aceite de oliva, 1 taza de tomates en lata escurridos y perejil fresco al gusto; 1 taza de coliflor asada; 1 taza de arroz integral, quinoa o farro cocido con 2 cucharaditas de aceite de oliva.

Tentempiés: batido preparado con 1 plátano pequeño, 1 taza de bebida de soja enriquecida sin azúcar, 1 cucharadita de cacao en polvo sin azúcar y 2 cubitos de hielo; infusión de hierbas y ¼ de taza de pistachos pelados.

En cuanto a los suplementos dietéticos, sugiero tomar vitamina D (de 800 a 1.000 UI) al día, ya que es difícil obtener la cantidad necesaria solo con los alimentos. Si tu ingesta de calcio a través de los alimentos no alcanza los 1.200 mg al día, plantéate la posibilidad de tomar un suplemento (un máximo de 500 mg en cada dosis, ya que el cuerpo no puede absorber más).

ADAPTÓGENOS: LA ÚLTIMA NOVEDAD

Los adaptógenos, de los que tanto se habla últimamente en el mundo del bienestar, constituyen una clase de plantas no tóxicas (sobre todo hierbas y raíces) que, según se cree, proporcionan al cuerpo lo que necesita para manejar mejor el estrés físico y mental. Se utilizan desde hace mucho tiempo en las tradiciones médicas de China y el ayurveda, y aunque se cree que cada adaptógeno actúa de manera ligeramente distinta, todos recalibran la respuesta del organismo al estrés. Entre los adaptógenos más investigados figuran los siguientes:

- la ashwagandha, una hierba ayurvédica utilizada para tratar el estrés, la ansiedad, la fatiga, los trastornos del sueño y los problemas de concentración;
- el ginseng asiático, que se emplea principalmente para recuperar la energía y mejorar el estado de ánimo y el rendimiento mental;
- la rodiola, una hierba utilizada para aliviar el estrés y la fatiga general, la ansiedad, el dolor de cabeza y la depresión.

En la actualidad podemos encontrar adaptógenos en suplementos, en polvo o en infusiones, tónicos y extractos, en internet o en tiendas especializadas en alimentación saludable y parafarmacias. Ten en cuenta que no están regulados por la Administración de Alimentos y Medicamentos, por lo que es una cuestión de comprar estos productos por tu cuenta y riesgo, como ocurre con otros suplementos. Algunos adaptógenos pueden ejercer efectos problemáticos en el azúcar en la sangre, la presión arterial o los niveles de hormona tiroidea; por tanto, si padeces alguna enfermedad crónica o tomas medicación de forma habitual, consulta con tu médico antes de tomar adaptógenos.

Recomendaciones sobre el ejercicio físico

En lo que respecta a la actividad física y la mente, el mejor tipo de ejercicio es el que se practica con regularidad. Dicho esto, existen pruebas sustanciales de que el ejercicio aeróbico de intensidad moderada ayuda a mitigar los síntomas de la depresión, en parte porque disminuye los niveles de citoquinas proinflamatorias,[25] pero también porque aumenta el volumen[26] en zonas clave del cerebro, incluido el hipocampo, la corteza prefrontal y la cingulada anterior. De hecho, se ha demostrado que el ejercicio aeróbico regular mejora el trastorno depresivo mayor tanto como los antidepresivos (y presenta tasas de remisión similares al cabo de un año). También existen pruebas de que el ejercicio podría aumentar los beneficios del uso de antidepresivos.[27] Es más: una investigación[28] revela que las mujeres que realizan actividad física regular en la mediana edad tienen mejor autoestima, y eso podría ejercer un efecto positivo general en su salud mental.

A corto plazo, el ejercicio de intensidad moderada o alta estimula la liberación de endorfinas (las sustancias que generan bienestar), que pueden ponerte de buen humor (o al menos de mejor humor) justo después de entrenar. Por el contrario, el ejercicio aeróbico de baja intensidad desencadena la liberación de factores neurotróficos (o de crecimiento) que provocan el desarrollo de células nerviosas y nuevas conexiones incluso a medida que envejecemos.[29] Esta mejora de la función cerebral puede ser de gran ayuda para las mujeres que experimentan niebla mental menopáusica. Además, puede conducir a un estado de ánimo más optimista para todas porque, cuando el funcionamiento cognitivo es más agudo, nos sentimos mejor. Se ha demostrado que el ejercicio regular protege contra el deterioro cognitivo vinculado a la edad.[30] No obstante, ten en cuenta que la constancia es la clave para obtener estos beneficios mentales y emocionales. Un entrenamiento aislado no te ayudará a conseguir un efecto duradero.

Lo mejor es empezar con actividades físicas, intensidades y duraciones con las que te sientas cómoda e ir aumentando poco a poco. Si incluyes actividades de intensidad moderada y alta (como *spinning* o correr), además de otras de menor intensidad (como caminar), maximizarás la liberación de diferentes sustancias químicas cerebrales capaces de mejorar tu estado de ánimo y tu funcionamiento mental. Y si varías las actividades, lograrás que tu vida deportiva resulte interesante y completa tanto para el cuerpo como para la mente.

La investigación revela, por ejemplo, que el ejercicio acuático[31] se asocia con una disminución de los síntomas depresivos y mejoras en la calidad de vida de las mujeres tras un periodo de doce semanas. Se ha descubierto que un programa de caminar con podómetro[32] ejerce un efecto positivo sobre la depresión, el insomnio y la ansiedad en mujeres posmenopáusicas tras ocho semanas. El pilates[33] produce mejoras significativas en la calidad del sueño, la ansiedad, la depresión y la fatiga en mujeres menopáusicas tras doce semanas de práctica. Y las mujeres posmenopáusicas que participaron en una práctica de hatha yoga durante doce semanas mostraron una reducción significativa de sus niveles de estrés y sus síntomas depresivos, y una mejora de su calidad de vida.[34] ¡Ya te haces una idea!

Numerosas actividades físicas distintas pueden tener efectos positivos en tu estado de ánimo y tu actitud. Mi consejo es que encuentres una, dos o tres que te gusten y que practiques algún tipo de ejercicio al menos cinco veces por semana.

Mejorar el estado mental

Como hemos visto, el tipo de menopausia que altera la mente puede suponer un gran bajón para tu estado de ánimo, tu actitud y tu memoria. Mientras tratas tus síntomas desde varios frentes (medicación, terapia, hormonas, cambios en la dieta, ejercicio y hacer del sueño una prioridad), también puedes tomar medidas para aprovechar el poder de tu mente y darle un buen uso a fin de mejorar tu estado de ánimo y tu función cognitiva. Para ello te recomiendo las siguientes estrategias:

- *Apúntate a un programa de mindfulness.* Se ha demostrado que los programas de reducción del estrés basados en el mindfulness (MBSR, por sus siglas en inglés) resultan de ayuda frente a diversas condiciones físicas y psicológicas. Un estudio publicado en un número de 2018 de *Scientific Reports*[35] reveló que la MBSR puede tener un efecto significativo en la reducción de la depresión y la ansiedad asociadas con la transición menopáusica. Al combinar la meditación mindfulness con yoga, ejercicios de escaneo corporal y estrategias cognitivas, la MBSR puede ayudarte a reconocer tus pensamientos, sentimientos y sensaciones corporales al tiempo que desarrollas una conciencia sin reacciones y aprendes a aceptarlos. Se trata de aliviar la intensidad de las emociones negativas. Puedes encontrar programas de MBSR en internet o en centros de salud y bienestar.

- *Deja de rumiar.* Cuando te sientes deprimida o ansiosa, es fácil caer en un patrón en el que das vueltas sin parar a los acontecimientos perturbadores o los retos difíciles. Es posible que pienses que estás tomando la iniciativa para resolver tus problemas, pero podrías estar incurriendo en un hábito que te llevaría a caer en una espiral depresiva. Esto se debe a que la rumia, o pensar demasiado, «mantiene o empeora la tristeza, fomenta el pensamiento negativo, afecta a la capacidad para resolver problemas, agota la motivación e interfiere en la concentración y la iniciativa» según Sonja Lyubomirsky, profesora de Psicología en la Universidad de California, Riverside, y autora de *La ciencia de la felicidad.* Una investigación[36] revela incluso que la rumia depresiva afecta a la velocidad del procesamiento cognitivo y a la función ejecutiva. Las claves para acabar con el hábito de la rumia consisten en reconocerla cuando tiene lugar o distraerte cuando te sientas inclinada a hacerlo; fijar un momento para resolver problemas más tarde (por ejemplo, de quince a veinte minutos, pero no antes de irte a la cama; cuando llegue la hora, saca todas las ideas que se te ocurran, pero ponte una alarma para que te avise de que debes parar). En el caso de los problemas que no se puedan resolver o mejorar, adopta una postura de aceptación.

- *Prueba la musicoterapia.* Una investigación reciente[37] demuestra que la musicoterapia (escuchar música con atención al menos tres veces por semana) puede ayudar a reducir la depresión y otros síntomas de la menopausia al cabo de seis semanas. La idea de que escuchar música puede ser terapéutico no es nueva; al fin y al cabo, sabemos que estimula la liberación de neurotransmisores del bienestar (como la dopamina, la serotonina y las endorfinas) y de la hormona oxitocina, al tiempo que reduce el nivel de hormonas del estrés (como el cortisol) en circulación. Sin embargo, este es uno de los primeros estudios que demuestran que puede ayudar con los síntomas emocionales de las mujeres durante la transición menopáusica. Por tanto, ponte música que te guste y deja que te envuelva.

- *En contacto con la naturaleza.* Pasear por un sendero natural o hacer una excursión por el bosque supone un buen comienzo, pero puedes incrementar los beneficios para la salud mental si involucras todos tus sentidos en la experiencia. ¿Cómo? Prestando atención a las vistas, los sonidos, los aromas y las sensaciones táctiles que te rodean. Esta es la piedra angular de los baños de bosque (o *shinrin-yoku*), una práctica de senderismo japonesa que ha demostrado tener una serie de efectos reductores del estrés y beneficiosos para la salud, incluido el alivio de la depresión.[38] Estas ventajas no nos sorprenden, ya que podrás contemplar plantas y fractales (patrones de formas repetidas de distintos tamaños que abundan en la naturaleza), que envían mensajes relajantes al cerebro. Podrás oler los fitoncidas, que son partículas aromáticas emitidas por las plantas y los árboles. Y oirás sonidos relajantes como el canto de los pájaros, el susurro del viento en los árboles y, tal vez, el murmullo de un arroyo. Déjate impregnar por todos esos estímulos sensoriales.
- *Descarga tus listas de tareas pendientes.* En lugar de presionar continuamente a tu mente y tu memoria para que lleven el registro de lo que tienes que hacer, comprar o reparar, escríbelo. Tanto si prefieres las notas escritas a mano como las listas en un dispositivo digital, puedes quitarle presión a tu mente agobiada haciendo listas y notas, y recurriendo a calendarios y otras herramientas de planificación para estar al día. ¡Te harás un favor!
- *Minimiza las distracciones.* Además de comprometer tu capacidad para realizar y acabar quehaceres, la multitarea (realizar varias

tareas de forma simultánea) reduce la conciencia del rendimiento en estas (en términos técnicos, tu sensibilidad metacognitiva).[39] Esto significa que es posible que ni siquiera sepas lo que no estás haciendo bien cuando tu atención está dividida. Por eso conviene intentar minimizar las distracciones y centrarte en hacer una sola cosa a la vez si tienes problemas de memoria o de atención. Este enfoque te ayudará a mejorar tu rendimiento y tu productividad al tiempo que alivias la presión cognitiva que podrías sentir.

- *Prueba el tapping.* Estudios científicos[40] demuestran que el *tapping*, una técnica de liberación emocional también conocida como *acupresión psicológica*, reduce la ansiedad, el estrés, el trastorno de estrés postraumático, la depresión y los antojos. Mediante golpecitos con las yemas de los dedos en la frente o en el lateral de la mano mientras respiras profundamente, identificas el problema y repites una afirmación (por ejemplo, «estoy bien» o «soy suficiente»), puedes darte un respiro mental, distraerte de forma positiva y estimular las vías energéticas del cuerpo (meridianos) en cuestión de minutos. En internet encontrarás tutoriales que explican cómo se hace. Lo mejor de todo es que puedes hacer *tapping* en cualquier sitio: las herramientas necesarias están siempre a mano.

- *Utiliza una aplicación para tranquilizarte.* En la actualidad puedes encontrar aplicaciones para casi todo, incluidos varios aspectos del bienestar psicológico y emocional. Tanto si tienes un iPhone como un teléfono con sistema Android, podrás descargarte una aplicación que te ayude a calmarte y desestresarte. Estas son algunas de las que recomiendo: Calm (para conciliar el sueño), Headspace (para aprender mindfulness y reducir el estrés y la ansiedad), Mindfulness App (que ofrece varias meditaciones guiadas) y MyLife Meditation (que puede ayudarte a gestionar tus emociones en tiempo real).

En este punto es importante que recordemos algo: los efectos emocionales y cognitivos que experimentas con el tipo de menopausia que altera la mente tienden a disminuir, al menos ligeramente, a medida que tu cerebro posmenopáusico se adapta a la falta de estrógeno.[41] De hecho, una investigación[42] revela que, con el tiempo, muchas mujeres que sufren problemas de rendimiento cognitivo durante la transición menopáusica alcanzan los niveles premenopáusicos en memoria verbal, memoria funcional y velocidad del procesamiento de la información. En otras palabras, el tiempo puede ayudar a aliviar esas dificultades.

Mientras tanto, las estrategias descritas en este capítulo y en la lista de consejos del capítulo 12 te ayudarán a personalizar el tratamiento para todos tus síntomas. Recuerda que el objetivo consiste en ayudarte a recuperar tu equilibrio físico, emocional y mental para que vuelvas a sentirte tú misma. Con paciencia, flexibilidad y creatividad, estoy segura de que podremos conseguirlo.

Capítulo 9
LA MENOPAUSIA QUE PARECE NO TENER FIN

Para algunas mujeres, una de las estrategias que les ayuda a sortear los baches del camino de la menopausia consiste en tener presente que, en realidad, se trata de una fase de la vida y que, con el tiempo, los síntomas perturbadores se desvanecerán en el pasado. Pero... ¿y si no es así? Lo cierto es que algunas mujeres tienen uno o dos síntomas, como sofocos ocasionales, sequedad vaginal persistente o libido baja, o síntomas menos comunes como mareos, cambios olfativos (como percibir malos olores) o sus propios cambios en el olor corporal que comienzan en la menopausia y parecen no desaparecer nunca. Por lo general, estas mujeres asumen que esos síntomas se desvanecerán, y el hecho de que no sean terriblemente molestos hace que no ocupen un puesto alto en su lista de prioridades que tratar. Sin embargo, incluso con solo uno o dos síntomas menopáusicos desagradables, las mujeres no deben sentirse avergonzadas, tontas o como que molestan a su médico por planteárselos. Creo firmemente que cada mujer merece sentirse y funcionar lo mejor posible, con independencia de lo que le ocurra hormonalmente.

Recuerdo a Marian, que tenía sesenta y cuatro años cuando vino a mi consulta por primera vez. Tuvo la menopausia a los cincuenta y sufría sofocos ocasionales y sequedad vaginal, pero como madre trabajadora con tres adolescentes, estaba demasiado ocupada para buscar tratamiento. Al final probó con suplementos dietéticos y remedios a base de hierbas para los sofocos, pero continuaron yendo y viniendo durante muchos años. Lo que más le molestaba a Marian era la sequedad vaginal persistente y el dolor durante las relaciones sexuales, aunque también tenía algo de incontinencia urinaria e infecciones frecuentes de las vías urinarias (ITU). Estos síntomas eran tan severos que llevaba un par de años evitando el sexo con su marido, algo decepcionante y frustrante para ambos.

Cuando Marian vino a verme, hablamos de sus síntomas y sus preferencias, y decidimos tratar el problema de la sequedad con una crema vaginal de estrógeno por la noche durante dos semanas; posteriormente, tendría que reducir la dosis a un programa de mantenimiento, dos o tres veces por semana por la noche. También empezó a realizar terapia de suelo pélvico como ayuda para el coito doloroso y a utilizar dilatadores vaginales para expandir delicadamente su tenso tejido vaginal y relajar los músculos del suelo pélvico para que las relaciones sexuales le resultasen más cómodas. Para tratar los sofocos y la incontinencia empezó a tomar oxibutinina, un fármaco anticolinérgico que se utiliza para la vejiga hiperactiva. Con estas medidas, de cuatro a seis meses después pudo volver a tener relaciones sexuales sin dolor y me informó de una mejora de casi el 100 % de las ITU y del 75 % de los sofocos.

Los síntomas persistentes de la menopausia pueden afectar a la calidad de vida, la capacidad de funcionar y el estado de ánimo de la mujer. Un estudio realizado en 2015[1] con más de siete mil mujeres posmenopáusicas de Estados Unidos y Europa halló que la presencia de síntomas entre moderados y severos de atrofia vulvovaginal (ahora denominada *síndrome genitourinario de la menopausia*, SGM), específicamente sequedad vaginal, irritación y dolor durante las relaciones sexuales, se asociaba con una disminución clínicamente significativa de la calidad de vida, comparable a la observada en enfermedades como la artritis, la enfermedad pulmonar obstructiva crónica, el asma y el síndrome del intestino irritable. Por su parte, un estudio publicado en 2020 en la revista *Menopause*[2] encontró que las mujeres con atrofia vulvovaginal (o SGM) presentan mayores tasas de depresión y ansiedad después de la menopausia. Las consecuencias pueden ser significativas.

Además, la calidad del sueño de la mujer durante la transición menopáusica puede tener efectos duraderos en la calidad del sueño y en su funcionalidad física después de la menopausia y en la vejez: un estudio publicado en 2021 en la revista *Sleep*[3] reveló que las mujeres con síntomas de insomnio acusados y constantes (entre otros, problemas para conciliar el sueño, despertares nocturnos frecuentes y despertarse temprano por la mañana) presentaban una velocidad de marcha más lenta al caminar que aquellas con pocos síntomas de insomnio. Y eso supone una señal preocupante de su salud y su funcionalidad futuras. Otra investigación[4] relaciona los trastornos del sueño en la menopausia con el insomnio persistente y diversos trastornos físicos, cognitivos y emocionales. ¡El efecto dominó es considerable!

Parte del problema es que algunas mujeres con el tipo de menopausia que parece no tener fin caen en la trampa de pensar que no se puede hacer nada con sus síntomas persistentes porque forman parte inevitable del envejecimiento. Por ejemplo, un estudio realizado en 2021[5] reveló que, aunque los síntomas genitourinarios — como la sequedad vaginal, la irritación, el picor y la dispareunia (coito doloroso)— son bastante habituales durante la transición menopáusica, muchas mujeres desconocen su relación con la menopausia y sus opciones de tratamiento. Esto resulta especialmente negativo porque, a diferencia de la mayoría de los síntomas menopáusicos, que remiten de forma natural con el tiempo, estos síntomas pueden persistir durante el resto de la vida de la mujer afectada si no los trata. Y cuando las mujeres experimentan síntomas urogenitales severos durante o después de la transición menopáusica, suelen tener una función sexual más deficiente, y eso incluye problemas con la lubricación, la satisfacción, la excitación y el orgasmo, tal como revela una investigación.[6]

Otra trampa en la que caen algunas mujeres consiste en asumir que sus síntomas menopáusicos acabarán desapareciendo (tienen que hacerlo, ¿no?), de modo que intentan sonreír y soportarlos. Sin embargo, los años pasan y apenas se producen cambios significativos en esos síntomas. Es importante recordar que, aunque la duración media de los síntomas de la menopausia es de cinco a siete años, en torno al 10 % de las mujeres los padecen durante más tiempo.

Para ser sinceros, no sabemos a ciencia cierta por qué algunas mujeres experimentan síntomas menopáusicos persistentes y otras no. Podría ser que los receptores de estrógeno de algunas mujeres simplemente no reciban la información de que ya no son necesarios, de modo que continúan funcionando en busca de estrógeno. También podría existir un componente genético. Y las investigaciones están revelando otros factores de riesgo. En un estudio[7] en el que participaron más de tres mil mujeres, los investigadores de la Escuela de Medicina Wake Forest de Winston-Salem (Carolina del Norte) descubrieron que las mujeres que empezaban a experimentar sofocos y sudores nocturnos durante la perimenopausia tenían más probabilidades de sufrir esos síntomas vasomotores con frecuencia (y durante más de siete años: ¡en algunos casos, cerca de doce años!). Este estudio también reveló que las mujeres que afirmaron sentirse más estresadas y más sensibles a esos síntomas vasomotores tenían más probabilidades de sufrir unos efectos duraderos. Y lo mismo ocurría en el caso de las mujeres con más síntomas de depresión y ansiedad cuando comenzaron esos síntomas. Además, algunas pruebas sugieren que las fumadoras (o exfumadoras) o las mujeres con sobrepeso tienen más probabilidades de sufrir síntomas vasomotores persistentes o duraderos.

Otra trampa más en la que caen las mujeres es que no consiguen concertar una cita con el médico para ellas porque están demasiado ocupadas cuidando de todos los que las rodean al tiempo que hacen malabares con el trabajo y las responsabilidades domésticas. Algunas de estas mujeres se enfrentan a la presión de tener que atender a sus padres mayores u otros parientes, a hijos en edad de crecimiento (con sus necesidades y sus actividades) y, en ocasiones, a sus parejas. Esa red de cuidados puede hacer que se sientan desbordadas y con poco tiempo o energía para el autocuidado. Se trata de un fenómeno conocido como *sobrecarga de roles* o *efecto desbordamiento*. Una investigación[8] ha descubierto que, a veces, son las circunstancias sociales de la vida de las mujeres y su estrés cotidiano los que ejercen un efecto más acusado en su salud en la mediana edad que la gravedad de los sofocos.

Además, existe un subtipo de menopausia que parece no tener fin que yo llamo el tipo bumerán: síntomas como los sofocos, los sudores nocturnos y los trastornos del sueño pueden desaparecer durante un tiempo para volver más tarde. A veces, su regreso es estacional; en otras ocasiones, el momento de la reaparición parece aleatorio. No sabemos por qué ocurre. Una teoría es que la flexibilidad en la regulación de la temperatura corporal se reduce cuando las mujeres pierden estrógeno en la menopausia, pero después el sistema puede recuperar parte de esa flexibilidad (y eso podría provocar las idas y venidas de los síntomas menopáusicos). Otra posibilidad sería que el patrón bumerán guarde relación con la reactivación de los receptores de estrógeno, tal vez por los cambios en los niveles de estrés o en los patrones de sueño de la mujer afectada. Nos queda mucho por aprender acerca de este fenómeno.

ENTREMOS EN DETALLES

Vamos a analizar más de cerca algunos de los síntomas más comunes del tipo de menopausia que parece no tener fin. No es, ni mucho menos, una lista completa de los síntomas que pueden alargarse más tiempo de lo esperado: se trata, simplemente, de los problemas que veo a menudo en mi consulta.

Incontinencia urinaria. Puede empezar con una gota o un goteo, tal vez al toser, estornudar, reírte o levantar pesas, o incluso durante el acto sexual. Cuando una mujer empieza a perder orina con frecuencia o con la cantidad suficiente para que se convierta en una verdadera molestia, se considera incontinencia (o pérdida del control de la vejiga). Este problema resulta sorprendentemente frecuente: afecta a más del 50 % de las mujeres después de la menopausia.[9]

Existen dos tipos principales (hay más) de incontinencia urinaria: la incontinencia de esfuerzo y la incontinencia de urgencia.[10] La primera se caracteriza por la pérdida de orina cuando aumenta la presión abdominal (al toser, estornudar, agacharse, etcétera). El aumento de peso puede empeorar la incontinencia de esfuerzo, y cuando las mujeres pierden estrógenos durante la transición menopáusica, puede producirse un debilitamiento de los músculos del suelo pélvico que incrementaría el riesgo de pérdidas de orina.

Por el contrario, la incontinencia de urgencia refleja una pérdida involuntaria de orina que puede producirse cuando una mujer tiene esa sensación repentina e imperante de que tiene que ir al baño y no llega a tiempo. Es el resultado de un desequilibrio entre los mecanismos inhibidores y los de excitación en el músculo detrusor de la pared de la vejiga, que se contrae para expulsar la orina y se relaja para mantenerla almacenada. La incontinencia de urgencia (también conocida como *vejiga hiperactiva*)[11] puede ser el resultado de algún trastorno neurológico o irritación crónica de la vejiga (que podría deberse a intentar ir al baño cuando en realidad no es necesario), pero en ocasiones las causas no están claras.

Para ambos tipos de incontinencia existen varias opciones de tratamiento que pueden servir de ayuda: por ejemplo, el entrenamiento de la vejiga, el entrenamiento muscular del suelo pélvico (¡hola, ejercicios de Kegel!), la biorretroalimentación y la estimulación pélvica, y la medicación. Si no tienes pérdidas constantes, te recomiendo que lleves encima una muda de ropa interior de repuesto, ya que su función consiste en proteger los pantalones. Si utilizas salvaslips a diario para ir sobre seguro, es probable que los labios vaginales acaben irritados. Si pierdes una buena cantidad de orina con frecuencia, te recomiendo que acudas a un uroginecólogo a fin de intentar encontrar un tratamiento adecuado para tu forma de incontinencia.

Cuando Mónica, una agente inmobiliaria de sesenta años, acudió a mi consulta, tenía infecciones urinarias recurrentes, sensación de quemazón al orinar y síntomas de incontinencia cada vez que entraba en casa. En cuanto abría la puerta, tenía que ir corriendo al baño; a veces llegaba a tiempo y otras veces perdía unas gotas antes de llegar. Aquella situación la frustraba enormemente. Incluso evitaba las relaciones sexuales con su marido por miedo a las pérdidas de orina.

Mónica llevaba compresas grandes todos los días porque, de lo contrario, su ropa interior acababa mojada al final de la jornada.

Para tratar sus ITU recurrentes, empezamos con unos óvulos vaginales de estradiol cada noche durante dos semanas, y después redujimos la dosis a dos veces por semana. Al disminuir el pH de la zona genitourinaria a un ambiente más ácido que resulta inhóspito para las bacterias, el estrógeno disminuye el riesgo de padecer infecciones urinarias. Convencí a Mónica para que dejase de utilizar compresas y salvaslips de forma habitual, porque la humedad que acumulan puede crear un caldo de cultivo para infecciones por hongos o bacterias, además de irritar los labios y la uretra. Le recomendé que se comprase bragas menstruales confeccionada con capas de tejido que absorbe la humedad y protegen de fugas, manchas y olores. También la envié a un fisioterapeuta especializado en suelo pélvico para reeducar su cerebro y evitar las pérdidas cuando oye el sonido de agua corriendo u otros desencadenantes. En ocho semanas, sus síntomas de ardor al orinar mejoraron considerablemente y empezó a trabajar con un uroginecólogo (que es lo que le recomendé) en lo que me parecía incontinencia de esfuerzo o mixta. Le expliqué que no tenía por qué aceptar el hecho de tener pérdidas de orina.

Problemas sexuales. Si tu libido desaparece (o disminuye) y no piensas en el sexo ni tienes fantasías, y eso te molesta, es posible que hayas desarrollado un trastorno del deseo sexual hipoactivo (TDSH), que se da en aproximadamente el 12 % de las mujeres de cuarenta y cinco a sesenta y cuatro años.[12] Una de las claves para llegar a este diagnóstico es que la libido baja que no provoca un malestar considerable (ni a ti ni en tu relación) no supone un problema. Tiene que ser una molestia. En mi consulta, muchas mujeres con esos síntomas me explican que echan de menos esa parte sexual de ellas mismas o que la situación es tan molesta para su pareja o su relación que quieren hacer algo al respecto.

La falta de libido puede producirse en esta etapa de la vida por un par de razones. En primer lugar, tenemos la pérdida de estrógeno y testosterona que se produce con la llegada de la menopausia, y que puede disminuir el deseo sexual. En segundo lugar, existe una especie de interruptor evolutivo que puede apagar o atenuar el deseo sexual cuando desaparece la facultad de tener hijos. Ya no se necesita para propagar la especie porque una mujer posmenopáusica no tiene esa capacidad. Además, cuando la vida de la mujer se ve envuelta por exigencias que llegan desde numerosas direcciones (trabajo, varias generaciones familiares, etcétera), puede pasar factura a su libido. Otro factor que puede contribuir: según una investigación,[13] la disfunción eréctil (cada vez más frecuente a mayor edad) puede provocar una disminución del deseo sexual en la mujer. Realmente se necesitan dos para que las cosas funcionen en el dormitorio.

El problema es el siguiente: cuanto más tiempo pases sin tener relaciones sexuales o con falta de deseo sexual, más difícil puede ser que regrese de forma natural. Afortunadamente, disponemos de opciones para ayudarte a recuperar esa agradable sensación.

Tia, de sesenta y seis años, vino a verme después de que sus hijos se independizasen porque su pareja deseaba reavivar su vida sexual. Tia se dio cuenta de que hacía mucho tiempo que el sexo había dejado de resultarle interesante o placentero. Y me aseguró que no le importaría no volver a tener relaciones sexuales, pero que a su pareja no le sentaría nada bien. Le hice algunas preguntas sobre el estado de su relación y me explicó que sentía que se trataba de una relación de amor y confianza, así que ese no era el problema. A continuación, analizamos varias estrategias. La animé a que se descargara una aplicación que trata diversos aspectos de la salud sexual de la mujer, y que empezase a leer algo de erotismo suave para reeducar a su cerebro sobre el sexo (y recordar que puede ser divertido).

También la animé a empezar a tocarse poco a poco (por ejemplo, cogiéndose de la mano y recibiendo masajes de su pareja), porque se había dado cuenta de que hacía mucho que no se abrazaban o dedicaban un rato a los preliminares. A raíz de esta práctica se dio cuenta de que empezaba a pensar un poco en el sexo. Después hablamos de que planificar el sexo o los momentos íntimos suele ser la mejor manera de volver a empezar, no dejar las cosas en manos de la espontaneidad.

La situación empezó a animarse en el dormitorio, pero Tia experimentaba un dolor moderado durante el coito. Le receté una aplicación de crema vaginal Premarin dos veces por semana, por la noche, y un humectante vaginal para el resto de noches. Con eso logró tener relaciones sexuales con penetración sin molestias, pero era incapaz de llegar al orgasmo, lo que suponía un cambio con respecto a sus años de juventud. Después de probar un par de juguetes sexuales sin mucho éxito, le sugerí que lo intentara con un preparado de testosterona tópica en dosis muy bajas, dos veces por semana, para mejorar el flujo sanguíneo en los labios y el clítoris. Esta solución la ayudó con sus orgasmos, y aunque no eran tan potentes como a sus veintisiete años, se sintió feliz por las mejoras en su excitación sexual y su placer.

Síndrome genitourinario de la menopausia (SGM). Con este síndrome[14] pueden producirse diversos cambios y síntomas en el tejido vaginal y vulvar, así como en las vías urinarias (incluidas la vejiga y la uretra). Debido a la pérdida de estrógenos y a los cambios en el nivel de pH del tejido, que reduce la producción de humectantes y lubricantes naturales, el propio tejido pierde grosor, se seca y resulta menos elástico después de la menopausia. Todo esto puede provocar desgarros y hemorragias durante las relaciones sexuales o infecciones urinarias (ITU) frecuentes. En algunos casos, la mujer puede tener la sensación de que padece una ITU porque la orina ácida irrita la uretra seca, incluso aunque no dé positivo en infección.

En un problema relacionado de forma tangencial, algunas mujeres menopáusicas se levantan varias veces por la noche para orinar (una condición llamada *nocturia*). Puede producirse como resultado de la pérdida de estrógenos y el debilitamiento del suelo pélvico. Además de ser molestos y perjudiciales en sí mismos, estos despertares pueden hacer que algunas mujeres tengan problemas para volver a dormirse, lo que a su vez provocaría falta de sueño o un descanso de mala calidad mantenido en el tiempo. Y todo eso puede tener consecuencias desastrosas para su estado y su funcionamiento durante el día.

Hipertonía pélvica. A primera vista, puede parecer algo positivo; al fin y al cabo, el tono muscular es un objetivo muy codiciado en el entrenamiento de fuerza. En este caso, sin embargo, la hipertonía pélvica hace referencia a una disfunción que se produce cuando hay demasiada tensión en los músculos del suelo pélvico. El objetivo es poder relajar y tensar los músculos del suelo pélvico a voluntad. Un tono pélvico elevado implica una tensión involuntaria de esos músculos, y puede afectar a la salud sexual de la mujer: el coito, o incluso un examen pélvico, podría resultarle incómodo. Es posible que te des cuenta de que tienes hipertonía pélvica si notas que al intentar tener sexo o introducirte un juguete sexual, sientes como si estuvieses apretando los músculos para expulsar el pene o el juguete. Tal vez lo haces porque sabes que te va a doler, o quizás te sale de manera involuntaria (lo que podría ser una señal de vaginismo, un trastorno que implica la tensión o la contracción involuntaria de los músculos que rodean la vagina).

INTRODUCCIÓN A LOS EJERCICIOS DE KEGEL

Para obtener los beneficios del fortalecimiento del suelo pélvico que aportan los ejercicios de Kegel, es necesario realizarlos correctamente (no todo el mundo lo hace).[15] En otras palabras, tienes que localizar los músculos que hay que contraer y relajar. Una forma de hacerlo consiste en cortar el chorro de orina mientras haces pis; si puedes hacerlo, habrás identificado los músculos correctos. Pero no lo hagas a menudo, porque puede provocar un vaciado incompleto de la vejiga, y aumentar así el riesgo de ITU.

El siguiente paso consiste en realizar los ejercicios de Kegel con la vejiga vacía. Puedes hacerlos en cualquier posición (tumbada, sentada o de pie), concentrándote en tensar únicamente los músculos del suelo pélvico (no los del abdomen, los muslos o las nalgas). Mantén las contracciones durante dos o tres segundos y relaja. Realiza al menos tres series de diez a quince repeticiones cada día. No te excedas: estos músculos pueden sufrir las consecuencias del sobreentrenamiento y la fatiga como los demás músculos.

Si tienes problemas para aislar los músculos adecuados, pide orientación a tu médico. En algunos casos, los conos vaginales, la biorretroalimentación o la fisioterapia del suelo pélvico pueden ayudar a perfeccionar la técnica.

TOMAR DECISIONES SOBRE EL TRATAMIENTO

En el caso de los síntomas de la menopausia persistente, el tratamiento depende por completo de los síntomas molestos. Si esos síntomas interminables incluyen sofocos, sudores nocturnos o problemas genitourinarios severos, la terapia hormonal (TH) podría ser una opción. Antes existía un límite de tiempo para tomar terapia hormonal, pero ya no es del todo así; ahora la cuestión del tiempo depende del momento en que la mujer empiece a utilizar la terapia hormonal sistémica. En la actualidad, para una seguridad óptima, el punto de vista predominante es que la TH puede iniciarse en mujeres sanas sintomáticas dentro de los diez años posteriores a la menopausia o menores de sesenta años y que no presenten contraindicaciones,[16] según la Sociedad Norteamericana de la Menopausia (NAMS). En términos prácticos, esto significa que si la terapia hormonal sistémica se inicia dentro de ese plazo de diez años, no existe un límite de tiempo absoluto siempre y cuando tu médico te autorice a seguir con la TH.

En lo que respecta al tipo de menopausia que parece no tener fin, prolongar el uso de TH «con la dosis efectiva más baja resulta aceptable en algunas circunstancias, como el caso de la mujer con síntomas menopáusicos molestos persistentes», según una declaración de posición de la NAMS. «El uso de la TH debe ser individual y no se interrumpirá únicamente en función de la edad de la mujer». En este punto realmente entra en juego la toma de decisiones compartida.

En mi consulta trato a algunas mujeres que quieren dejar la TH, en cuyo caso podemos reducir la dosis poco a poco o dejarla de golpe. La verdad es que si los sofocos van a reaparecer después de dejar la TH, no importa si la dejas de manera progresiva o de golpe. Si me dan a elegir, en ocasiones me inclino por el enfoque progresivo porque así podemos averiguar si la mujer se sentirá bien con una dosis más baja. Si reaparecen los sofocos, podemos decidir entre intentar controlarlos volviendo a la dosis anterior de TH o con modificaciones del estilo de vida (o con suplementos si son leves).

Si los síntomas persistentes de una mujer no pertenecen a las categorías vasomotora o del síndrome genitourinario, existen medicamentos orales que pueden servir para tratar sus síntomas. En algunos casos podrían resultar beneficiosos varios tipos de terapia, como la biorretroalimentación, la fisioterapia del suelo pélvico y la terapia cognitivo-conductual para el insomnio (TCC-I).[17] Y las modificaciones del estilo de vida pueden marcar la diferencia. La buena noticia es que existe ayuda para los síntomas menopáusicos que duran y duran y duran.

PLANES DE TRATAMIENTO DE REFERENCIA PARA EL TIPO DE MENOPAUSIA QUE PARECE NO TENER FIN

A continuación veremos dos planes de tratamiento de referencia para mujeres con el tipo de menopausia que parece no tener fin. El primer plan se centra en el uso de la terapia hormonal (TH); el segundo aborda el tratamiento de los síntomas sin hormonas. Sea cual sea el plan que elijas, también encontrarás recomendaciones para introducir cambios en el estilo de vida que resultan adecuadas para todas las mujeres con este tipo de menopausia. Ten en cuenta que si padeces síntomas adicionales que no se alivian con estas recomendaciones, puedes elegir de la extensa lista de soluciones orientadas a los síntomas que encontrarás en el capítulo 12 para aliviar lo que todavía te molesta. El objetivo es que el plan te funcione.

Plan A: Uso de terapia hormonal

Las mujeres con sofocos, sudores nocturnos o síntomas genitourinarios aparentemente interminables que quieran utilizar terapia hormonal y no presenten contraindicaciones cuentan con algunas opciones. Podrían empezar con un parche semanal de estrógeno a una dosis baja (0,025 o 0,0375 mg) y añadir 100 mg de progesterona oral por la noche en caso de tener el útero intacto. Esta dosis es inferior a la que utilizamos para muchos otros tipos de menopausia (prematura, repentina o desbocada) porque la severidad de los síntomas suele ser menor; un poco de TH es de gran ayuda para aliviar los síntomas persistentes de leves a moderados. Si han pasado más de diez años desde la llegada de la menopausia y los síntomas son severos, podemos mantener una conversación detallada sobre los pros y los contras de comenzar la TH sistémica basándonos en su estado de salud actual y en su historial médico.

Si los síntomas tienen que ver principalmente con la atrofia vaginal o SGM (como la sequedad vaginal y el coito doloroso), yo me plantearía la TH vaginal local con el Estring, un anillo vaginal que libera lentamente una cantidad constante de estrógeno en la vagina durante tres meses. Se puede utilizar en cualquier momento y durante el tiempo que se desee, siempre que se sustituya cada tres meses. Una de las ventajas de este enfoque es que se trata de uno de esos métodos que se colocan y te olvidas; se mantiene en su sitio, no es necesario extraerlo para mantener relaciones sexuales (aunque se puede hacer) y no debe notarse. Si a la mujer no le gusta este método, puede utilizar un supositorio o crema de estrógeno por la noche durante dos semanas y, a continuación, dos o tres veces a la semana por la noche de mantenimiento.

Otra opción de tratamiento a tener en cuenta es el Femring, un anillo vaginal que libera estrógeno durante tres meses; la diferencia es que aporta una dosis más alta de estrógeno que Estring, por lo que se considera una TH sistémica. Y eso significa que puede ser de ayuda con los sofocos, los sudores nocturnos y otros síntomas sistémicos. Si una mujer utiliza un anillo de acetato de estradiol y tiene útero, deberá tomar 100 mg de progesterona oral por la noche para protegerlo. Si los síntomas persistentes consisten en sofocos, sudores nocturnos o repercusiones severas del SGM, el objetivo es que la mujer alcance unos niveles de estrógenos en sangre por debajo de los 40 pg/mL.

Para la falta de libido cabría considerar la aplicación diaria de una dosis muy baja de testosterona tópica en forma de crema o gel en caso de niveles bajos de esta hormona (los niveles de testosterona descienden en la menopausia y acaban siendo demasiado bajos en algunas mujeres). No es necesario tomar TH de estrógeno o progesterona; basta con la testosterona con el único propósito de tratar la falta de libido. El objetivo consiste en utilizar una dosis que esté dentro del rango normal para una mujer y mantener su nivel de testosterona dentro de esa normalidad (pero en el límite superior de lo normal).

Si una mujer tiene problemas con la excitación sexual o el orgasmo, a veces añado una dosis muy baja de una mezcla de estradiol compuesto y testosterona en una crema de aplicación diaria en los labios vaginales y el clítoris. Si el problema es severo, indico a las mujeres que utilicen una cantidad del tamaño de un guisante cada noche durante dos semanas, y después reducimos a días alternos o dos veces por semana. En caso de síntomas más leves, pueden utilizar la crema dos o tres veces por semana, por la noche. Con este tratamiento no se produce un aumento sistémico de los niveles de estrógeno o testosterona.

Plan B: Tratamiento del tipo de menopausia que parece no tener fin sin hormonas

Las mujeres que no tienen un motivo de peso para utilizar la terapia hormonal o que presentan contraindicaciones claras disponen de otros fármacos capaces de tratar sus molestos síntomas persistentes. Dependiendo de los síntomas que den más problemas, estos son algunos tratamientos posibles:

- Para tratar los sofocos severos y persistentes, si han transcurrido más de diez años desde la menopausia, los antidepresivos del grupo de inhibidores selectivos de la recaptación de serotonina (ISRS) e inhibidores de la recaptación de serotonina y norepinefrina (IRSN) se pueden utilizar a dosis bajas fuera de lo indicado. En particular, una investigación[18] ha demostrado que la paroxetina, el escitalopram, el citalopram, la desvenlafaxina y la venlafaxina pueden reducir la frecuencia y la gravedad de los sofocos. Si la mujer no desea tomar un antidepresivo, las alternativas para aliviar los sofocos incluyen la gabapentina (un anticonvulsivo empleado para las neuralgias) y la oxibutinina (indicada para la vejiga hiperactiva).
- Si tienes síntomas severos de atrofia vaginal, como sequedad y dolor durante el coito, un fármaco oral no hormonal llamado *ospemifeno* podría ayudarte. Forma parte de una clase de fármacos llamados *moduladores selectivos de los receptores de estrógenos* (SERM), que significa que ejerce un efecto similar al de los estrógenos solo en determinadas partes del cuerpo. Por ello puede servir de ayuda con los cambios en el tejido vaginal causados por la menopausia sin afectar a otras partes del cuerpo. Como beneficio secundario, puede favorecer la salud ósea.[19] Para la sequedad vaginal, recomiendo a todas las mujeres que utilicen un humectante diario.
- Para la libido baja, la mujer puede tomar flibanserina, un fármaco oral que aumenta la dopamina en el cerebro, y así mejora

el estado de ánimo y la función sexual. Una alternativa es el inyectable bremelanotida, que se puede utilizar según sea necesario.

- Si una mujer presenta hipertonía pélvica o vaginismo, puede plantearse la fisioterapia del suelo pélvico para aprender a relajar o utilizar mejor los músculos de esa zona. En algunos casos implica la realización de ejercicios en la zona media del cuerpo, incluyendo las lumbares y los flexores de la cadera; otras veces, el uso de dilatadores vaginales (dispositivos que pueden ayudar a relajar los músculos tensos del suelo pélvico) mientras se realizan ejercicios específicos puede facilitar el coito. Una vez aprendidos los ejercicios, la mujer puede hacerlos sola en casa (psst: me gusta mucho uno que puede cambiar de tamaño y vibra para incrementar el flujo sanguíneo). En caso de dolor durante el coito, resulta esencial utilizar un lubricante sin receta.

- Si la necesidad de orinar te obliga a ir al baño varias veces por la noche, haz el esfuerzo de reducir la cantidad de líquido (especialmente alcohol y cafeína) que tomas por la noche. También puedes consultar con tu médico sobre la posibilidad de que exista una enfermedad subyacente (como la diabetes) o que un medicamento que estés tomando (como un diurético) sea la causa de esos despertares nocturnos.

PRUEBAS, PRUEBAS

En el caso de algunos síntomas que parecen no tener fin, recomiendo que las afectadas se hagan ciertas pruebas para comprobar si ese malestar persistente se debe a algo más que la menopausia. El hecho de distinguir entre posibles factores causales ayudará a guiar el tratamiento. Estas son mis recomendaciones básicas en este terreno:

- Las mujeres con sofocos excepcionalmente persistentes deberían someterse a una prueba de A1C y TSH para comprobar si hay diabetes y un trastorno de la tiroides, respectivamente. Algunos síntomas de estas enfermedades pueden imitar a los que se observan en la transición menopáusica.
- En caso de dolor continuo o recurrente al orinar, recomiendo un cultivo de orina para comprobar si se debe a una verdadera infección urinaria bacteriana, que debe ser tratada con antibióticos. Si no es así, resulta más probable que esté relacionado con el síndrome genitourinario de la menopausia (SGM), que justifica un enfoque distinto.
- En caso de vaginitis recurrente, la mujer debería someterse a cultivos vaginales para detectar hongos y vaginosis bacteriana, una infección causada por un crecimiento excesivo de las bacterias presentes de forma natural en la vagina. Si alguna de estas pruebas da positivo, será preciso utilizar fármacos específicos.
- Si una mujer tiene incontinencia urinaria de moderada a severa, le recomendaría que acuda a un uroginecólogo para realizar más pruebas y análisis.

INTERVENCIONES EN EL ESTILO DE VIDA

Pautas dietéticas

Dada la variedad de los síntomas persistentes asociados al tipo de menopausia que parece no tener fin, no existe un plan dietético capaz de abordarlos todos. Dicho esto, es importante consumir una cantidad adecuada de proteínas variadas de origen vegetal y animal, y la fibra de cereales integrales, frutas, verduras, legumbres, frutos secos y semillas resulta beneficiosa para la salud en general. Este estilo de alimentación también te ayudará a mantenerte con energía y saciada.

Además, la digestión de las proteínas requiere más energía, lo que puede suponer una ligera ventaja cuando se trata de controlar el peso. Por lo demás, reduce la ingesta de carbohidratos muy refinados, como patatas fritas, galletas y dulces. Además de ayudar a regular el azúcar en sangre, eliminar los carbohidratos ricos en almidón y bajos en nutrientes te ayudará a conseguir y mantener un peso saludable, lo que a su vez podría reducir los sofocos.

Ten en cuenta que el alcohol y la cafeína pueden desencadenar sofocos en algunas mujeres (observa si ejercen este efecto en ti) e impedirte que disfrutes del sueño profundo que necesitas. Si consumes cafeína y alcohol, hazlo con moderación. Evita la cafeína a partir de primera hora de la tarde como máximo, y prescinde de la copa de la noche. Si quieres tomar algo que te ayude a conciliar el sueño, prueba con una infusión caliente de manzanilla, pasiflora o de raíz de valeriana (o la infusión sin cafeína que prefieras).

Veamos algunos nutrientes específicos que pueden ayudar con los diferentes síntomas de la menopausia que parece no tener fin:

- *Isoflavonas de soja*: tienen propiedades similares a las del estrógeno (aunque mucho más débiles que las del estrógeno que produce el cuerpo), lo que significa que podrían ayudar a calmar los sofocos en algunas mujeres. Las isoflavonas de soja se componen principalmente de genisteína y daidzeína. Algunas buenas fuentes alimentarias son el tofu, el miso, el edamame y el tempeh. Otros productos con isoflavonas (no de soja) son los garbanzos, las habas, los pistachos, los cacahuetes, las legumbres y los frutos secos. Los fitoestrógenos (estrógenos de origen vegetal) también están presentes en ciruelas, peras, manzanas, uvas, espinacas, cereales, ajos y cebollas. Una ventaja añadida: las isoflavonas de los alimentos vegetales también favorecen la producción de serotonina, un neurotransmisor (sustancia química del cerebro) que levanta el ánimo.
- *Triptófano, melatonina y B6*: el aminoácido triptófano participa en la producción de melatonina, una hormona que favorece el sue-

ño, y de serotonina. El triptófano es un aminoácido esencial, lo que significa que el cuerpo no puede producirlo, pero podemos obtenerlo de alimentos como la leche, el atún, el pavo, el pollo, el pescado, la avena, los frutos secos y las semillas. La vitamina B6 también es importante para la producción de melatonina. Entre las buenas fuentes de esta vitamina figuran los garbanzos, el atún, el salmón, el pollo, los cereales enriquecidos y el plátano.[20] Puedes consumir melatonina a través de la leche, la avena y los frutos secos (en especial los pistachos), así como guindas, uvas, huevos, kiwis, fresas, pimientos y champiñones.[21]

Este es un ejemplo de un plan de comidas de un día:

DESAYUNO: 1 taza de cereales integrales bajos en grasa (no granola) con 1 taza de bebida de soja enriquecida sin azúcar, 1 plátano.

COMIDA: rollito de pollo con judías: 1 tortilla mediana 100 % integral, 85 gramos de pollo o pavo cocido en lonchas, ¼ de taza de judías negras en conserva (escurridas), ¼ de pimiento rojo en tiras, ¼ de taza de queso cheddar rallado.

CENA: 115 gramos de solomillo de cerdo a la plancha, 1 taza y ½ de brócoli al vapor o asado decorado con 2 cucharaditas de semillas de sésamo, 55 gramos de pan integral crujiente con 1 o 2 cucharaditas de aceite de oliva.

TENTEMPIÉS: ½ taza de judías de soja tostadas ligeramente saladas, 1 taza de yogur griego o *skyr* natural desnatado y 1 taza de frambuesas frescas o descongeladas.

En cuanto a los suplementos dietéticos, sugiero tomar vitamina D (de 800 a 1.000 UI) al día porque resulta difícil obtener la cantidad suficiente de los alimentos. Si tu ingesta de calcio a través de los alimentos no alcanza los 1.200 mg al día, plantéate la posibilidad de tomar un suplemento de calcio, un máximo de 500 mg cada vez (el cuerpo no puede absorber más).

Además, puedes plantearte tomar:

- Suplementos de cimicífuga negra si tienes sofocos incesantes. Se elaboran a partir de las raíces y los rizomas (tallos subterráneos) de la planta, y se presentan en polvo (la hierba entera), extractos líquidos y extractos secos en forma de pastillas.[22] ¡No los tomes si padeces algún trastorno hepático!
- Equelle, un compuesto vegetal que imita los efectos del estrógeno y que puede ayudar con los sofocos. O Estroven, que contiene hierbas e isoflavonas de soja y afirma aliviar diversos síntomas de la menopausia.

Recomendaciones sobre el ejercicio físico

Seamos realistas: el tipo de menopausia que parece no tener fin pone a prueba la resistencia de la mujer afectada. Por tanto, lo último que quieres es que tu entrenamiento parezca un reto de resistencia... a menos, claro está, que resulte que te encanta hacer maratones o triatlones, en cuyo caso: ¡bien por ti! De lo contrario, mi consejo es que elijas formas de actividad física que te gusten y te hagan sentir bien. Puede ser ejercicio aeróbico de intensidad moderada (como caminar a paso ligero, bicicleta, nadar, hacer aeróbic acuático o bailar) o bien alguna actividad más enérgica como *spinning* o correr.

Es importante realizar algún tipo de ejercicio aeróbico al menos cuatro veces por semana por el bien de tu salud cardíaca y pulmonar actual y a largo plazo. Además, debes realizar ejercicios de resistencia, ya sea con pesas o máquinas de musculación, con bandas elásticas o con tu propio peso corporal, al menos dos veces por semana para proteger la masa muscular, la masa ósea y el metabolismo. También puedes probar el entrenamiento HIIT que se incluye en el apéndice.

Ten en cuenta que los ejercicios suaves y relajantes como el yoga, el pilates, el taichí o el *qigong* (una antigua práctica china que combina movimientos lentos y estudiados, meditación y patrones de respiración específicos) también resultarán beneficiosos. Pueden ayudar a mejorar el equilibrio, la flexibilidad, la postura y la fuerza, y por tratarse de disciplinas que trabajan la mente y el cuerpo, constituyen una forma estupenda de distraerse de los síntomas persistentes. Además, se ha demostrado que alivian los síntomas psicológicos como la ansiedad y la depresión. Lo creas o no, incluso se ha demostrado que el pilates mejora el funcionamiento sexual de las mujeres.[23]

Mejorar el estado mental

Como hemos visto, el tipo de menopausia que parece no tener fin puede poner a prueba tu paciencia y tu resistencia porque no hay un final claro a la vista. Mientras abordas los síntomas persistentes desde varios frentes (medicación, hormonas, cambios en la dieta, ejercicio y hacer del sueño una prioridad), también puedes convertir a tu mente en tu aliada y darle un buen uso para mejorar tu capacidad de hacer frente a los síntomas. Para ello, te recomiendo las siguientes estrategias:

- *Practica la aceptación.* En lugar de estar resentida o quejarte por los síntomas persistentes, intenta aceptar de manera consciente que la situación es como es (por ahora, al menos) y reconoce cómo te está afectando. Cuando te permitas sentir lo que sientes y aceptes esos sentimientos sin juzgarlos ni reaccionar a ellos, mejorará tu capacidad para tolerar el malestar y superarlo. No me malinterpretes: no estoy diciendo que te aguantes y te fastidies; intento ayudarte a cultivar la paciencia y la aceptación mientras sigues un tratamiento que te ayude.
- *No seas tan dura contigo misma.* A medida que continúas este viaje, puede que te ayude hacer un esfuerzo coordinado para mantener unas expectativas realistas de ti misma (y para aligerar tu carga de responsabilidades cuando no te sientas bien). Una investigación[24] ha descubierto que el ejercicio de la autocompa-

sión (ser amable, compasiva y comprensiva con una misma en los momentos difíciles, como lo serías con una amiga) durante la menopausia se asocia con un mayor bienestar en las mujeres de mediana edad.

- *Tómate descansos para recargar pilas.* De manera periódica durante el día, tómate diez o quince minutos para hacer algo que te centre o te renueve. Puede ser un paseo al aire libre, unos estiramientos suaves o unos ejercicios de respiración profunda, escuchar una música agradable o meditar. Piensa en lo que te ayuda a rejuvenecer o a liberar tu válvula de descompresión personal y dedica las pausas a esas estrategias. Piensa que es una manera de reconfortarte antes de que empieces a sentirte inquieta o agotada.

- *Extrae lecciones de tu historia personal.* Piensa en momentos o situaciones difíciles a los que te has enfrentado en el pasado, contempla los enfoques específicos que te ayudaron a superarlos y piensa si alguna de esas estrategias podría ayudarte ahora. Por ejemplo, es posible que en esa etapa complicada te ayudase hablar con un terapeuta o una amiga de confianza, dormir más o aligerar tu carga de trabajo. Considera si merece la pena volver a poner en práctica una o varias de esas estrategias. Cuando analizas experiencias pasadas, también te recuerdas a ti misma que eres más fuerte y resiliente de lo que crees.

- *Cultiva tus amistades.* Es probable que conozcas bien la respuesta de lucha o huida que surge en caso de estrés. ¿Sabías que existe otra respuesta al estrés, llamada *cuidar y hacerse amigos*, que es más común entre las mujeres? Interviene la liberación de oxitocina (la llamada *hormona del abrazo*)[25] y varios químicos del cerebro que producen bienestar. No es necesario contar con un grupo numeroso de amigos para obtener estos beneficios; tener unas cuantas amistades íntimas te ayudará a superar los altibajos de la vida, incluida la menopausia. La clave consiste en cultivar esas amistades valiosas, mantenerlas y recurrir a ellas cuando necesites apoyo, una dosis de inspiración o una distracción sana.

- *Programa un rato para ver algo de humor.* Todos hemos oído que la risa es una buena medicina. Pues escucha esto: los beneficios físicos y psicológicos pueden aparecer incluso antes de empezar a reír. Un grupo de investigadores[26] ha demostrado que la anticipación de una experiencia divertida (por ejemplo, el hecho de pensar en ver un vídeo o una película graciosa más tarde) desencadena la liberación de endorfinas (sustancias químicas que levantan el ánimo y alivian el dolor) y de la hormona del crecimiento humano (que favorece la función inmunitaria). Además, durante la anticipación se reducen los niveles de tres hormonas del estrés. Así es: los beneficios se producen de inmediato, mucho antes de que empiece el espectáculo.

- *Adopta la postura de la muñeca de trapo.* La técnica de la muñeca de trapo robot, un cruce entre un ejercicio de relajación muscular y uno de respiración profunda, consiste en tensar y relajar el cuerpo con el fin de «reiniciarlo» y reequilibrarlo. Se hace de la siguiente manera: de pie, en posición erguida, tensa el cuerpo como si fueras un robot. Inspira profundamente por la nariz y mantén el aire mientras tensas todos los músculos, desde la cabeza hasta los dedos de los pies, durante cinco segundos. A continuación, suelta toda la tensión de los músculos y afloja y mueve el cuerpo como si fueses una muñeca de trapo mientras exhalas lentamente por la boca. Repite este patrón hasta que te sientas más tranquila y relajada.

- *Busca apoyo para cuidar a otros.* Si te sientes superada por la responsabilidad de tener que cuidar a varios miembros de tu familia, puedes plantearte la posibilidad de aliviar parte de la presión que supone el cuidado de los familiares mayores. Busca fuentes adicionales de apoyo emocional, económico y práctico, como servicios de respiro familiar, centros de día y servicios sociales.[27] Las diferentes comunidades autónomas disponen de programas de apoyo a la persona cuidadora.

No te preocupes: si tienes más síntomas menopáusicos persistentes, puedes personalizar tu plan de tratamiento consultando la lista de consejos del capítulo 12. Allí encontrarás todos los síntomas de la menopausia junto con enfoques basados en la evidencia que pueden ayudar a aliviarlos. Si abordas todos tus síntomas, podrás recuperar su bienestar físico y emocional, y empezar a vislumbrar el final de este largo capítulo de tu vida. De verdad que llegará, y ocurrirá antes si sigues los consejos de este libro. ¡Confía en mí!

Capítulo 10
LA MENOPAUSIA SILENCIOSA

Una de mis pacientes, Susan (sesenta y cuatro años), tuvo una menopausia fácil. Se consideraba afortunada. Sin sofocos y sin cambios de humor, y con un sexo bastante cómodo gracias a la ayuda del aceite de coco. Estaba orgullosa de su salud; jugaba al tenis cinco veces por semana, mantenía un estupendo índice de masa corporal (IMC) de 21, y su alimentación era principalmente de origen vegetal. En general, llevaba al día sus revisiones médicas. En resumen, todo iba de maravilla para Susan, madre de gemelos adultos y abuela de cuatro niños... hasta cierto día de Acción de Gracias: cuando sonó el temporizador del horno, tomó los guantes para sacar el pavo y, mientras se levantaba con la bandeja en las manos, sintió un dolor agudo en la espalda, oyó un chasquido y gritó de angustia.

La correspondiente visita a urgencias determinó que la causa del dolor era una fractura vertebral por compresión. Y no solo eso: un diagnóstico de osteoporosis basado en el descubrimiento clínico de una fractura no traumática. Susan se quedó destrozada y desconcertada ante el hecho de que le hubiese ocurrido a ella. Cuando le expliqué que la pérdida de estrógeno en la menopausia también provoca cambios en la densidad ósea de la mujer, se sorprendió mucho de que nadie le hubiese aconsejado al respecto. Para proteger sus huesos en el futuro, empezamos con una pastilla diaria de 2.000 UI de vitamina D. Susan optó, además, por empezar un tratamiento anual a base de una infusión intravenosa de un bifosfonato para su osteoporosis. También empezó con fisioterapia para mejorar su postura y prevenir futuras fracturas, y programamos una densitometría ósea de seguimiento.

El caso de Susan subraya que incluso las mujeres que transitan por la menopausia sin sofocos y sin noches de insomnio deben cambiar sus cuidados de salud en este momento de sus vidas. Al fin y al cabo, los huesos, el cerebro, la vagina y el corazón sufren cambios en la mediana edad que no podemos sentir ni ver, y en parte se deben a la pérdida de estrógeno natural. Esos cambios aumentan el riesgo de desarrollar diversas enfermedades crónicas.

Sin embargo, como se sienten bien, las mujeres que encajan en el perfil de la menopausia silenciosa pueden hacer la vista gorda cuando se trata de tomar medidas para prevenir enfermedades crónicas (como la hipertensión arterial, las alteraciones en los niveles de colesterol, la diabetes de tipo 2, las cardiopatías y la osteoporosis) que suponen un riesgo mayor tras la menopausia. Según la investigación, el aumento del riesgo de enfermedades cardiovasculares que se produce en la sexta década de vida de la mujer se debe a la falta de estrógenos y a los cambios en su perfil lipídico, sobre todo en los niveles de colesterol LDL (que obstruye las arterias). En 2020, por primera vez, la Asociación Americana del Corazón publicó una declaración científica en la que señalaba que la transición menopáusica en sí misma debe ser considerada un factor de riesgo independiente de enfermedad cardiovascular.

Por eso, las mujeres con el tipo de menopausia silenciosa deben centrarse en mejorar su estilo de vida y dar prioridad a los chequeos médicos rutinarios para detectar posibles problemas de salud a tiempo, que es cuando se pueden tratar con mayor eficacia o, posiblemente, revertirlos. Aunque no tengas síntomas menopáusicos, tu riesgo de desarrollar ciertas afecciones, como enfermedades cardiovasculares (ECV, incluidas las cardiopatías y los accidentes cerebrovasculares), osteoporosis[1] e incontinencia urinaria aumenta tras la menopausia debido a la pérdida de estrógenos. Sin saberlo, la presencia de estrógeno protegía en silencio varios sistemas corporales, y por eso aumentan ciertos riesgos para la salud cuando desaparece a raíz de la menopausia.

La hipertensión,[2] que es uno de los principales factores de riesgo de ECV, resulta más frecuente entre las mujeres después de la menopausia. Y también son más comunes las anomalías relacionadas con el colesterol, incluyendo el colesterol total elevado, el aumento de las lipoproteínas de baja densidad (LDL, la forma de colesterol que obstruye las arterias) y los triglicéridos (otro tipo de grasa en la sangre), así como la disminución de las lipoproteínas de alta densidad (HDL, el colesterol «bueno»). De hecho, los niveles de colesterol total alcanzan su punto álgido en las mujeres entre los cincuenta y cinco y los sesenta y cinco años, más o menos diez años más tarde que en los hombres (y la pérdida de estrógenos tiene algo que ver en el caso de las mujeres). Por otro lado, los cambios en la secreción de insulina y la sensibilidad a la insulina tras la menopausia incrementan el riesgo de que las mujeres posmenopáusicas desarrollen diabetes de tipo 2.

Algunos de estos cambios también pueden aumentar el riesgo de desarrollar síndrome metabólico, un conjunto de trastornos que incrementa las posibilidades de sufrir enfermedad coronaria, diabetes de tipo 2, ictus y otros problemas de salud graves. El síndrome metabólico se diagnostica cuando existen tres o más de los siguientes factores: hipertensión (definida como 130 por encima de 85 mm Hg o superior), nivel elevado de azúcar en sangre en ayunas (100 mg/dL o más), exceso de grasa corporal alrededor de la cintura (un perímetro de cintura superior a 89 centímetros en las mujeres), niveles bajos de HDL (menos de 50 mg/dL en las mujeres) o triglicéridos elevados (150 mg/dL o más).[3, 4] La mayoría de los factores vinculados al síndrome metabólico no presentan síntomas, es decir, son silenciosos. Por eso aconsejo a las mujeres con el tipo de menopausia silenciosa que se sometan a revisiones médicas anuales y que se controlen la presión arterial, los niveles de colesterol y el azúcar en sangre en ayunas cada año. No me malinterpretes: estas enfermedades silenciosas también pueden darse con otros tipos de menopausia, pero en el caso de la silenciosa, existe un riesgo mayor de no someterse a estas revisiones periódicas o de que no te informen de que los riesgos de estas enfermedades aumentan después de la menopausia aunque no presentes síntomas.

La hipertensión arterial debe tratarse cuando es superior a 140 sobre 90 mm Hg en más de dos ocasiones; no obstante, recomiendo encarecidamente que se tomen diferentes lecturas de la tensión antes de empezar con medicación porque muchas mujeres padecen hipertensión de bata blanca, que son esas lecturas que dan valores más altos en la consulta del médico porque las mujeres se sienten estresadas o nerviosas. Si tienes prehipertensión (120-139 sobre 80-89 mm Hg), que es un precursor o señal de advertencia de que corres un mayor riesgo de desarrollar hipertensión, es importante controlar la tensión arterial e introducir cambios en el estilo de vida (seguir una dieta sana, reducir el consumo de sal y de alcohol, controlar el estrés y realizar ejercicio con regularidad) para intentar reducir la tensión arterial.

Si tus niveles de colesterol no están dentro de la normalidad, es posible que asumas automáticamente que debes empezar a tomar un hipolipemiante (una estatina). Sin embargo, depende de lo alto que sea su colesterol total, de lo bajo que sea tu colesterol HDL y de otros aspectos de tu salud. La decisión de empezar a tomar una estatina (o no) debería basarse en el cálculo de tu riesgo de enfermedad cardiovascular aterosclerótica (EVA), que establece tu riesgo a diez años vista de padecer un problema cardiovascular, como un infarto o un ictus. Tiene en cuenta el sexo, la edad, la raza, el colesterol total, el colesterol HDL (el «bueno»), la tensión arterial sistólica (la cifra más alta) y si padeces diabetes, si recibes tratamiento para la hipertensión o si fumas. Esta puntuación puede ayudaros, a ti y a tu médico, a determinar si necesitas una estatina. La decisión no se basa únicamente en los niveles de colesterol. Puedes calcular tu riesgo cardiovascular en <fundaciondelcorazon.com/prevencion/calculadoras-nutricion/riesgo-cardiovascular.html>.

Para comprobar si padeces diabetes de tipo 2, tu médico puede solicitar un simple análisis de sangre A1C, que mide el nivel medio de azúcar en sangre en los últimos dos o tres meses. Un A1C inferior al 5,7 % se considera normal; entre el 5,7 % y el 6,4 % indica prediabetes (un trastorno en el que los niveles de azúcar en sangre son más elevados de lo normal, pero no suficientemente altos para considerar que hay diabetes de tipo 2), y un resultado del 6,5 % o superior indica que tienes diabetes. Por otra parte, la prueba de azúcar en sangre en ayunas mide el nivel actual de azúcar en sangre tras el ayuno nocturno. En este caso, un nivel de 99 mg/dL o inferior se considera normal; de 100 a 125 mg/dL indica que tienes prediabetes, y 126 mg/dL o más significa que tienes diabetes.[5] La prediabetes suele ser un precursor de la diabetes de tipo 2, y por sí sola incrementa el riesgo de desarrollar cardiopatías e ictus. Puedes tener prediabetes durante años sin ningún síntoma. De hecho, más del 80 % de los adultos estadounidenses con prediabetes no saben que la tienen, según los Centros para el Control y la Prevención de Enfermedades.[6] Si la diabetes de tipo 2 se trata con medicamentos y cambios en el estilo de vida (sobre todo en la dieta), la prediabetes suele tratarse con cambios en el estilo de vida: si tienes sobrepeso y pierdes entre el 5 % y el 7 % de tu peso corporal, puedes reducir el nivel de azúcar en sangre y el riesgo de desarrollar diabetes de tipo 2. La actividad física regular (al menos 150 minutos a la semana) de intensidad moderada también puede marcar la diferencia.

Otro riesgo silencioso que aumenta tras la menopausia es la osteoporosis. Sin darnos cuenta, las mujeres perdemos masa ósea más rápidamente después de la menopausia debido a la disminución de los niveles de estrógeno. De hecho, podrías perder hasta el 25 % de tu densidad ósea después de la menopausia a un ritmo del 1 % o el 2 % anual. La osteopenia es una enfermedad que consiste en el debilitamiento de los huesos y la pérdida de densidad mineral ósea (DMO) porque el cuerpo no fabrica hueso nuevo con la misma rapidez con la que reabsorbe el hueso viejo (sí, los huesos se remodelan constantemente), y es una precursora de la osteoporosis, pero no provoca síntomas. La única forma de saber si padeces osteopenia u osteoporosis consiste en medir la densidad mineral ósea con un escáner DXA, que utiliza un haz de rayos X para medir el tejido calcificado en determinadas zonas del cuerpo. El resultado se expresa en forma de puntuación T, que refleja la diferencia entre la DMO medida de la paciente y el valor medio de la DMO en grupos de control sanos y jóvenes.[7] La Organización Mundial de la Salud define las puntuaciones T entre -1 y -2,5 como osteopénica, y las puntuaciones inferiores a -2,5 como osteoporótica. Recomiendo que todas las mujeres se sometan a una prueba de densidad ósea unos años después de la menopausia, e incluso antes si tienen factores de riesgo de osteoporosis como antecedentes familiares de pérdida ósea, antecedentes de fracturas no traumáticas, problemas de malabsorción gastrointestinal, un trastorno tiroideo o endocrino, antecedentes de amenorrea (ausencia de menstruación durante los años reproductivos), trastornos alimentarios o consumo de esteroides. Afortunadamente, puedes introducir cambios en tu estilo de vida para evitar que la pérdida ósea empeore. (Encontrarás más información al respecto en la sección sobre tratamientos, más abajo).

CONTROL DEL SUEÑO

Muchas personas creen que la calidad y las necesidades de sueño disminuyen con la edad. Solo una de esas creencias es correcta. Con la edad disminuye el sueño profundo (fases 3 y 4) y el sueño REM, mientras que aumentan las fases 1 y 2 (fases más ligeras del sueño),[8] lo que puede desembocar en un sueño más fragmentado. Estos cambios en la llamada *arquitectura del sueño* se consideran normales, pero no es cierto que los adultos mayores necesiten dormir menos.[9]

Sin embargo, existen trastornos del sueño escurridizos que resultan cada vez más comunes a medida que las mujeres envejecen, y pueden alterar la calidad de su sueño sin que se den cuenta. En un estudio en el que participaron más de 6.100 mujeres de entre cuarenta y cinco y sesenta años, el Estudio Longitudinal Canadiense sobre el Envejecimiento[10] descubrió que las mujeres posmenopáusicas tienen más probabilidades de dar positivo en apnea obstructiva del sueño (AOS), un trastorno que se caracteriza por las pausas repetidas en la respiración mientras se duerme,[11] y que suele ir acompañado de ronquidos fuertes y despertares frecuentes. En ocasiones, el durmiente no es consciente de ello, pero es muy probable que su pareja sí se dé cuenta. Además de provocar fatiga diurna y problemas de atención, la AOS se asocia con un mayor riesgo de desarrollar resistencia a la insulina, hipertensión, cardiopatías y accidentes cerebrovasculares. Además, una investigación[12] ha descubierto que la transición menopáusica incrementa la prevalencia y la gravedad del síndrome de piernas inquietas (SPI),[13] un trastorno que provoca un impulso intenso, y a menudo irresistible, de mover las piernas durante el sueño. Para empeorar las cosas, resulta habitual que ambos trastornos coincidan en la misma persona.[14]

La mejor forma de diagnosticar la AOS es mediante un estudio nocturno en un laboratorio del sueño. El diagnóstico del SPI se basa en los síntomas. Ambos trastornos se pueden tratar con cambios en el estilo de vida, con dispositivos médicos (por ejemplo, una máquina que suministra presión positiva continua en las vías respiratorias o aparatos dentales que mantienen abiertas esas vías) en el caso de la AOS, y con fármacos para el SPI. Sin embargo, es preciso establecer antes el diagnóstico correcto. Si padeces sueño fragmentado o tu pareja te dice que roncas muy fuerte, que dejas de respirar durante unos segundos o que mueves las piernas mientras duermes, acude a un especialista del sueño.

TOMAR DECISIONES SOBRE EL TRATAMIENTO

En los últimos años he tratado con algunas mujeres menopáusicas que han acudido a mí con el deseo de utilizar terapia hormonal para prevenir enfermedades crónicas a pesar de no tener síntomas que justificaran su uso. Así es como acostumbro a manejar esta situación: les explico que la terapia hormonal no está aprobada por la Administración de Alimentos y Medicamentos (FDA) para esos usos ni está indicada para la prevención primaria de enfermedades crónicas; que solo está aprobada por la FDA para tratar los sofocos, los sudores nocturnos, los síntomas genitourinarios de la menopausia y la osteopenia. En este tipo de situaciones, sí derivo a esas mujeres para realizarles una densitometría ósea si todavía no se la han hecho, porque en muchos casos padecen osteopenia sin saberlo. Y si tienen osteopenia, sí son candidatas a la TH.

A continuación hablamos sobre sus motivos para querer usar TH y qué intervenciones se han planteado o han probado. En algunas situaciones (por ejemplo, si una mujer experimenta dolor durante el coito o sequedad vaginal) consideraré la posibilidad de recetar una dosis baja de un estrógeno con progesterona (si el útero está intacto) y un seguimiento de cerca. Hago esto porque: a) quiero ayudar a las mujeres a sentirse mejor, y b) me preocupa que si están empeñadas en utilizar TH y yo no las ayudo, podrían dar con alguien que les recete algo que les haría más daño que bien (como inyecciones de pellets hormonales). Quiero que las mujeres sientan que tienen opciones mientras realizan la transición menopáusica, así que en algunos casos estoy dispuesta a hacer esto, pero solo si no presentan contraindicaciones para la TH y si se comprometen a un seguimiento riguroso por mi parte. Y me preocupo de desmontar la idea de que el uso de TH en esta etapa de la vida puede protegerlas de enfermedades cardíacas, demencia o diabetes de tipo 2 porque no disponemos de ensayos aleatorios y controlados que demuestren con claridad que es así.

No hace mucho vino a verme Cara, una corredora de fondo alta y delgada (1,80 de altura, 66 kilos) de cincuenta y tres años, madre de tres hijos y empresaria. Después de llegar a la posmenopausia, a los cincuenta años, desarrolló colesterol alto y fue a ver a un cardiólogo que le recetó una estatina para bajarlo. El problema es que empezó a sufrir dolores musculares y calambres en las piernas que la obligaron a bajar el ritmo en su actividad deportiva. Cara sospechaba que aquellos síntomas se debían a la estatina (y podría ser así), de modo que dejó de tomarla. Los dolores y las molestias se aliviaron un poco y volvió a correr como siempre.

Cara había leído que la pérdida de estrógenos a raíz de la menopausia puede provocar un aumento del colesterol, y por eso vino a verme, para estudiar la posibilidad de iniciar una terapia hormonal. Le expliqué que la TH no está aprobada por la FDA para la prevención de enfermedades cardiovasculares o sus factores de riesgo (como el colesterol alto). Calculé su puntuación EVA y estaba en el rango en el que no necesitaba una estatina para reducir su riesgo de enfermedad cardíaca. Su hermano y su padre tenían hipertensión, pero Cara no tenía la presión arterial alta; de hecho, no presentaba ningún otro factor de riesgo de ECV.

Además de la TH, hablamos de otras alternativas para intentar reducir el colesterol con medidas dietéticas, así como de la posibilidad de probar otro fármaco con estatinas si decidía utilizar uno (se cree que algunas estatinas son más propensas a provocar síntomas musculares)[15] y acompañarlo con suplementos de coenzima Q10. Los estudios[16] demuestran que estos suplementos mejoran los síntomas musculares asociados a las estatinas. Cara se marchó de mi consulta diciendo que se lo pensaría.

TRATAMIENTO PARA EL TIPO DE MENOPAUSIA SILENCIOSA

Dado que el tipo de menopausia silenciosa está relativamente libre de síntomas, no existen planes de tratamiento específicos. Yo recomendaría tratar los diferentes síntomas utilizando la extensa lista de soluciones que se incluye en el capítulo 12. Y tengo recomendaciones para modificar el estilo de vida que sí resultan adecuadas para todas las mujeres con este tipo de menopausia, como veremos.

La realidad es que la terapia hormonal no es recomendable para las mujeres que no presentan síntomas angustiosos de la menopausia; por tanto, rara vez resulta adecuada para el tipo de menopausia silenciosa. Dicho esto, para preservar la salud urogenital, a veces recomiendo que las mujeres con este tipo de menopausia utilicen una dosis baja de estrógeno vaginal (en forma de crema, comprimido o anillo) para ayudar a proteger la integridad y la humedad de esos tejidos, y lograr unas relaciones sexuales placenteras y no dolorosas. Aunque los informes indican que el 50 % de las mujeres menopáusicas experimentan síntomas del síndrome genitourinario, como sequedad vaginal y coito doloroso, todas las mujeres en esta etapa experimentarán cambios en el tracto genitourinario y el suelo pélvico. Para evitar que se produzcan estos síntomas o para abordar las infecciones recurrentes del tracto urinario (ITU), prefiero la dosis baja del supositorio vaginal de estradiol, dos veces por semana (por la noche). También puedes encontrarlo como crema, y ponértelo dos veces por semana por la noche.

Si hay osteopenia, existen tres opciones de medicación que considerar. La primera es el alendronato, que pertenece a una clase de fármacos llamados *bifosfonatos*, que se utilizan para la osteoporosis. Lamentablemente, a algunas mujeres les preocupan los efectos secundarios (extremadamente raros) de los bifosfonatos, como la osteonecrosis de mandíbula, las fracturas de fémur o la enfermedad inflamatoria del ojo. Lo cierto es que el riesgo de sufrir una fractura es significativamente más alto que cualquiera de estos efectos, pero estas son algunas de las razones por las que algunas mujeres prefieren evitar estos medicamentos. El efecto secundario más frecuente es la dispepsia (indigestión) después de tomarlos. Otra opción de medicación es una infusión intravenosa de ácido zoledrónico, que se puede administrar una vez cada dos años para la osteopenia. La infusión dura aproximadamente una hora, y el efecto secundario más común es una sensación de cansancio similar a la que produce la gripe, que dura veinticuatro horas y que puede ocurrir en especial después de la primera infusión.

En el caso de las mujeres con osteopenia que prefieren la TH para mejorar su salud ósea, casi siempre empiezo con un parche de estradiol en dosis baja (0,025 a 0,0375 mg semanales); además, necesita progesterona si tiene el útero intacto. Los estrógenos impiden que se rompa el hueso. Dado que la vía transdérmica presenta un riesgo menor de trombosis venosa en comparación con los preparados orales, y que la mujer con el tipo de menopausia silenciosa probablemente no tenga síntomas, esta es mi opción en este escenario.

Si se presentan problemas sexuales leves, tenemos un par de opciones. Si una mujer tiene una falta de deseo sexual que no le resulta demasiado molesta, el fármaco inyectable bremelanotida, disponible con receta, puede servir para la libido baja. Si las relaciones sexuales resultan dolorosas después de la menopausia, se puede utilizar prasterona (una forma de DHEA, o dehidroepiandrosterona) como supositorio vaginal por la noche. Proporciona un ligero incremento de estrógenos y andrógenos, lo que puede ayudar con la atrofia vulvovaginal y hacer que las relaciones sexuales resulten más cómodas.

INTERVENCIONES EN EL ESTILO DE VIDA

Pautas dietéticas

Dado que tienes la suerte de no experimentar los síntomas de la menopausia, los consejos dietéticos que tengo para ti se dirigen a mantener esta buena tendencia y a tomar medidas para protegerte de las enfermedades crónicas que pasan a ser más comunes después de la menopausia. Para ello, para tu salud en general, no te equivocarás con la dieta mediterránea. Para la salud del corazón es importante limitar el consumo de grasas saturadas (presentes en las carnes grasas, los productos lácteos enteros, la mantequilla y los aceites tropicales) y reducir la ingesta de sodio (por el bien de tu presión arterial). El sodio abunda en los alimentos muy procesados o envasados, y en las comidas de los restaurantes. Sustituye las grasas saturadas de la dieta por grasas cardiosaludables (insaturadas), como las de los aceites de oliva y colza, los aguacates, los frutos secos, las semillas y los pescados grasos, como el salmón. En particular, comer pescado o marisco al menos dos veces por semana protege el corazón: los ácidos grasos omega-3 del pescado y el marisco ayudan a reducir los triglicéridos y aumentan los niveles de HDL; intervienen en el descenso de la agregación plaquetaria (reduciendo así el riesgo de formación de trombosis venosa) y reducen el riesgo de desarrollar arritmias cardíacas.

Reduce el consumo de hidratos de carbono refinados, como bollería, helados, aperitivos y bebidas azucaradas, para ayudar a prevenir la resistencia a la insulina, que aumenta el riesgo de desarrollar diabetes de tipo 2 y cardiopatías. En su lugar, céntrate en consumir alimentos ricos en fibra: por ejemplo, cereales integrales, frutas, verduras, legumbres, frutos secos y semillas. La fibra ayuda a prevenir la resistencia a la insulina al ralentizar la liberación de glucosa en el torrente sanguíneo, y también contribuye a mejorar los niveles de colesterol en sangre.

Consume abundante potasio tomando cinco raciones de fruta y verdura al día. En particular, los frutos rojos están repletos de unos fitoquímicos, llamados *antocianinas*, que poseen propiedades antioxidantes y antiinflamatorias beneficiosas para la presión sanguínea y los niveles de colesterol en sangre.[17] La col rizada, las espinacas, el bok choy y otras verduras de hoja verde aportan nitratos[18] (también la remolacha), compuestos que se convierten en óxido nítrico y favorecen el flujo sanguíneo y la normalización de la presión sanguínea. Ambos efectos reducen el estrés del sistema cardiovascular. Estas verduras también son buenas fuentes de fibra y folato, beneficiosos para la salud del corazón. Además, las verduras de hoja contienen vitamina K, que favorece la salud ósea.

Después de los cincuenta, las mujeres necesitan consumir más proteínas para desarrollar y mantener la masa muscular, y producir células óseas. Dependiendo del su peso y de la actividad física, los expertos[19] recomiendan que las mujeres mayores de cincuenta años consuman entre 1 y 1,5 gramos de proteínas por kilo de peso corporal al día. Esto significa que si pesas 68 kilos, necesitas al menos 68 gramos de proteína al día.

Veamos a continuación algunos nutrientes específicos que las mujeres con el tipo de menopausia silenciosa deberían tener en cuenta:

- *El calcio* (entre los alimentos ricos en calcio figuran los lácteos, el zumo de naranja enriquecido, las sardinas y el salmón en conserva con sus espinas, la soja y las espinacas) es el mineral más abundante en el organismo. Además de constituir gran parte de la estructura de los huesos y los dientes, el calcio contribuye a la función correcta de los vasos sanguíneos, los músculos, la transmisión nerviosa y la regulación de fluidos.[20]

- *El magnesio* (abundante en almendras, anacardos, cacahuetes, semillas de chía y calabaza, edamame, alubias negras, yogur, quinoa y cereales enriquecidos para el desayuno) favorece el flujo sanguíneo a los músculos y el cerebro, contribuye a la transmisión nerviosa y fortalece el esqueleto (por cierto: los huesos contienen aproximadamente la mitad del magnesio del cuerpo).

- *Las vitaminas del grupo B* (en cereales enriquecidos para el desayuno, yogur, pollo, aguacates, semillas de girasol y salmón) ayudan al cuerpo a convertir los alimentos ingeridos en glucosa, que a su vez te da energía. También son necesarias para la producción de neurotransmisores, incluidas la serotonina y la dopamina, y para la transmisión de mensajes entre las células cerebrales.

- *La vitamina D* (presente en el salmón, la trucha arcoíris, las sardinas, las setas, los huevos enriquecidos, el zumo de naranja, la leche y las bebidas de soja, avena y almendras enriquecidas) favorece la absorción del calcio, el desarrollo de los huesos y la remodelación ósea, y reduce la inflamación en el organismo.[21]

- *La vitamina K* (presente sobre todo en las verduras de hoja verde, y también en el brócoli y las coles de Bruselas) resulta esencial para el metabolismo óseo y la coagulación sanguínea.[22]

- *La vitamina C* (abundante en pimientos, cítricos, zumos, kiwis, brócoli, fresas y mangos) se conoce sobre todo como promotora de la función inmunitaria, pero también es necesaria para producir colágeno (parte del tejido óseo) y ciertos neurotransmisores, y para el metabolismo de las proteínas.[23]

Para mantenerte en sintonía con tu cuerpo y controlar tu peso, practica la alimentación consciente. Descrita como «el arte de la presencia mientras comes»,[24] consiste en poner toda tu atención en tus experiencias alimentarias, no solo en cuanto a los alimentos que decides comprar y comer, sino también en el acto de comerlos. La mejor manera de hacerlo consiste en comer siempre sentado a una mesa (y sin la presencia de pantallas), masticar muy bien los alimentos y concentrarse en el sabor y la sensación en la boca de cada bocado. La alimentación consciente es una forma de conectar con tu cuerpo, y puede ejercer un efecto calmante en el cuerpo y la mente porque te permite sumergirte en el momento presente. Se requiere práctica para hacerlo bien, ten paciencia.

Este es un ejemplo del plan de comidas para un día:

Desayuno: sándwich de desayuno: panecillo integral tostado, 2 huevos, 1 loncha (30 gramos) de queso cheddar, 1 naranja.

Comida: 1 taza de sopa de lentejas; ensalada de espinacas preparada con 1 taza de hojas de espinacas baby, ½ taza de tomates cherry y ¼ de taza de pepino picado, y aderezada con 2 cucharaditas de aceite de oliva y vinagre balsámico, y 2 cucharaditas de semillas de calabaza tostadas; panecillo de trigo integral de 55 gramos.

Cena: 115 gramos de salmón cocinado; 1 taza de arroz integral, cuscús integral o quinoa con 1 o 2 cucharaditas de aceite de oliva; 1 taza de brócoli, espárragos o coliflor al vapor o asados.

Tentempiés: ½ taza de queso *cottage* (requesón) mezclado con ⅛ de cucharadita de eneldo seco y una pizca de ajo en polvo, y 1 taza de guisantes en vaina o zanahorias baby; batido de arándanos: mezcla 1 taza de arándanos descongelados, 1 taza de yogur griego o *skyr* natural desnatado, y ¼ de taza de leche semidesnatada.

En lo que respecta a los suplementos, para las mujeres con este tipo de menopausia suelo recomendar suplementos de vitamina D y calcio, ácidos grasos omega-3, un complejo de vitaminas del grupo B (para aumentar la energía) y magnesio (para favorecer un sueño profundo) a la hora de acostarse. Además, si toman estatinas para tratar las alteraciones del colesterol, aconsejo a las mujeres que tomen coenzima Q10, un antioxidante presente de forma natural en el cuerpo que participa en la producción de energía de las células musculares. La coenzima Q10 ayuda a reducir los dolores musculares y articulares, que son efectos secundarios habituales de algunas estatinas.

Recomendaciones sobre el ejercicio físico

Si ya haces ejercicio con regularidad, sigue así. Sin embargo, si quieres seguir mejorando tu forma física, puedes incrementar la intensidad o la duración de tus entrenamientos en un 10 % a la semana sin correr el riesgo de lesionarte o acabar agotada. Si no haces ejercicio, ¡empieza ya! Busca una actividad física que te guste o, simplemente, empieza a caminar con regularidad y hazlo al menos cuatro veces por semana. Empieza poco a poco y aumenta el tiempo hasta dedicarle al menos treinta minutos.

Si prefieres hacer ejercicio sola, plantéate el senderismo, correr o nadar. Si prefieres que sea una actividad social, prueba con el tenis, el golf o el *pickleball*; únete a un grupo de atletismo, ciclismo o senderismo, o asiste a clases de alguna actividad en grupo (como zumba, *kickboxing* o *spinning*) en un gimnasio. Muchas de estas formas de actividad física (me refiero al senderismo, correr, zumba, *kickboxing*, tenis y *pickleball*) son ejercicios en los que se trabaja con el peso del cuerpo, lo que significa que son buenos para los huesos. Sea cual sea el ejercicio aeróbico que elijas, no olvides añadir ejercicios de fuerza, ya sea con pesas, máquinas, bandas elásticas o tu propio peso corporal (con sentadillas, estocadas, flexiones, planchas y similares), al menos dos veces por semana para desarrollar y mantener la masa y la fuerza muscular y ósea.

Mejorar el estado mental

Aunque parezca que estás navegando por la transición menopáusica con pocos o ningún síntoma angustioso, conviene incluir la cabeza en la ecuación para asegurarte de que este patrón de calma, tranquilidad y serenidad continúe en el futuro. Para ayudarte a sentirte equilibrada, centrada y optimista, te recomiendo las siguientes estrategias:

- *Reinventa el autocuidado.* Cuando la gente oye el término «autocuidado», muchas piensan automáticamente en un spa o en tomarse un buen descanso de las responsabilidades diarias. Yo prefiero pensar que el autocuidado abarca todo aquello que podemos hacer un ratito cada día para renovarnos y rejuvenecernos. Puede ser tan sencillo como tomarse un momento para leer o escuchar un pódcast que te interese, hacerte un tratamiento facial o una manicura, dar un paseo por la naturaleza, o cualquier otra cosa que calme tu corazón, tu mente y tu alma. En el caso de muchas mujeres, la clave para dar un espacio a este tipo de autocuidado consiste en establecer límites con los demás y estar dispuestas a decir no a las exigencias no esenciales que agotan tu tiempo y tu energía. Invierte en tu propio bienestar; ¡te lo mereces!

- *Adopta un sentido de propósito.* Para muchas mujeres, esta etapa de la vida ofrece una oportunidad inmejorable para hallar un nuevo sentido de significado o propósito, o para actualizarlo. Para crear una visión de lo que es importante para ti, pregúntate: ¿qué es lo que más me importa en la vida? ¿Por qué quiero que me recuerden? ¿Qué cuestiones o actividades me emocionan o me apasionan? Si eres capaz de expresar estos deseos contigo misma, podrás fijarte metas específicas para ayudarte a cultivar un sentido de propósito, y eso es algo que tendrá efectos beneficiosos en tu salud mental y física. Una investigación[25] ha demostrado que las personas sexagenarias con un alto nivel de propósito en la vida (PIL) presentan un mayor apoyo social, resiliencia y conocimientos sobre salud, y una mejor salud mental y física. Todo ello contribuye a un buen envejecimiento.

- *Escucha a tu cuerpo.* Siempre te está enviando señales. La pregunta es: ¿le prestas atención? Para acostumbrarte a prestar atención a los mensajes de tu cuerpo, tómate un descanso periódicamente a lo largo del día y escanea tu cuerpo en busca de señales de tensión o malestar.[26] Siéntate o túmbate en un lugar tranquilo, cierra los ojos y respira hondo varias veces. Empieza percibiendo las sensaciones en los pies y pasa a continuación a las piernas. Sube hasta el abdomen y la espalda, y observa si hay tensión; si es así, respira hondo e intenta relajarlos. A continuación, concéntrate en las manos, los brazos, los hombros, el cuello y la mandíbula: ¿están tensos o relajados? ¿Puedes soltarlos o relajarlos? Intenta tomar conciencia, en la medida de lo posible, de cada parte principal de tu cuerpo. Además de esforzarte por relajarlas, piensa en lo que intentan decirte: ¿llevas demasiado tiempo sentada? ¿Tu postura no es la óptima? ¿Tensas los músculos sin querer en respuesta al estrés? Cuando tengas las respuestas, podrás tomar medidas para abordar las causas de las señales que te envía tu cuerpo.

- *Busca nuevas formas de mantenerte firme.* Cuando la ansiedad o el estrés empiecen a afectarte, prueba la técnica 5, 4, 3, 2, 1,[27] que consiste en utilizar los sentidos para volver a centrar la atención en el aquí y el ahora, y alejarla de lo que te perturba. Se hace de la siguiente manera: siéntate cómodamente, inspira profundamente por la nariz y espira por la boca varias veces. A continuación, mira a tu alrededor y fíjate en cinco cosas que puedas ver desde el punto en el que te encuentras, cuatro cosas que puedas sentir físicamente, tres cosas que puedas oír, dos cosas que puedes oler y una cosa que puedas saborear. Acaba el ejercicio con otra respiración profunda... y prosigue con tu día.

- *Haz balance de tus recursos.* Antes de que llegue un momento difícil, siéntate y redacta una lista de personas a las que podrías acudir en caso de necesitar apoyo o ayuda. No olvides incluir a familiares, amigos, colegas, vecinos y otros conocidos de tu comunidad. Con este ejercicio te darás cuenta de que tienes más gente a la que acudir en busca de apoyo emocional, práctico o económico de la que creías. Y si no es así, es señal de que ha llegado el momento de hacer un esfuerzo por ampliar tu red social y cultivar nuevas fuentes de apoyo antes de que las necesites.

- *Piensa en lo que aprecias de tu cuerpo.* No es ningún secreto que vivimos en una cultura en la que el cuerpo se mira con lupa y en la que nos comparamos con los demás (sobre todo en las redes sociales) o criticamos nuestro aspecto. Es hora de reescribir este libro y expresar gratitud a tu cuerpo por todas las cosas increíbles que hace por ti (abrazar a tus seres queridos, cargar bolsas pesadas, cocinar, trabajar en el jardín, llevarte a donde quieres ir, etcétera), así como por los grandes regalos que te ha brindado a lo largo de los años (tus hijos, si los tienes, o una aventura increíble, por ejemplo).

- *Expande tu zona de confort.* Cuando te sientes bien y la vida parece relativamente estable, resulta sencillo hacer las mismas cosas día tras día. Sin embargo, podrías acabar sintiéndote estancada en la rutina. Dado que tienes la ventaja de estar libre de los síntomas molestos de la menopausia, ¿por qué no amplías tu zona de confort y, de paso, impulsas tu crecimiento personal? Puedes hacerlo participando en nuevas experiencias o renovando las habituales. Considera la posibilidad de apuntarte a una Color Run, a una clase de *swing* o una experiencia de *paddle surf*. Una vez a la semana, intenta probar una fruta o una verdura que no hayas probado nunca: por ejemplo, un mangostán, un *plumcot* (un híbrido entre albaricoque y ciruela) o un colirrábano. Si te invitan a jugar al *pickleball*, a observar pájaros o a una actividad de orientación (si no sabes lo que es, búscalo), evita el impulso de decir «No, gracias» y prueba. No solo renovarás y aportarás energía a tu vida con la experiencia; además, es posible que te veas a ti misma y al mundo desde una perspectiva más positiva.

- *Ofrécete como voluntaria para ayudar a los demás o al planeta.* Apúntate como mentora de un estudiante. Ofrécete como voluntaria en un comedor social o en un centro de recogida de ropa para los más desfavorecidos. O colabora en algún proyecto local de recuperación medioambiental. Hacer algo para ayudar a los demás o por el bien común de manera regular te ayuda a dejar tus problemas a un lado y a poner en perspectiva tus propios retos. Y puede ayudarte a sentirte empoderada. Los estudios demuestran que las personas que dedican más horas al voluntariado muestran mayores niveles de bienestar;[28] a medida que se cumplen años, el voluntariado regular aporta una autopercepción más positiva del envejecimiento.[29]

Aunque te consideres afortunada (y tienes motivos) porque la transición menopáusica ha sido muy fácil para ti, no permitas que eso te impida estar alerta ante los nuevos síntomas que puedan surgir o ser proactiva con respecto a tu salud mental y física en el futuro. Si aparecen nuevos síntomas, en el capítulo 12 encontrarás una amplia gama de consejos para casi todos los síntomas de la menopausia. Recurre a este tesoro de estrategias siempre que lo necesites para cuidarte hoy, mañana y en los años que están por venir. Todo forma parte de tu plan de tratamiento personalizado.

TERCERA PARTE

TRATAMIENTOS PARA CONTENER EL DESAJUSTE

Capítulo 11
PRIORIZA EL ALIVIO DE LOS SÍNTOMAS Y TU SEGURIDAD

De manera consciente o no, todas tenemos prejuicios e ideas preconcebidas sobre ciertos aspectos de la atención médica, incluidos algunos tratamientos. El viaje a través de la menopausia no es una excepción. Por tanto, antes de crear un tratamiento personalizado para tu tipo de menopausia, resulta aconsejable que revises tus ideas preconcebidas, tus preferencias personales y tus creencias sobre las diferentes opciones de tratamiento, y que les des un baño de realidad. Como punto de partida, piensa en tus suposiciones o sentimientos sobre determinados tratamientos, como la terapia hormonal, el uso de antidepresivos, los complementos a base de hierbas o la psicoterapia, y pregúntate de dónde pueden proceder:

- ¿Creciste en una familia que valoraba el estoicismo y veía la terapia o el uso de antidepresivos para tratar los trastornos emocionales como una señal de debilidad?
- ¿Los titulares llamativos o alarmantes de los medios de comunicación te animan más o menos a probar preparados a base de hierbas o [rellena el espacio en blanco] para aliviar tus síntomas?
- ¿Qué opinas de la medicina alternativa en general? ¿Estás abierta a ella o eres escéptica?
- Si una amiga o una familiar tomó hormonas durante la menopausia y más tarde desarrolló cáncer de mama, o incluso murió a causa de esta enfermedad, ¿en tu mente se instaló una relación causal?
- Si has oído que algunos médicos juzgan a las mujeres por sus

decisiones terapéuticas relacionadas con la menopausia, ¿te preocupa que te ocurra a ti?

No hay respuestas correctas o incorrectas a estas preguntas. El objetivo consiste en ayudarte a tomar conciencia de ti misma, a entender de dónde proceden algunas de tus actitudes relacionadas con la salud. Cuando tengas esa información, podrás plantearte si quieres continuar o no con esas ideas o valores en lo que respecta a los síntomas de la menopausia. Piensa que es una forma de ayudarte a tomar decisiones más informadas desde otra perspectiva, además de disponer de información sanitaria precisa.

Veamos otras preguntas que conviene plantearse respecto a la propia experiencia de la menopausia:

- ¿En qué medida son intensos o molestos tus síntomas?
- ¿Están afectando a tus relaciones, tu rendimiento laboral, tus objetivos personales o tu calidad de vida?
- ¿Cuándo fue la última vez que recuerdas haberte sentido como tu mejor versión y en qué medida deseas recuperar esa sensación?
- ¿Cuáles son las desventajas de intentar aguantar las molestias de la menopausia en comparación con buscar tratamiento para los síntomas?
- ¿Te preocupa lo que podrían pensar tus amigos o familiares si tomases fármacos u hormonas, o si introdujeses cambios en tu estilo de vida en un esfuerzo por mejorar cómo te sientes y funcionas?
- Si has respondido afirmativamente a la pregunta anterior, ¿por qué te importa tanto la opinión de los demás en lo que respecta a tu manera de gestionar tu experiencia de la menopausia?

Cuando tengas mayor conciencia de estos pensamientos y creencias, podrás tomar decisiones más meditadas sobre lo que estás dispuesta a hacer (o no) o tomar (o no) para intentar aliviar tus síntomas menopáusicos molestos.

Es importante que todas las mujeres menopáusicas, independientemente de su tipo de menopausia, clasifiquen sus síntomas más molestos a fin de establecer prioridades sobre lo que quieren tratar. Para que este ejercicio resulte más fácil y cómodo, a continuación tienes una lista de síntomas menopáusicos comunes. Léela y establece prioridades para buscar y obtener alivio de los síntomas más molestos puntuándolos en una escala del 1 (leve) al 5 (debilitante). A continuación, marca los tres síntomas en los que te gustaría concentrarte. Así podrás personalizar mejor tu plan de tratamiento en el siguiente capítulo.

Acné _____
Ansiedad _____
Ardor de boca/encías _____
Aumento de peso _____
Caída del cabello _____
Cambios de humor _____
Debilitamiento del cabello _____
Dificultad para concentrarse _____
Dificultad para conciliar el sueño _____
Disminución de la excitación sexual _____
Dolor durante las relaciones sexuales _____
Dolores articulares _____
Estado de ánimo depresivo _____
Falta de energía _____
Falta de motivación _____
Fatiga _____
Hinchazón en las extremidades _____
Infecciones urinarias frecuentes _____
Inflamación _____
Insomnio _____
Náuseas _____

Niebla mental _____
Palpitaciones _____
Pérdida del deseo sexual _____
Piel seca _____
Sensibilidad en los senos _____
Sequedad vaginal _____
Sofocos _____
Sudores nocturnos _____
Vértigo _____

HABLA CON TU FAMILIA SOBRE LA MENOPAUSIA

Por muy compasivos que sean tu pareja y tu familia, es posible que no entiendan cómo te está afectando la menopausia. Y, en realidad, ¿cómo van a entenderlo? La experiencia de cada mujer es distinta, y existen demasiados bulos e ideas erróneas sobre la menopausia. Además, no están dentro de tu cuerpo o tu mente, y tampoco tienen el poder de leer las mentes ajenas.

Para ponerles al corriente de lo que estás experimentando y explicarles cómo pueden apoyarte, busca un momento tranquilo para hablar con ellos. Puedes ser todo lo detallada que quieras (o no) sobre tus síntomas y el punto de la transición menopáusica en el que te encuentras. También puedes mostrarles algunas partes fundamentales de este libro si desean saber más sobre lo que ocurre a nivel fisiológico durante la transición menopáusica. Como mínimo, explícales cómo te sientes y que la menopausia no es algo por lo que «se pasa sin más», que los síntomas pueden durar varios años, y que no quieres oír bromas sobre la menopausia. Puedes explicar que estás experimentando niebla mental o cambios de humor, dolores de cabeza o aumento de peso, sofocos o una fatiga inusual, y que no te sientes tú misma cuando te encuentras inmersa en esos síntomas.

Deja bien claro que si estás de mal humor o decaída, no tiene nada que ver con ellos. En otras palabras, no deben tomárselo como algo personal. Explícales lo que estás haciendo para intentar aliviar tus síntomas. Y diles cómo pueden ayudarte: por ejemplo, facilitándote algo de tiempo para ti, participando más en las tareas domésticas o llevándote un vaso de agua fresca cuando tengas calor. Deja claro que no pretendes que nadie «arregle» tu situación (sencillamente, es imposible), que lo que buscas es apoyo y comprensión.

Si estás experimentando cambios sexuales (como molestias o dolor durante el coito, o pérdida de la libido), habla de ello con tu pareja haciendo hincapié en que se deben al caos hormonal en el que estás envuelta, no a vuestra relación. A continuación, comentad cómo podéis abordar estos problemas juntos. Si acudes al médico para tratar estos problemas, explícaselo a tu pareja (si quieres) para que tome conciencia de lo importante que es para ti. Por otro lado, haced todo lo posible para mantener la intimidad física y emocional (por ejemplo, con unos masajes mutuos en la espalda o en los pies, y compartiendo vuestros sentimientos) en lugar de centraros exclusivamente en vuestra vida sexual.

Si tienes problemas de sueño, como insomnio o sudores nocturnos, pensad juntos en ideas para abordarlos. Por ejemplo, podría ayudaros pasar un rato relajándoos juntos antes de acostaros. Si sufres sudores nocturnos u otros problemas de regulación de la temperatura, podéis negociar una temperatura ambiente adecuada para la habitación y una ropa de cama que os vaya bien a los dos. También podéis optar por dormir en habitaciones separadas de vez en cuando si la situación lo requiere.

Permite que tus familiares te hagan preguntas sobre tu experiencia menopáusica. El objetivo consiste en desmitificar eso que estás viviendo y conseguir el apoyo y la empatía de tus seres queridos. Recuerda también que cuando hables con tus hijos sobre la menopausia, estarás ayudando a que la próxima generación esté más informada y preparada que la nuestra. Además, de un modo u otro, todos estáis juntos en este «cambio», y es importante que todos recordéis que esto también pasará.

Cuando veo a pacientes en mi consulta, después de repasar su historial médico y escucho sus síntomas, les pregunto:

—Si tuviera una varita mágica y pudiera agitarla y hacer desaparecer tu síntoma más alarmante, ¿cuál sería?

A continuación, les doy un momento para responder. Resulta útil enfocarlo así porque, aunque me hayan dicho que están padeciendo varios síntomas, para mí es importante saber cuál es el más molesto a fin de personalizar bien su plan de tratamiento. Planteo así la pregunta porque aunque la mujer acabe de decirme que tiene sofocos o sudores nocturnos leves y ocasionales, puede que la niebla mental o el dolor que experimenta durante el coito sea en realidad lo más molesto. Este es un campo en el que los profesionales de la salud no debemos presuponer nada: es un error hacerlo.

También es importante buscar posibles asociaciones o efectos dominó entre diferentes síntomas de la menopausia, porque en ocasiones están ahí. Por ejemplo, una investigación[1] ha descubierto que la falta de sueño parcial crónica provoca cambios metabólicos y hormonales, incluida la disminución de la tolerancia a la glucosa y de la sensibilidad a la insulina, el aumento de los niveles nocturnos de cortisol (una hormona del estrés) y de los niveles de grelina (una hormona que estimula el apetito), y el descenso de los niveles de leptina (hormona que inhibe el hambre y ayuda a regular la ingesta de alimentos). Todos estos cambios pueden incrementar el riesgo de aumento de peso y obesidad. Digamos que una mujer acude a mi consulta con un conjunto de síntomas (por ejemplo, pérdida del deseo sexual, aumento de peso, cambios de humor y sueño fragmentado) que parecen no guardar ninguna relación. Si lo primero que tratamos es la calidad de su sueño y logramos una mejora, los otros síntomas molestos podrían mejorar más o menos por sí solos. Y aunque no sea así, el hecho de estar más descansada facilitará el abordaje de los otros síntomas, porque se sentirá mejor de entrada.

Esto no significa que no puedas o no debas tratar otros síntomas molestos. En ocasiones resulta sencillo y gratificante optar por la solución fácil si tienes la piel seca o hinchazón, por ejemplo. Si puedes tomar medidas eficaces para aliviar esos síntomas (las encontrarás en el siguiente capítulo), experimentarás una sensación de empoderamiento capaz de motivarte para abordar esos otros síntomas cuyo tratamiento te llevará más tiempo. Con este libro estás al mando de la gestión de tu transición menopáusica, y por eso te pido que clasifiques tus síntomas, que consideres las posibles asociaciones entre síntomas aparentemente no relacionados, y que establezcas prioridades para decir por cuáles empiezas. Básicamente, estas medidas preparatorias te brindarán una hoja de ruta que seguir.

En última instancia, el objetivo consiste en reescribir la historia de tu menopausia con nuevas formas de gestionar tu experiencia y tus expectativas al tiempo que te desprendes de tus miedos y de los juicios erróneos. Empieza con los planes de tratamiento de referencia que incluyen los enfoques relacionados con el estilo de vida en los capítulos dedicados a tu(s) tipos(s) de menopausia. Después podrás añadir estrategias del capítulo 12 para tratar el resto de síntomas molestos. Piensa que es como unir las piezas de un rompecabezas para crear un plan que te funcione e ir actualizándolo a medida que lo necesites.

CÓMO HABLAR CON TU MÉDICO SOBRE LA TERAPIA HORMONAL

Si la posibilidad de utilizar terapia hormonal (TH) está en tu punto de mira y deseas hablarlo con tu médico, reserva una cita para una «visita orientada a ciertos problemas» o una «consulta hormonal»,[2] frente a una visita relacionada con el bienestar, para un diagnóstico o preventiva.

Tú decides a quién consultas sobre este tema: tu internista o tu médico de familia podría estar igual de preparado que tu ginecólogo o un endocrinólogo para hablar sobre tu experiencia menopáusica. Sin embargo, dado que los médicos tienen que ocuparse de varios puntos en un chequeo anual, en ese contexto no hay tiempo para dedicar a la TH la atención que merece. Por eso recomiendo que pidas una visita con el único propósito de hablar de tus síntomas y de los pros y contras de la TH en función de tu historial de salud, tu historial médico familiar y tus factores de riesgo.

A fin de organizar tus ideas y prepararte para la visita, te recomiendo que redactes un guion o una «chuleta» para que no olvides nada importante con el estrés del momento. Empieza por sus síntomas; puedes decir algo como «Durante los últimos _ meses, he tenido estos síntomas: 1. _; 2. _; 3. _». A continuación, describe la severidad de cada síntoma, cómo afecta a tu estado y tu funcionamiento (¡sé específica!), y qué actividades hacen que el síntoma mejore o empeore. No olvides mencionar los tratamientos específicos o las intervenciones que hayas probado para cada síntoma, y si te han ayudado o no.

Recuérdale a tu médico si padeces alguna enfermedad crónica, los medicamentos que tomas regularmente y otros datos esenciales sobre tu historial médico familiar y personal (si tienes útero o no, por ejemplo, o cómo reaccionaste a los anticonceptivos hormonales si los has tomado en el pasado).

Explícale que has estado leyendo sobre la seguridad y la eficacia de la terapia hormonal, y que te gustaría discutir si podría ayudarte teniendo en cuenta tus síntomas y la información que ya has compartido. A continuación, menciona qué formas de TH (píldora, parche, gel o crema) te interesan especialmente y por qué, y pídele su opinión sobre tu caso. Si tu médico está en contra de la TH en tu caso, pregúntale qué te recomendaría para intentar aliviar los síntomas que te molestan de verdad. Haz hincapié en que te gustaría que la toma de decisiones fuese compartida para dar con un tratamiento que te ayude, que no te perjudique. Si después de esta conversación tienes la sensación de que tus preferencias personales no se tienen en cuenta o de que no se está resolviendo el problema como tú quieres, puede que sea el momento de cambiar de médico, de pedir que te deriven a un especialista o de buscar por tu cuenta un profesional certificado por la NAMS (consulta el siguiente recuadro).

CÓMO ENCONTRAR UN ESPECIALISTA EN MENOPAUSIA

Es muy posible que no sepas qué es un NCMP. Muchas mujeres no lo saben. Es la abreviatura de *NAMS-certified menopause practitioner* (un experto en menopausia certificado por la NAMS, la Sociedad Norteamericana de la Menopausia), y refleja que el profesional en cuestión ha superado el examen de certificación de la NAMS para tratar los problemas de la menopausia. Conviene recordar que muchos médicos carecen de los conocimientos o la experiencia necesarios para tratar los problemas de la menopausia de manera eficaz. Para encontrar un NCMP en tu país, puedes buscar en la página web de la NAMS: <portal.menopause .org/NAMS/NAMS/Directory/Menopause-Practitioner.aspx>.

No me malinterpretes: el hecho de que un médico que conoces, te gusta y te inspira confianza no esté en la lista no significa que no vaya a hacer un buen trabajo tratando tus síntomas menopáusicos. Sin embargo, si estás buscando un nuevo profesional sanitario, esta herramienta puede ayudarte a encontrar uno que sepa ayudarte con tu experiencia de la menopausia.

Capítulo 12
PERSONALIZA TU PLAN DE TRATAMIENTO

Como hemos visto, no existe una única solución válida para tratar las molestias de la menopausia. No hay una panacea que funcione para todas las mujeres. Lo mismo ocurre con los tipos específicos de menopausia: aunque los planes de tratamiento de referencia de los capítulos anteriores suponen un buen punto de partida, incluso las mujeres que comparten tipo(s) de menopausia pueden presentar su propia constelación única de síntomas. En otras palabras, ni siquiera los tipos específicos siguen patrones uniformes. Por eso es importante personalizar tu plan de tratamiento para aliviar todos los síntomas que afecten a tu estado y tu funcionamiento, y prepararte para afrontar los nuevos síntomas que puedan surgir.

Puedo garantizarlo: en algún momento del trayecto por la menopausia, escabroso y tortuoso a ratos, surgirán nuevos problemas y síntomas. Por tanto, es mejor que te prepares. Además, resulta empoderador contar con los medios para personalizar y modificar tu propio plan de tratamiento. Te pone al mando, que es donde debes estar en este viaje.

Con tu lista de síntomas del capítulo anterior puedes elegir los consejos que se adapten a tus síntomas menopáusicos, desarrollando así un plan de acción personalizado para tus necesidades actuales. La idea consiste en continuar con el plan de referencia para tu tipo de menopausia si te ayuda al menos en cierta medida, y añadir los remedios que aborden los síntomas persistentes o de recién aparición. Ahí es donde entran los siguientes síntomas con sus soluciones. Piensa que se trata de complementos del enfoque básico que puedes utilizar en momentos puntuales o de forma continuada (lo que necesites).

Acné. Cuando llegues a la menopausia, es posible que pienses que el acné es un punto lejano en tu espejo retrovisor. Sin embargo, el acné de la menopausia es real,[1] y puede deberse a desequilibrios hormonales (es decir, a una mayor proporción de andrógenos, hormonas masculinas, a medida que disminuye el estrógeno). Además, el estrés, la resistencia a la insulina, la falta de sueño, los cambios en la dieta y otras modificaciones del estilo de vida pueden contribuir a su aparición. Para tratar o reducir los brotes de acné, prueba las siguientes medidas:

- Lávate bien la cara. Utiliza un limpiador suave que contenga ácido salicílico, peróxido de benzoilo u otros agentes antibacterianos, una o dos veces al día y después de hacer ejercicio. No olvides desmaquillarte antes de acostarte. Elige bien los productos para el cuidado de la piel. Si eres propensa a las erupciones, utiliza cremas y maquillajes sin aceite y no comedogénicos (que no obstruyen los poros).
- Prueba algún producto antiacné de farmacia. Los tónicos y los geles que contienen ácido salicílico pueden ayudar a limpiar los poros, mientras que las cremas, los geles y las lociones con peróxido de benzoilo reducen las bacterias de la piel y secan parte de la grasa de la superficie cutánea. Sin embargo, conviene ser precavidas con su uso, ya que la piel posmenopáusica suele ser más seca y propensa a la irritación.
- No te irrites la piel. Es decir, no la frotes ni utilices productos excesivamente abrasivos, ya que podrías desencadenar un brote de acné. Y no te revientes los granos, porque pueden dejar cicatrices (y en ese caso estarás cambiando un problema estético por otro).
- Analiza los posibles desencadenantes en la dieta. No existen alimentos específicos que desencadenen brotes de acné en todas las mujeres, pero es cierto que algunas han observado que los lácteos y los carbohidratos refinados (incluidos los productos cargados de azúcar) pueden contribuir a los brotes. Lo más

indicado es prestar atención al comportamiento de tu piel en función de lo que comes. Si observas que el acné tiende a aparecer después de ingerir un determinado alimento, plantéate la posibilidad de evitarlo o limitarlo en tu dieta.

- Acude al dermatólogo. Los médicos disponen de un completo arsenal para combatir el acné que incluye, entre otros, antibióticos tópicos u orales (como la tetraciclina o la doxiciclina), capaces de eliminar las bacterias que contribuyen al acné; retinoides tópicos (como la tretinoína, el tazaroteno y el adapaleno), con propiedades antiinflamatorias y capacidad de mejorar la renovación celular y los signos de envejecimiento de la piel; la terapia hormonal (como el antiandrógeno espironolactona y, en ocasiones, anticonceptivos orales), y láseres y sistemas de luz que reducen la inflamación y la actividad de las glándulas sebáceas.

Ansiedad. La sensación de estar a merced de los cambios menopáusicos en tu cuerpo puede resultar estresante por sí sola, pero si te sientes realmente ansiosa, podría deberse al hecho de que los niveles de progesterona (una hormona relajante) disminuyen en la menopausia, incluso antes que los estrógenos. Estos cambios pueden hacer que te sientas mal emocionalmente, o que te asalten las preocupaciones o el nerviosismo con frecuencia. Sin embargo, si sientes una gran ansiedad continuada o sufres ataques de pánico, podrían ser señales de un trastorno de ansiedad que requiere tratamiento profesional. Para controlar la ansiedad común, no preocupante, prueba estas estrategias de eficacia demostrada:

- Muévete. Una investigación[2] revela que el ejercicio aeróbico ejerce un efecto sustancial en la reducción de la ansiedad en las personas que padecen trastornos de ansiedad, y en las que simplemente presentan un nivel elevado de ansiedad. Tú decides si optas por una rutina de alta intensidad (por ejemplo, correr o *spinning*) o por un ejercicio más suave en el que se trabaje cuerpo y mente, como el yoga[3] o el pilates.[4]

- Toma clases de respiración. Cualquier forma de respiración lenta y profunda puede calmar el sistema nervioso simpático y reducir la ansiedad. Una técnica especialmente eficaz para calmar la ansiedad es la 4, 7, 8: empieza expulsando con fuerza (haz ruido) todo el aire por la boca. A continuación, inhala lentamente por la nariz mientras cuentas hasta cuatro; aguanta la respiración mientras cuentas hasta siete y exhala por la boca contando hasta ocho. Repite el ejercicio tres veces (no te excedas, ya que podrías marearte).

- Tómate un descanso para el té. Puede parecer muy simple, pero una taza de té caliente es capaz de calmar los nervios alterados. Aunque el té verde se asocia con un efecto relajante, existen otras infusiones con un efecto similar: por ejemplo, la manzanilla, el romero, la pasiflora, la melisa y la lavanda. Elige la infusión que más te apetezca, pero ten en cuenta el contenido en cafeína para no acelerarte sin darte cuenta.

- Regálate un aroma relajante. Inhalar los aromas de ciertos aceites esenciales, sobre todo el de lavanda, alivia la ansiedad. Así lo afirma un metaanálisis publicado en un número de 2020 de la revista *Journal of Affective Disorders*.[5] ¿No te gusta la lavanda? Los aceites esenciales de rosa de Damasco,[6] bergamota y limón también sirven para aliviar la ansiedad.[7]

- Utiliza una aplicación para relajarte. Existen aplicaciones, tanto para iPhone como para Android, que te ayudarán a calmarte y a aliviar la ansiedad. Algunas recomendables: Calm, Headspace, Mindfulness App y MyLife Meditation.

Ardor de boca/encías. En realidad existe algo llamado *síndrome de boca ardiente*, que se caracteriza por ardor, sensibilidad, sensación de hormigueo o entumecimiento en la boca, y afecta especialmente a las mujeres posmenopáusicas.[8] No se sabe a ciencia cierta por qué afecta a algunas mujeres, aunque se reconoce que la ansiedad, la depresión y el estrés pueden exacerbarlo, como ocurre con otras formas de irritación bucal. Además, algunos medicamentos (como ciertos antihipertensivos) y deficiencias nutricionales (como los niveles bajos de vitamina B12, folato, zinc o hierro) podrían estar relacionados con el síndrome.[9] Las siguientes medidas pueden ayudar al menos un poco:

- Utiliza un cepillo de dientes suave. ¡Y cepíllate con cuidado! Evita los dentífricos con productos químicos abrasivos (como los blanqueadores) y los enjuagues bucales que contengan alcohol.[10]
- Evita los alimentos que desencadenen brotes. Los más comunes son los picantes, las bebidas alcohólicas y los cítricos y zumos. Si notas que ciertos alimentos empeoran tus síntomas, prescinde de ellos. Y mantente bien hidratada.
- Prueba un anestésico de venta libre. La aplicación de anestésicos tópicos (como gel de capsaicina o benzocaína) en las zonas de ardor en la boca puede reducir el dolor de manera significativa.[11] Asegúrese de elegir fórmulas indicadas para la boca.
- Refréscate la boca. Tomar una bebida fría a sorbos, chupar trocitos de hielo o mascar chicle sin azúcar pueden aliviar el dolor.
- Visita a tu dentista. Es importante descartar una enfermedad de las encías o una infección, y eso es cosa del dentista. Además, podrá recetarte medicamentos más eficaces para aliviar la sensación de ardor.

LA VERDAD SOBRE LOS PROBLEMAS DE PESO EN LA MENOPAUSIA

Para algunas mujeres, el aumento de peso o el temido «flotador» es uno de los aspectos más frustrantes de la transición menopáusica. Sin embargo, es posible que te sorprendas cuando sepas lo que ocurre en realidad. Por sí solos, los cambios hormonales de la menopausia no provocan necesariamente un aumento de peso.[12, 13] Lo que sí provocan es un cambio en la distribución y el almacenamiento de la grasa: de las caderas (la forma de pera de la distribución de la grasa) a la cintura (más forma de manzana). Esto significa que el número en la báscula puede no cambiar, pero que los vaqueros de repente te aprieten en la cintura. Es el cambio menopáusico de la grasa corporal.

Algunas mujeres *sí* aumentan de peso durante la transición menopáusica, pero suele ser debido a factores genéticos, a la pérdida de masa muscular vinculada a la edad (que ralentiza la quema de calorías por parte del cuerpo), a la falta de ejercicio y de sueño, o a los cambios en los hábitos alimentarios. Más allá de los efectos que el aumento de peso puede tener en la autoestima y la imagen corporal, la preocupación radica en que el exceso de peso, especialmente en el abdomen, se relaciona con un mayor riesgo de enfermedades cardiovasculares, hipertensión, diabetes de tipo 2, apnea del sueño y otros trastornos crónicos. Por eso es importante tomar medidas para controlar el peso durante y después de la transición menopáusica. Veamos algunas estrategias que te pueden ayudar:

* *Elige un plan de alimentación saludable.* No juegues a recortar al máximo las calorías: aunque puedes lograr una pérdida de peso rápida, es fácil recuperar los kilos cuando retomas los hábitos alimentarios habituales. Intenta perder kilos de forma segura con un plan alimentario agradable y equilibrado (de 1.500 a 1.800 calorías diarias, dependiendo de tu nivel de actividad física) que puedas mantener a largo plazo. La alimentación basada principalmente en alimentos de origen vegetal, como la dieta mediterránea, resulta útil para controlar el peso y mantener la salud del corazón, el cerebro, el intestino y los huesos. Los planes de alimentación basados en alimentos vegetales pueden incluir lácteos, carnes y mariscos, pero las frutas, las verduras, las legumbres, los cereales integrales, los frutos secos y las semillas aportan el grueso de alimentos y nutrientes.

- *Potencia las proteínas.* Una mayor ingesta de proteínas puede ayudar a quemar más calorías porque el cuerpo utiliza más energía (calorías) para digerir las proteínas que los hidratos de carbono y las grasas. Incluye al menos de 20 a 25 gramos de proteínas en cada comida y consume tentempiés ricos en proteínas: por ejemplo, yogur griego o *skyr*, edamame (soja verde tierna) y queso *cottage* (requesón) bajo en sodio. La ingesta de cantidades adecuadas de proteínas distribuidas a lo largo del día te ayudará a sentirte saciada durante más tiempo (porque las proteínas tardan más en digerirse), y eso implica menos tentaciones de caer en el picoteo de productos muy calóricos.

- *Céntrate en la fibra.* La recomendación básica[14] es que las mujeres consuman un mínimo de 21 a 25 gramos de fibra al día, pero este es un caso en el que más puede ser mejor. Una investigación[15] ha descubierto que las personas que consumen 14 gramos más de fibra al día acaban consumiendo un 10% menos de calorías, lo que podría implicar una pérdida de peso. Para alcanzar ese objetivo, incluye al menos cinco raciones de frutas y verduras, y tres de cereales integrales al día, así como frutos secos y semillas.

- *Prepárate para el éxito.* Planifica comidas y tentempiés apetitosos, y mantén tu cocina equipada con los ingredientes saludables que necesitas para prepararlas. No tengas en casa alimentos que puedan llevarte a comer en exceso (como helados, patatas fritas, galletas y dulces). Si quieres darte un capricho, transfórmalo en una actividad con un objetivo: por ejemplo, ir andando a una heladería cuando tengas antojo de helado y comprarte un cucurucho en lugar de tener un litro en el congelador.

- *Utiliza una pirámide invertida para estructurar tus comidas.* Haz la comida más copiosa por la mañana, seguida de una comida más pequeña a la hora del almuerzo. La cena debe ser la comida más ligera del día, y después ya no comas más. De ese modo, consumirás la mayor parte de las calorías en las horas de más actividad durante el día y menos cuando vayas bajando el ritmo. Este patrón es importante porque cuando se trata del control de peso, la hora de comer puede ser tan importante como lo que comes.

- *Ten en cuenta las calorías líquidas.* Las bebidas con café, las bebidas energéticas, los tés edulcorados, la cerveza, el vino y los cócteles tienen muchas calorías y muy pocos nutrientes saludables. Además, no consumes menos calorías de los alimentos porque tu cuerpo no tiene en cuenta de forma natural las calorías que consumes en las bebidas. Por si fuera poco, el consumo de alcohol puede echar por tierra tu autocontrol a la hora de comer, sobre todo alimentos muy calóricos, y te costará más perder peso y mantenerlo.

- *Practica la alimentación consciente.* El hecho de obtener satisfacción de lo que comes desempeña un papel fundamental en la pérdida y el mantenimiento del peso. Si comes sentada a una mesa, sin distraerte con el teléfono o con cualquier otra pantalla, te ayudará a hacerlo más lentamente; esto, a su vez, incrementará la sensación de plenitud y saciedad. Tanto si comes en casa como en un restaurante, realiza el esfuerzo de comer despacio (por ejemplo, dejando el tenedor o la cuchara entre cada bocado) y mastica bien la comida, centrándote en los sabores y las texturas de cada bocado. Te ayudará a disfrutar más de la comida y tu cerebro dispondrá de tiempo suficiente para darse cuenta de que has comido mucho antes de acabar comiendo demasiado.

- *Muévete más.* Si no haces ejercicio, ha llegado el momento de empezar a hacer ejercicio aeróbico (vale incluso caminar a paso ligero) y entrenamiento de fuerza (desarrollar masa muscular aumentará tu tasa metabólica). Si ya haces ejercicio, incrementa la duración de tus entrenamientos no más de un 10 % por semana (para evitar lesiones) y haz más ejercicios de fuerza, incluyendo ejercicios para tonificar y fortalecer los músculos del abdomen. Estas medidas te ayudarán a compensar la ralentización metabólica vinculada a la edad.

- *Ten paciencia.* Perder peso y mejorar la dieta forman parte de un proceso a largo plazo, y es importante establecer y utilizar estrategias que te ayuden a mantener la constancia. Por ejemplo, llevar un diario de comidas y ejercicio y pesar los alimentos puede ser útil para algunas mujeres, pero para otras podría ser una fuente de ansiedad o pensamientos obsesivos. En su lugar, es posible que te ayude el sencillo gesto de centrarte en los alimentos saludables que vas a incluir en tu dieta, como proteínas magras, frutas y verduras, que pueden favorecer el control de peso sin contar calorías. Tener una compañera de ejercicio (o dos o tres) te proporcionará un apoyo saludable que te ayudará a mantener el rumbo.

Caída/debilitamiento del cabello. La pérdida de estrógenos y otros cambios hormonales que acompañan a la experiencia menopáusica pueden provocar la caída o el debilitamiento del cabello. Normalmente, el estrógeno facilita el crecimiento del cabello y su permanencia en la cabeza; cuando los niveles de estrógeno disminuyen, el crecimiento del pelo se ralentiza y se acentúa el debilitamiento o la caída. Por otro lado, el cuerpo de la mujer puede producir más andrógenos durante la perimenopausia y la menopausia, lo que provocaría la caída del cabello, e incluso calvicie. De hecho, un estudio publicado en el número de abril de 2022 de la revista *Menopause*[16] reveló que el 52 % de las 178 mujeres posmenopáusicas participantes presentaban pérdida del cabello en mayor o menor grado. Huelga decir que a la mayoría de las mujeres menopáusicas que he tratado les disgusta perder sus preciadas melenas. Esto es lo que puedes hacer al respecto:

- Aumenta la ingesta de nutrientes básicos. Asegúrate de tomar suficientes proteínas, biotina, folato y vitaminas A, C y B12, además de minerales como zinc, hierro, magnesio, cobre y calcio: todos ellos influyen en el crecimiento del cabello.[17] Si no obtienes estos nutrientes en cantidad suficiente a través de los alimentos, considera la posibilidad de tomar suplementos.

- No estreses a tu pelo. Cepillarse el pelo con demasiada fuerza o excesiva frecuencia, usar rulos apretados o llevar coletas tirantes pueden acelerar la caída del cabello. Además, el exceso de tratamientos (con tintes, alisados o permanentes) y el uso muy frecuente de rizadores o planchas pueden provocar la rotura del tallo capilar.

- Utiliza una funda de almohada de satén, no de algodón, para evitar que se rompa el cabello durante la noche.

- Lávate el pelo con cuidado. Si eres propensa a la caída del cabello, se trata de mantener el cabello y el cuero cabelludo limpios, pero sin resecarlos. Utiliza un champú suave, seguido de un acondicionador nutritivo, y agua tibia (no caliente). El pelo mojado es más frágil y propenso a la rotura que el seco; por tanto, después del champú y el acondicionador, no lo seques ni te lo recojas con una toalla; péinalo suavemente con los dedos y deja que se seque al aire en la medida de lo posible. Para arreglarte el pelo, utiliza un cepillo de cerdas naturales o un peine de dientes anchos, y un secador a baja potencia.

- Plantéate la posibilidad de utilizar un producto estimulante del crecimiento. Desarrollado originalmente para la calvicie masculina, el minoxidil se vende sin receta en forma líquida o como una espuma que se aplica directamente en el cuero cabelludo. Puede ayudar a que crezca el pelo y prevenir la caída y el debilitamiento general en mujeres, sobre todo en las que tienen antecedentes familiares de caída del cabello. No funciona para todo el mundo, y es necesario utilizarlo durante al menos seis meses para saber si te va a ayudar en tu caso.

- Habla con tu médico sobre otras posibles intervenciones. En particular, averigua si te podría ir bien un fármaco llamado *espironolactona* (un diurético con efectos antiandrógenos que contribuye al crecimiento del pelo) o finasterida (que también posee propiedades antiandrogénicas). Algunas terapias de luz LED también pueden ayudar a estimular el crecimiento del cabello.

Dificultad para concentrarte. Ya sea por la disminución de los niveles de estrógenos, la sobrecarga de estrés o los trastornos del sueño, muchas mujeres tienen problemas para dirigir la atención y concentrarse durante la menopausia. Estos episodios pueden ser intermitentes o continuados, y casi siempre resultan muy frustrantes. Las siguientes medidas pueden ayudar.

- Consume cafeína de forma estratégica. Si necesitas estimular tu concentración por la mañana o recargarla antes de hacer una presentación por la tarde, una taza de café o té en el momento oportuno puede ayudar. Eso sí, no tomes bebidas con cafeína durante todo el día, porque podrían causarte nerviosismo y ansiedad.
- Toma alimentos ricos en ácidos grasos omega-3. Las dietas ricas en omega-3 (presentes en el salmón, las sardinas, las anchoas, las nueces, las semillas de lino y los alimentos enriquecidos) se relacionan con una función cerebral general más saludable. Incluso puedes plantearte la posibilidad de tomar suplementos de ácidos grasos omega-3 (una combinación de ácido docosahexaenoico, o DHA, y ácido eicosapentaenoico, o EPA) si tienes problemas frecuentes de concentración. Se ha demostrado que ayudan a los niños y los adolescentes con déficit de atención e hiperactividad (TDAH).[18]
- Para disponer de más estrategias, consulta los consejos para la niebla mental.

Disminución de la excitación sexual. Puede ser uno de los efectos colaterales del síndrome genitourinario de la menopausia. Cuando el nivel de pH aumenta debido a la caída de estrógenos, los tejidos genitales pierden hidratación y riego sanguíneo (y, por tanto, lubricación). Así, algunas mujeres apenas tienen sensaciones en la región vaginal o el clítoris. O presentan dificultad para llegar al orgasmo. No son pérdidas triviales: pueden afectar a la autoestima y el estado de ánimo de la mujer, así como a la intimidad en su relación de pareja. Esto es lo que puedes hacer al respecto:

- Enfócate en las sensaciones. Esta técnica, desarrollada por el doctor William Masters y Virginia Johnson en la década de 1960,[19] mejora la intimidad y la comunicación relacionadas con el sexo en la pareja. Los terapeutas sexuales suelen recomendarla cuando las parejas se enfrentan a problemas relacionados con la excitación, el orgasmo y la disfunción eréctil. En lugar de estar orientada a objetivos, la idea consiste en realizar una serie de ejercicios de contacto centrados en los aspectos sensoriales del tacto, como la presión y la textura, para que las parejas puedan relajarse y sintonizar con la experiencia sensual sin ideas preconcebidas sobre lo que debería ocurrir. Los miembros de la pareja se turnan para ser el que toca y el que recibe las caricias, y los ejercicios van progresando desde el tacto no genital al tacto genital y el tacto mutuo. Puedes obtener más información aquí: <smsna.org/patients/did-you-know/what-is-sensate-focus-and-how-does-it-work>. Una de las cosas que consigue este ejercicio es mejorar la conciencia corporal, algo que mejora el bienestar sexual de las mujeres, como se ha demostrado.[20]
- Autoestimúlate. Mastúrbate o utiliza un vibrador para reavivar las sensaciones sexuales y redescubrir zonas especialmente sensibles a la estimulación. Los vibradores constituyen un tratamiento especialmente eficaz para las dificultades relacionadas con el orgasmo, y puedes utilizarlos sola o con tu pareja.[21]
- Amplía tu perspectiva sobre el placer sexual. Prueba las relaciones sexuales sin penetración, incluyendo caricias prolongadas, masturbación mutua y masajes sensuales, en lugar del coito.[22]

- Habla con tu pareja. Intercambiad ideas sobre las diferentes posibilidades para incrementar vuestro nivel de excitación. Planteraos la posibilidad de introducir cambios en vuestra rutina sexual. Probad a compartir un baño, experimentad con diferentes actividades sexuales, o practicad sexo en pleno día o en una habitación que no sea el dormitorio. El hecho de añadir una dosis de novedad y frescura suele mejorar la respuesta sexual.
- Realiza ejercicio orientado a la excitación sexual. Aunque cualquier forma de ejercicio puede mejorar tu respuesta sexual, en parte porque aumenta el flujo sanguíneo, ciertas actividades (como el *spinning*, los ejercicios de Kegel o las sentadillas, o el ejercicio conocido como *silla del capitán*) pueden preparar tu punto G. Una investigación[23] revela que muchas mujeres aseguran experimentar placer sexual, e incluso orgasmos, mientras hacen ejercicio. ¡De verdad!

Dolor al orinar. Aunque no supieras que existe una palabra para esto (disuria), es posible que conozcas bien el ardor, el escozor y la irritación que se produce al orinar. Una vez más, puedes culpar a la disminución de estrógenos de este síntoma, que forma parte del síndrome genitourinario de la menopausia (GSM).[24] En el caso de algunas mujeres, el dolor al orinar les lleva a pensar que tienen una infección urinaria y acaban tomando antibióticos innecesarios o acuden al médico para que les haga un urocultivo que resulta negativo. Estas son algunas medidas que pueden prevenir o aliviar el dolor al orinar:

- Ve al baño cuando lo necesites. No te aguantes; orina cuando lo necesites y vacía la vejiga por completo. Sin embargo, no te excedas intentando vaciar la vejiga con demasiada frecuencia, ya que podría empeorar o desencadenar un trastorno llamado *vejiga hiperactiva.*
- Evita los irritantes de la vejiga. Algunos alimentos y bebidas, como los platos picantes, las bebidas carbonatadas o con cafeína, los alimentos ácidos (como los cítricos o los tomates), el al-

cohol y los edulcorantes artificiales, irritan la vejiga. La nicotina también. Evítalos.

- Bebe mucha agua. Toma agua a sorbos durante todo el día y consume abundantes alimentos ricos en agua (frutas, verduras y sopas elaboradas con agua o caldo). El agua ayuda a eliminar las bacterias no deseadas del tracto urinario.
- Toma ibuprofeno. Cuando el dolor al orinar sea especialmente intenso, una dosis oportuna de ibuprofeno puede aportar alivio. No obstante, no debes utilizarlo como tratamiento habitual (a menos que te lo recomiende el médico).
- Consulta a tu médico si persiste. Podría ser que el dolor al orinar se deba a una infección de la vejiga, vaginal o de transmisión sexual, en cuyo caso habría que tomar medicación. Tu médico podrá determinar el tratamiento adecuado.

Dolores articulares. Durante la transición menopáusica, más del 50 % de las mujeres experimentan dolor en las articulaciones (artralgia).[25] Se cree que se debe a la pérdida de estrógeno, que mantiene las articulaciones sanas y lubricadas. Estos dolores pueden afectar a la calidad de vida de la mujer, incluido su estado de ánimo y su disposición a participar en actividades. He aquí algunas medidas que pueden ayudar:

- Toma un analgésico antiinflamatorio. En caso de un brote de dolor, plantéate la posibilidad de tomar un antiinflamatorio no esteroideo (AINE) como ibuprofeno, naproxeno o ketoprofeno. No obstante, no es conveniente tomarlos todos los días durante varias semanas a menos que te lo indique el médico.
- Aplícate algo que te alivie. Los preparados tópicos, como la crema de capsaicina, los geles con AINE o las cremas con salicilatos pueden proporcionar alivio a corto plazo, pero eficaz, para el dolor articular.
- Realiza ejercicio de bajo impacto. La actividad física fortalece las articulaciones, las baña en líquido sinovial y facilita la

mayor amplitud de movimientos. A menudo digo que «el movimiento es loción» porque mantiene lubricado el sistema musculoesquelético al transportar sangre a las articulaciones y los músculos. Si ya tienes dolor, evita las actividades de alto impacto y opta por practicar yoga, taichí, bicicleta, natación o elíptica.

- Busca alivio con algún complemento. Existen diversos suplementos nutricionales, como la glucosamina, la condroitina, las cápsulas de aceite de pescado y los suplementos de colágeno,[26] que pueden ayudar a aliviar el dolor articular con el tiempo. Antes de tomar un nuevo suplemento, consulta con tu médico para asegurarte de que no interactúe con los medicamentos que estés tomando.

Consume alimentos antiinflamatorios: entre otros, los de origen vegetal (como bayas, pimientos, frutos secos y semillas) y pescados grasos como el salmón, el atún y las sardinas. Varias hierbas y especias, como la cúrcuma, el romero, el jengibre, el cardamomo, la canela y la pimienta negra, poseen potentes propiedades antiinflamatorias. Si quieres ir un paso más allá, puedes tomar un suplemento de cúrcuma o poner unas gotas de extracto de cúrcuma y pimienta negra en un batido o una infusión. No aliviarán el dolor articular de inmediato, pero pueden sentar las bases para aliviar las molestias a largo plazo.

Estado de ánimo depresivo/cambios de humor. Si tuviste SPM o depresión posparto, o si siempre has sido propensa a sufrir cambios de humor, la transición menopáusica puede suponer un reto en lo que respecta a la regulación del estado de ánimo. El cerebro de algunas mujeres es especialmente sensible y reactivo a los cambios hormonales, y cuando las hormonas reproductivas femeninas experimentan altibajos o disminuyen de manera drástica durante la transición menopáusica, los cambios de humor pueden hacer acto de presencia. He aquí algunas estrategias que pueden servir de ayuda:

- Muévete. El ejercicio de moderado a intenso puede aliviar los síntomas depresivos y mejorar el estado de ánimo (gracias a la liberación de endorfinas) y la autoestima. Tanto si caminas a paso ligero como si montas en bicicleta, corres, nadas o practicas otra forma de ejercicio aeróbico, realiza el esfuerzo de dedicarle al menos veinte minutos al día. Tu estado de ánimo y tu actitud te lo agradecerán.

- Escribe tus sentimientos. Puedes utilizar papel y boli o el ordenador. Escribir sobre tus experiencias angustiosas o tus problemas con carga emocional puede contribuir a aliviar los síntomas depresivos y mejorar tu capacidad de regular tus emociones.[27] Para esta actividad, denominada *escritura expresiva*, bastan con quince minutos al día: simplemente desahógate sin preocuparte por la ortografía, la puntuación o la gramática. Nadie va a ponerle nota; nadie más lo leerá.

- Exponte a la luz intensa. Dar un paseo al sol o sentarte junto a una ventana soleada puede levantarte el ánimo y darte energía. Si no tienes esa posibilidad, plantéate la compra de una caja de luz comercial o una lámpara que emita 10.000 lux y pasa al menos treinta minutos diarios delante de ella. Una investigación ha demostrado que la fototerapia[28] (que es de lo que estamos hablando) tiene un efecto significativo en la reducción de los síntomas depresivos.

- Cultiva una actitud de gratitud. Cuando te centras en lo que realmente aprecias en tu vida, en lugar de centrarte en tus tensiones y tus frustraciones, es como encender un canal de positividad en tu cerebro. Tu estado de ánimo mejorará, y es probable que te sientas más satisfecha con tu vida.[29] Para conseguirlo, dedica unos minutos al final de cada jornada a enumerar de tres a cinco cosas concretas, grandes o pequeñas, por las que te sientas agradecida ese día.

- Practica mindfulness. Una investigación[30] ha demostrado que participar en una intervención de reducción del estrés basada en el mindfulness (MBSR) con meditación y yoga reduce los síntomas depresivos, la ansiedad y el estrés percibido en las mujeres perimenopáusicas. Podrás encontrar programas de MBSR online o en centros de salud y bienestar.

- Plantéate acudir a terapia. Si estas medidas no alivian lo suficiente tus síntomas depresivos o la inestabilidad emocional, considera la posibilidad de acudir a terapia. En la actualidad existe una gran variedad de enfoques para elegir: por ejemplo, la terapia cognitivo-conductual (TCC), que se centra en ayudar a las personas a identificar y modificar pensamientos, sentimientos y patrones de conducta disfuncionales, y la terapia de aceptación y compromiso (TAC), que incorpora la aceptación, la aclaración de tus valores personales y el compromiso de cambiar la conducta en línea con esos elementos. Investiga un poco y encuentra un enfoque que te guste.

Fatiga/falta de energía. Si te sientes más cansada de lo habitual, puede ser un efecto indirecto de la pérdida de estrógenos. Si estás experimentando sofocos, sudores nocturnos, problemas para dormir, ansiedad o dolores articulares, esos síntomas también pueden provocar fatiga. Un estudio con más de mil mujeres de la región mediterránea reveló que el 73 % de las mujeres menopáusicas afirmaron sentirse cansadas o agotadas. El porcentaje era mayor que las que declararon sufrir sofocos, ansiedad, problemas de memoria, dolores musculares o articulares, o cambios en el deseo sexual.[31] Y si estás cuidando a tus hijos o a tus padres mayores, además de trabajar durante este importante cambio vital, los malabarismos pueden llevarte al agotamiento. Estas son algunas formas de estimular tu energía:

- Haz algo de ejercicio. Puede que sea lo último que te apetezca hacer cuanto estás cansada, pero en realidad puede ayudarte a recargar pilas. Una investigación publicada en la revista *Menopause* reveló que las mujeres posmenopáusicas que practican habitualmente una actividad física de moderada a intensa tienen más energía y vitalidad.[32]

- Reduce el tamaño de sus comidas. Comer menos cantidad y con más frecuencia puede ayudarte a mantener el nivel de azúcar en sangre más estable, y así te sentirás con más energía. Por el contrario, las comidas copiosas pueden dejarte sin energía.

- Incrementa la ingesta de nutrientes básicos: entre otros, alimentos ricos en proteínas y bajos en grasas, y ricos en potasio y magnesio (frutos secos, yogur, alubias, lentejas o pescado).

- Bebe agua a lo largo del día. La deshidratación es una causa común de fatiga, además de irritabilidad y niebla mental. Incluso antes de sentir sed, la hidratación de tu cuerpo habrá disminuido y es probable que te sientas aletargada. Aunque tus necesidades personales de agua dependen de tu estado general de salud, de tu nivel de actividad física y del clima, se recomienda beber unos nueve vasos al día.

- Respira bien para renovarte. Del mismo modo que ciertos patrones de respiración pueden ayudarte a relajarte, lo contrario también es cierto. He aquí un ejercicio respiratorio inspirado en el yoga que puede estimular tu energía y tu estado de alerta:[33] inhala contando hasta dos y exhala contado hasta dos; inhala contando hasta dos y exhala lentamente contando hasta tres; inhala contando hasta dos y exhala todavía más despacio contando hasta cuatro; inhala contando hasta dos y exhala contando hasta cinco. Repite el patrón unas cuantas veces y después retoma tu patrón respiratorio normal. El flujo de oxígeno en la sangre habrá mejorado y, probablemente, te sentirás con más energía.

- Baja el ritmo. Es posible que, sin querer, estés empeorando tu fatiga si te sobrecargas con demasiados proyectos o adoptas demasiadas responsabilidades (no esenciales). Si puedes delegar o decir que no a nuevas tareas u obligaciones, tu energía estará a salvo.

- Consulta con tu médico. Si te sientes agotada constantemente y estas medidas no te ayudan lo suficiente, consulta a tu médico para determinar si padeces alguna enfermedad subyacente o si la medicación que tomas podría provocarte ese cansancio.

Hinchazón/retención de líquidos. Es posible que experimentes más hinchazón y retención de líquidos durante la transición menopáusica debido a las enormes fluctuaciones en los niveles hormonales. Cuando tu cuerpo experimenta una subida de estrógeno, puedes acabar reteniendo agua, lo que provocaría hinchazón en el vientre o en los tobillos. Además, si estás tomando terapia hormonal sistémica, la investigación sugiere que la suplementación de estrógeno o progesterona puede agravar la retención de líquidos. Por suerte, puedes reducir la hinchazón con unos sencillos ajustes en el estilo de vida:

- Bebe más agua. Puede parecer contradictorio, pero resulta más probable que experimentes retención de líquidos o hinchazón si estás deshidratada, aunque sea moderadamente. Por tanto, bebe e intenta comer más alimentos con un alto contenido en agua, como sandía, pepinos y apio.

- Ponte a sudar. Una de las mejores soluciones para reducir la retención de líquidos es el ejercicio aeróbico de moderado a intenso, que acelera el transporte del agua en el cuerpo.

- Levanta las piernas. Si eres propensa a que se te hinchen los tobillos y las pantorrillas, pon los pies en alto a ratos durante el día para mejorar el flujo sanguíneo y reducir la hinchazón. Las medias de compresión o incluso las mallas muy ajustadas también pueden aliviar un poco.

- Date un chapuzón. Vete a la piscina (también vale tu bañera, si dispones de ella y no tienes acceso a una piscina) y sumérgete en el agua. Una investigación[34] demostró que las mujeres embarazadas con edema (retención de líquidos) que se sumergían hasta las axilas o realizaban aeróbic acuático en una piscina durante treinta minutos experimentaban un efecto diurético significativo (incluida la reducción de la hinchazón causada por la retención de líquidos). Los mismos principios y efectos se aplican en el caso de las mujeres posmenopáusicas: acabarás con la retención de líquidos. No te lo pienses: ¡tírate a la piscina!

- Incrementa la ingesta de vitamina B6. Plantéate la posibilidad de tomar 50 mg de B6 (piridoxina) hasta tres veces al día. Esta vitamina soluble en agua actúa como diurético natural suave.
- Mueve los intestinos. Si estás estreñida, es posible que retengas agua junto con eso que se encuentra estancado en tu cuerpo. Incrementa la ingesta de fibra y agua, y plantéate la posibilidad de tomar un suplemento de citrato de magnesio (de 250 a 500 mg una vez al día) para incrementar la motilidad intestinal.

Infecciones urinarias frecuentes. A medida que descienden los niveles de estrógenos, algunas mujeres son propensas a padecer infecciones del tracto urinario (ITU) frecuentes. Esto puede deberse a que el estrógeno ayuda a las bacterias «buenas» de la vagina y mantiene a raya a las bacterias «malas», y porque el nivel de pH de la vagina disminuye tras la menopausia, motivo por el que resulta más susceptible a las infecciones. Además de estos cambios posmenopáusicos, se produce una pérdida de densidad del tejido vaginal, el suelo pélvico se debilita y, en ocasiones, la vejiga cae (prolapso de órganos pélvicos); algunas mujeres tienen problemas para vaciar completamente la vejiga, lo que puede favorecer la proliferación de bacterias nocivas. Las ITU recurrentes pueden empeorar de manera significativa la calidad de vida de la mujer. He aquí algunos consejos para prevenirlas:

- Límpiate siempre de delante hacia atrás. Después de defecar, límpiate de delante hacia atrás para reducir las posibilidades de transferir bacterias *E. coli* de la zona rectal a la uretra.
- Vacía la vejiga correctamente. Cuando estés en el lavabo, relaja los músculos del suelo pélvico (en lugar de hacer fuerza para orinar) y deja que fluya el chorro de orina durante el tiempo suficiente para que la vejiga se vacíe por completo. Procura orinar después de mantener relaciones sexuales para eliminar las bacterias que hayan podido entrar en el tracto urinario durante el coito.
- Plantéate la posibilidad de tomar algún suplemento de arándanos rojos. Si eres propensa a padecer ITU recurrentes, un su-

plemento de arándanos puede evitar que las bacterias que provocan las infecciones se adhieran a la vejiga. Bebe mucha agua a lo largo del día para descargar continuamente la vejiga.

- Trata bien a tus genitales. Siempre que sea posible, dúchate en lugar de bañarte para reducir la exposición del tracto genitourinario a las bacterias. Y no utilices jabones fuertes, duchas vaginales y productos de higiene femenina que puedan irritar la sensible piel de la zona.

- Prueba los suplementos de D-manosa. Una investigación[35] ha descubierto que los suplementos de D-manosa protegen contra las ITU recurrentes en las mujeres propensas a padecerlas. La teoría es que la D-manosa (un tipo de azúcar presente en muchas frutas) evita que las bacterias se adhieran a la pared de la vejiga.

Insomnio/problemas para dormir. El caos hormonal de la transición menopáusica puede afectar a la calidad del sueño. En particular, el descenso de la progesterona, que normalmente produce sueño, podría ser un factor decisivo. El insomnio puede incluir la dificultad para conciliar el sueño, la dificultad para permanecer dormida o el hecho de despertarte demasiado pronto y no poder volver a dormirte. Muchas mujeres experimentan dificultades para dormir durante la transición menopáusica, y el 26 % de las mujeres menopáusicas padecen síntomas severos que influyen en su funcionamiento diurno.[36] El sueño de poca calidad o insuficiente también puede tener consecuencias metabólicas: por ejemplo, el descenso de la sensibilidad a la insulina y la desregulación de las hormonas que regulan el apetito y la saciedad,[37] entre otros efectos nocivos. Esto es lo que puedes hacer para recuperar el control del sueño:

- Establece un horario de sueño regular. Acuéstate y levántate a la misma hora todos los días, incluso los fines de semana, y deja tiempo suficiente cada noche para dormir las horas que necesitas (la mayoría de los adultos requieren de siete a nueve horas) a fin de sentirte y funcionar de manera óptima.

- Ponte a sudar. Realiza ejercicio de moderado a intenso, más o menos a la misma hora cada día, pero no tres o cuatro horas antes de acostarte. Está demostrado que el ejercicio mantiene el buen funcionamiento del reloj interno, alivia los síntomas de ansiedad y depresión, y cambia la temperatura corporal de modo que resulta más sencillo conciliar y mantener el sueño.
- Retira los dispositivos electrónicos de tu dormitorio. Esto incluye televisores, ordenadores, tabletas, teléfonos móviles y similares. Imponte un toque de queda digital una o dos horas antes de acostarte.
- Cultiva una rutina relajante antes de acostarte. Date un baño caliente, escucha música relajante, lee un libro, medita o realiza unos estiramientos suaves, tómate una infusión sin cafeína (por ejemplo, de manzanilla o raíz de valeriana) o haz alguna otra cosa que te relaje antes de dormir. Piensa que se trata de una manera de prepararte para descansar bajando el ritmo.
- Mantén tu dormitorio fresco. Algunos expertos aseguran que la temperatura ideal para dormir es de entre 18 y 19,5 grados. Si eres propensa a los sudores nocturnos, tal vez te convenga bajar la temperatura incluso un poco más. Si tu pareja tiene frío, coloca una manta extra a los pies de la cama.
- Toma suplementos que te ayuden a dormir. Una dosis de 250 a 500 mg de óxido de magnesio o 5 mg de melatonina una hora antes de acostarte puede ayudarte a disfrutar de un sueño más profundo. La melatonina, una hormona producida por la glándula pineal del cerebro, contribuye a regular los ciclos de sueño y vigilia.
- Plantéate la terapia cognitivo-conductual para el insomnio (TCC-I). Si persisten tus problemas de sueño, la TCC-I podría ayudarte. Su objetivo consiste en cambiar los hábitos y las ideas erróneas relacionadas con el control del sueño que pueden perpetuar el insomnio.

Mareos. Los mareos representan un síntoma común durante la transición menopáusica; según un estudio publicado en un número de 2018 de la revista *BioPsychoSocial Medicine*,[38] afectan al 36 % de las mujeres de cuarenta a sesenta y cinco años al menos una vez por semana. Los mecanismos subyacentes no están del todo claros, pero se sabe que los cambios hormonales pueden afectar al modo en que el cuerpo utiliza la insulina, que puede provocar inestabilidad del nivel de azúcar en sangre y mareos.[39] Además, la ansiedad, los sofocos, la fatiga, la hipertensión, las palpitaciones y los trastornos del oído interno pueden predisponer a la mujer menopáusica a sufrir mareos intermitentes. Así puedes afrontarlos:

- Mantente bien hidratada. Toma líquidos, sobre todo agua, a lo largo del día y consume mucha fruta y verdura, que poseen un alto contenido en agua.
- Haz varias comidas ligeras durante el día. En lugar de hacer tres comidas completas al día, reduce las cantidades y toma un par de tentempiés como ayuda para mantener el nivel de azúcar en sangre.
- Intenta reducir el estrés. Haz ejercicio, medita, practica la respiración profunda, haz yoga o realiza ejercicios de relajación muscular progresiva. Se trata de que hagas algo cada día para calmar tu respuesta fisiológica al estrés.
- Levántate poco a poco. Ya estés tumbada o sentada, levántate para evitar[40] que la tensión arterial baje de manera repentina (es lo que se denomina *hipotensión ortostática*),[41] que puede provocar mareos.
- Consulta a tu médico si los mareos persisten o empeoran. El médico es el único que puede determinar si existe una causa subyacente del mareo persistente que justifique el tratamiento con medicación o rehabilitación vestibular[42] (un programa de ejercicios que trata de mejorar el equilibrio, la estabilidad y otros factores relacionados con los mareos).

Náuseas. Aunque no son tan comunes como en el embarazo, algunas mujeres pueden tener náuseas durante la transición menopáusica debido a la caída de estrógeno y progesterona. Las náuseas también pueden deberse a otros síntomas relacionados con la menopausia, como los sofocos muy fuertes, los mareos, la ansiedad y las palpitaciones. Sentir náuseas puede desestabilizarte e intensificar tu sensibilidad a ciertos olores o incluso a las sensaciones táctiles. Veamos algunas estrategias para controlarlas:

- Modifica tus hábitos alimentarios. Evita los productos picantes, grasos y azucarados, y limítate a una dieta blanda (por ejemplo, pan tostado e infusiones) hasta que se te pase el malestar digestivo. No te saltes comidas; come varias veces en poca cantidad a lo largo del día para evitar que el azúcar en sangre caiga en picado.
- Mantente hidratada. Incluso una deshidratación leve puede empeorar las náuseas. Asegúrate de tomar pequeños sorbos de agua con frecuencia a lo largo del día.
- Pon las especias de tu parte. El jengibre[43] (en infusiones, caramelos o pastillas) puede aliviar las náuseas debidas al embarazo, la quimioterapia y otras situaciones como la menopausia. Una infusión de manzanilla también puede calmar las náuseas.
- Aplica la presión adecuada. Se ha demostrado que la acupresión reduce las náuseas y el mareo. Lo mismo ocurre con las Sea-Bands (muñequeras de acupresión).[44] Puedes encontrarlas en internet o en farmacias.
- Considera la posibilidad de tomar un suplemento de vitamina B6. Se ha comprobado que la piridoxina (también conocida como *vitamina B6*) resulta tan eficaz como el jengibre para aliviar las náuseas y los vómitos durante el embarazo.[45] Puedes tomar hasta dos comprimidos de 50 mg al día.[46]

Niebla mental. Si tienes problemas para concentrarte, pensar con claridad o recordar determinadas palabras, podrías estar experimentando lo que se conoce comúnmente como *niebla mental de la menopausia*. No es un diagnóstico, se trata de un fenómeno real. Aunque se cree que la disminución de estrógenos tiene algo que ver (ya que el estrógeno protege el cerebro y mejora las capacidades de pensamiento y memoria),[47] la falta de sueño y el estrés también podrían contribuir. Veamos algunas estrategias para ayudarte a sobrellevarla:

- Alivia la carga de tu memoria. Toma notas y redacta listas sobre las cosas que quieres o necesitas hacer o comprar; utiliza un bloc de notas, un calendario o un dispositivo digital. Y recurre a calendarios y otras ayudas a la planificación para llevar un seguimiento de tus actividades.
- Practica mindfulness. En este caso, se trata de estar plenamente presente en el aquí y el ahora. Esto implica bajar el ritmo y evitar la multitarea. Significa hacer las cosas de una en una y concentrarse a fondo en eso que se está haciendo.
- Haz ejercicio. Además de mejorar tu estado de ánimo, una sesión de ejercicio aeróbico puede mejorar tu capacidad de concentración y de pensar con claridad gracias a la mejora de la circulación (que significa que tu cerebro recibe más oxígeno y nutrientes) y a la liberación de ciertos neurotransmisores (sustancias químicas presentes en el cerebro).
- Consume suficientes proteínas. Resulta esencial para la producción de dopamina, que interviene en el aprendizaje, la cognición y la memoria.
- Prioriza el sueño. Si no disfrutas de suficientes horas de sueño de calidad de forma regular, tu cerebro no funcionará de manera óptima. Es así de sencillo.

Ojos secos. A primera vista, la relación entre la menopausia y la sequedad ocular puede parecer una coincidencia. Sin embargo, resulta que los cambios en los niveles hormonales (es decir, la disminución de andrógenos y estrógenos) podrían tener algo que ver porque estas hormonas influyen en la producción de todos los componentes de la película lagrimal.[48] Los síntomas del síndrome del ojo seco incluyen sequedad (por supuesto), ardor, visión borrosa, aumento del lagrimeo, sensibilidad a la luz y, en ocasiones, sensación de arenilla en los ojos. He aquí algunas medidas que pueden proporcionar alivio:

- Lubrícate los ojos. El uso de lágrimas artificiales, geles o pomadas varias veces al día puede hidratar los ojos y contribuir a mantenerlos húmedos. Unas compresas calientes en los ojos (cerrados) también pueden ayudar.
- Descansa los ojos en pausas frecuentes. Cuando miras el ordenador, parpadeas con la mitad de frecuencia de lo normal, y eso puede agravar la sequedad ocular. Una buena pauta que seguir: cada veinte minutos, mira a un punto situado a seis metros de distancia durante veinte segundos para descansar los ojos. Otras formas de alivio consisten en cerrar los ojos durante unos minutos o parpadear repetidamente durante unos segundos para repartir las lágrimas por los ojos.[49]
- Consume ácidos grasos omega-3. La presencia de alimentos ricos en omega-3 en tu dieta (entre otros, salmón, sardinas, atún, trucha, anchoas y semillas de lino) puede ayudar con la sequedad ocular. También puedes tomar suplementos de ácidos grasos omega-3.
- Utiliza un humidificador. Sobre todo en invierno, cuando ponemos la calefacción, conviene añadir humedad al aire (al menos en tu dormitorio) con un humidificador. También puedes poner un recipiente con agua cerca de la rejilla de la calefacción o el radiador.[50]
- Utiliza gafas de sol envolventes. Además de proteger tus ojos del sol, las gafas envolventes los protegerán del viento, que puede ejercer un efecto secante.

Palpitaciones. No es raro que el corazón de una mujer se acelere cuando tiene un sofoco o incluso en momentos aleatorios del día, sobre todo durante la perimenopausia. Con la fluctuación y el declive de los niveles de estrógeno puede producirse un aumento del ritmo cardíaco y palpitaciones, aleteos, latidos intermitentes y arritmias no amenazantes con más frecuencia.[51] Un estudio publicado en la revista *Menopause*[52] reveló que entre el 29 % y el 47 % de las mujeres de cuarenta y cinco a cincuenta y cinco años de cuatro países experimentaban palpitaciones en la mediana edad. Naturalmente, las palpitaciones pueden provocar ansiedad, que a su vez puede empeorar las palpitaciones. Veamos algunos consejos para hacerles frente:

- Practica la respiración profunda: puede hacer que el sistema nervioso parasimpático se active y calme el cuerpo y la mente. El yoga y la meditación pueden tener efectos calmantes similares.
- Reduce el consumo de estimulantes, incluidos la cafeína, la nicotina, el azúcar y los suplementos para perder peso.
- Presta atención a tu estado de hidratación. Si tu cuerpo se deshidrata, tu corazón tendrá que trabajar más, y eso podría provocarte palpitaciones. Además, cuando los niveles de determinados electrolitos (como el potasio y el magnesio) en el cuerpo son bajos, pueden producirse latidos extra o arritmia. Bebe agua a lo largo del día y consume abundantes alimentos ricos en potasio (por ejemplo, patatas, plátanos, legumbres y yogur) y magnesio (frutos secos, semillas, alubias y yogur).
- Intenta identificar otros desencadenantes. Presta atención a otros factores que podrían provocarte taquicardias (algunos habituales son la falta de sueño, el estrés, las comidas picantes y el vino tinto) e intenta evitarlos.
- Ten presente cuándo debes acudir al médico. Si las palpitaciones van acompañadas de dificultad para respirar, debilidad, sensación de opresión en el pecho u otros síntomas preocupantes, acude al médico de inmediato. En ocasiones, las palpitaciones pueden estar relacionadas con un problema de tiroides o con alguna afección cardíaca (una arritmia, por ejemplo), que se pueden tratar con medicamentos o intervenciones.

Pérdida del deseo sexual. En ocasiones, la libido de la mujer puede disminuir durante la menopausia debido al descenso de los niveles de estrógeno y testosterona. Los sofocos y los sudores nocturnos tampoco ayudan precisamente a sentirse sexi, de modo que muchas mujeres incluso evitan el sexo. Además, el deseo sexual va disminuyendo con la edad, tanto en hombres como en mujeres.[53] Para reavivar el deseo sexual, prueba las siguientes medidas:

- Analiza lo que está ocurriendo en tu relación.[54] ¿Hay asuntos o resquemores sin resolver con tu pareja que están pasado factura a tu libido? ¿Te sientes querida y apoyada por tu pareja? ¿Cuándo fue la última vez que te sentiste cariñosa con tu pareja de manera espontánea? Intenta abordar estas cuestiones por tu cuenta o con la ayuda de terapia de pareja.
- Analiza los posibles factores relacionados con la salud. ¿Podría ser que alguno de los medicamentos que tomas esté saboteando tu libido? Algunos fármacos para la diabetes, antidepresivos, anticonvulsivos y antihipertensivos pueden anular el interés sexual de una mujer. ¿Hay alguna enfermedad que podría ser la culpable? Los trastornos tiroideos, la depresión, la diabetes, la hipertensión, los trastornos autoinmunes, las cardiopatías y algunas afecciones neurológicas pueden mermar el apetito sexual. Si es tu caso, habla con tu médico sobre los tratamientos que podrían ayudarte.
- Habla de lo que te excita. Dedica algún tiempo con tu pareja a compartir lo que os satisface sexualmente a cada uno, de vuestras fantasías y de las cosas (o posturas) nuevas que os gustaría probar. Hablad de lo que podría ayudarte a sentirte sexi de nuevo y qué tipo de actividades sexuales o sensuales os atraen y pueden volver a encender la chispa.
- Estimula tu libido. Existen muchas formas de hacerlo: leyendo o viendo una película erótica, pensando o fantaseando con el sexo, dándoos masajes sensuales... O comprando juguetes sexuales juntos. Aunque solo sea para echar un vistazo, puede estimular vuestro interés.
- Hazte un chequeo. Acude a tu médico para que te haga una revisión completa y un análisis de sangre con el fin de averiguar

si padeces alguna enfermedad subyacente o si un nivel bajo de testosterona podría ser parte del problema.

Pérdidas de orina. El debilitamiento de los músculos del suelo pélvico debido al proceso de envejecimiento y a la pérdida de estrógenos puede incrementar el riesgo de sufrir pérdidas de orina al saltar, toser o estornudar. Si has tenido algún parto por vía vaginal o si has ganado un peso considerable en la zona abdominal, estos factores también pueden afectar a tu suelo pélvico. Algunas mujeres aceptan las pérdidas como algo normal a medida que envejecen, y pueden llegar a evitar ciertas actividades, o incluso las relaciones sexuales, por miedo a esas pérdidas. Sin embargo, no tiene por qué ser así. Esto es lo que puede ayudarte:

- Realiza ejercicios de suelo pélvico. Para fortalecer los músculos que rodean a la vejiga, haz ejercicios de Kegel. Puedes localizar los músculos que debes contraer y relajar deteniendo el flujo de orina mientras haces pis; si lo consigues, habrás identificado los músculos correctos (pero no lo conviertas en un hábito, porque puede provocar el vaciado incompleto de la vejiga). Cuando sepas qué músculos debes ejercitar, realiza los ejercicios de Kegel con la vejiga vacía. Concéntrate en tensar únicamente los músculos del suelo pélvico (no los del abdomen, los muslos o los glúteos). Mantén las contracciones durante dos o tres segundos y relaja. Realiza al menos tres series de diez a quince repeticiones cada día. Si tienes problemas para aislar los músculos adecuados, pide consejo a tu médico. En algunos casos, los conos vaginales, la biorretroalimentación o la fisioterapia del suelo pélvico pueden ayudar.
- No dependas de los protegeslips ni las compresas. Puede que pienses que te estás haciendo un favor manteniendo tus bragas secas, pero los salvaslips y las compresas pueden irritar los labios y atrapar bacterias, con el consiguiente riesgo de sufrir una infección vaginal.

- Reduce el consumo de cafeína y alcohol: pueden irritar la vejiga, lo que empeoraría las pérdidas. Bebe mucha agua para que la orina fluya y se mantenga relativamente diluida.
- Trata el estreñimiento. Hacer fuerza para defecar puede debilitar los músculos del suelo pélvico, y el exceso de heces acumuladas puede ejercer una presión innecesaria sobre la vejiga.
- Pierde peso. Sobre todo si el peso que te sobra se encuentra en el abdomen, puede debilitar los músculos del suelo pélvico y aumentar el riesgo de pérdidas de orina.
- Acude al médico. Si estas medidas no te ayudan lo suficiente, acude al médico antes de que las pérdidas se conviertan en un problema crónico. Concretamente, un uroginecólogo podrá colocarte algún dispositivo (como un pesario), recetarte alguna medicación o establecer si eres candidata a una operación.

Piel seca. Con la disminución de los niveles de estrógeno durante la transición menopáusica, la piel (que es el órgano más grande del cuerpo) puede sufrir las consecuencias. Con la menopausia, la piel pierde parte de su capacidad de generar sus propios humectantes naturales y retener el agua, y puede acabar sufriendo sequedad y pérdida de densidad.[55] Además de parecer reseca o escamosa, la piel seca puede picar e irritarse con facilidad. Estas son algunas posibles soluciones:

- Utiliza un limpiador suave sin jabón. Algunos dermatólogos recomiendan lavarse la cara solo una vez al día, por la noche, para eliminar la suciedad y el maquillaje del día, y refrescarla solo con agua por la mañana. Después de lavarte o aclararte la cara, sécala a toquecitos y aplica de inmediato una crema hidratante que contenga ácido hialurónico, lanolina, manteca de karité, glicerina o ceramidas.
- Evita los ingredientes irritantes. Lo último que quieres es empeorar una piel ya de por sí sedienta. Por tanto, prescinde de los productos con alcohol, fragancias, ácido salicílico, peróxido de benzoilo y sulfatos.

- Elige la fórmula adecuada. Los distintos tipos de hidratantes ofrecen diferentes grados de hidratación. En resumen, las lociones son más ligeras que las cremas, y estas tienden a ser más ligeras que las pomadas. Si tienes la piel muy seca, es posible que necesites una crema o pomada para rehidratarla y ayudarla a retener la humedad. Repite la aplicación del producto hidratante que utilices a lo largo del día, cada vez que sientas la piel seca.
- Asegúrate de consumir suficientes grasas saludables. Para mantener la piel bien hidratada, sigue una dieta equilibrada que incluya los principales grupos de alimentos, pero asegúrate también de consumir suficientes grasas, preferiblemente de origen vegetal (como el aceite de oliva, los frutos secos, las semillas y el aguacate).
- Utiliza agua templada, no caliente. Tanto en la ducha como para lavar los platos (en cuyo caso conviene utilizar guantes de goma), usa agua tibia. El agua muy caliente despojará a tu piel de sus aceites naturales[56] y la dejará sin hidratación.

Sensibilidad en los senos. Tal vez pensabas que la sensibilidad o el dolor en los senos (llamado *mastalgia*) sería cosa del pasado cuando la menstruación fuese historia, pero no es necesariamente el caso de todas las mujeres. La principal preocupación es que se trate de una señal de cáncer, pero puedes tacharla de tu lista de preocupaciones, porque el cáncer de mama rara vez duele. Resulta más probable que se deba a la fluctuación de los niveles de estrógeno (si te encuentras en perimenopausia o si utilizas terapia hormonal), a un cambio en el tamaño de las mamas debido al aumento del tejido graso, o a la retención de líquidos. En cualquier caso, esto es lo que puedes hacer para aliviar las molestias:

- Utiliza un sujetador que te sujete bien y de tu talla (sí, es posible que haya llegado el momento de recurrir a una profesional que te ayude con las medidas). Y no olvides utilizar un buen sujetador deportivo cuando hagas ejercicio.

- Toma un analgésico, como paracetamol, o un antiinflamatorio no esteroideo, como ibuprofeno o naproxeno.
- Plantéate la posibilidad de reducir el consumo de cafeína, incluido el chocolate. Los senos de algunas mujeres son sensibles a los efectos de la cafeína, y tú podrías ser una de ellas. Considera también la posibilidad de reducir el consumo de sal y esfuérzate por beber más agua. ¿Por qué?: la deshidratación leve provoca retención de líquidos en el cuerpo, lo que puede exacerbar el dolor de senos.
- Cuida tus pechos. Si puedes soportarlo, aplícate una bolsa de hielo en tus pechos doloridos. A algunas mujeres les alivia. Servirá cualquier bolsa de congelados, aunque las de guisantes congelados son fáciles de manejar para amoldarlas a los pechos.
- Prueba un suplemento de hierbas. Algunas mujeres encuentran alivio para el dolor de senos tomando aceite de onagra, que contiene ácido gamma-linolénico (un ácido graso esencial). Aunque la investigación que apoya este efecto es ambigua, un estudio de 2020[57] reveló que las mujeres con mastalgia que tomaron 1.300 mg de aceite de onagra dos veces al día obtuvieron un alivio considerable del dolor (mucho más que un grupo de control que tomó paracetamol) al cabo de seis semanas. El remedio es de bajo riesgo porque el aceite de onagra no provoca efectos secundarios.

Sequedad vaginal/dolor durante las relaciones sexuales. La pérdida de estrógenos debida a la menopausia modifica el nivel de pH de los tejidos del tracto genitourinario, incluidas la vagina y la vulva. Esto disminuye la producción de humectantes y lubricantes naturales de manera significativa, lo que provoca que los tejidos vaginales y vulvares pierdan densidad, humedad y elasticidad después de la menopausia. Todo ello puede provocar grandes molestias en la zona genital, así como dolor, desgarros y sangrado durante las relaciones sexuales. Algunos consejos para abordar estos problemas:

- Utiliza un humectante vaginal. El aceite de coco y el de oliva también van bien y no irritan la piel.
- Lubrícate antes del sexo. Para prevenir o aliviar el dolor durante el coito resulta esencial utilizar un lubricante.
- Evita los productos de aseo agresivos. No utilices jabón o gel corporal en la vulva cuando te duches; utiliza simplemente agua limpia. Y no te hagas duchas vaginales ni utilices polvos o fragancias en la zona, ya que pueden resecar o irritar esos tejidos sensibles.
- Estimúlate. Lo creas o no, la estimulación sexual regular (en pareja, en solitario o con vibrador) favorece el flujo sanguíneo y la producción de secreciones vaginales.
- Habla con tu médico. Si la incómoda sequedad vaginal persiste, consulta con tu médico para saber si eres candidata a algún producto con una dosis baja de estrógeno (con receta médica), como comprimidos, cremas, geles o un anillo de estrógeno, de aplicación directa en la vagina sin aumentar los niveles de estrógeno en sangre.

Sofocos. El descenso de los niveles de estrógeno que se produce durante la transición menopáusica provoca lo que se denomina *inestabilidad vasomotora.* Es como si el termostato en el cerebro de la mujer subiese y bajase de inmediato para volver a subir y bajar una vez más. La mujer afectada puede volverse más sensible a los ligeros cambios en la temperatura corporal,[58] lo que desencadenaría los sofocos. Las investigaciones sugieren que más del 80 % de las mujeres menopáusicas experimentan sofocos que duran entre uno y cinco minutos, a menudo seguidos de escalofríos, durante la transición menopáusica.[59] Veamos algunas estrategias que pueden ayudarte a sobrellevar estas alteraciones de la temperatura corporal:

- Evita los desencadenantes habituales. Sabemos que los alimentos picantes, el alcohol y las bebidas calientes desencadenan sofocos en algunas mujeres. En otros casos, los desencadenantes son peculiares de cada mujer. Intenta identificar los tuyos y evitarlos en la medida de lo posible.

- Vístete por capas, así podrás ir quitándotelas cuando sea necesario y volver a ponértelas cuando tengas frío.
- Ten a mano medios para refrescarte. Lleva agua fría y un ventilador de mano, y considera la posibilidad de llevar un pulverizador para refrescarte la cara con agua cuando lo necesites.
- Practica la respiración acompasada. Cuando aparezca un sofoco, respira de manera profunda y diafragmática: reducirá tu excitación y tu reactividad fisiológica. Esta solución puede ayudarte a reducir la duración o la intensidad del sofoco.
- Plantéate la acupuntura. La investigación demuestra que la acupuntura y la electroacupuntura (que consiste en pasar una pequeña corriente eléctrica en pares de agujas de acupuntura para potenciar los beneficios) son eficaces para aliviar los sofocos en las mujeres menopáusicas. La electroacupuntura resultó ser tan eficaz para aliviar los sofocos como el uso de fármacos no hormonales.[60]
- Prueba algún remedio de farmacia sin receta. Algunas mujeres obtienen alivio tomando suplementos de cimicífuga; algunos contienen isoflavonas, otros también isoflavonas y extracto de ruibarbo. La única manera de saber si alguno de ellos puede ayudarte consiste en probarlos.

Sudores nocturnos. Los sudores nocturnos son básicamente sofocos que se producen mientras duermes. Pueden interrumpir el sueño y hacer que te cueste mucho volver a dormirte. Al día siguiente te sentirás cansada. He aquí algunas estrategias que pueden ayudarte a aliviarlos:

- Vístete para la ocasión. Dúchate con agua fresca. Para dormir, utiliza ropa holgada, ligera o que absorba la humedad.
- Refresca tu dormitorio. Baja el termostato o utiliza un ventilador. Ten a mano mantas ligeras por si tienes frío.

- Invierte en ropa de cama refrescante. En el mercado existen sábanas, fundas de almohada y protectores de colchón que pueden ayudarte a evitar los sudores nocturnos.
- Calma tu mente antes de acostarte. Sigue una rutina relajante que incluya la práctica de meditación mindfulness, relajación muscular progresiva o respiración profunda antes de irte a dormir.
- Plantéate el uso de un dispositivo portátil. Algunos tienen forma de brazalete, se llevan en la muñeca y permiten refrescarse pulsando un botón. El dispositivo emite impulsos refrigerantes que pueden mejorar la capacidad del cuerpo para regular su temperatura. También se puede llevar de día, y dispone de un modo de suspensión.

A estas alturas deberías disponer de numerosas herramientas y consejos para establecer un plan de tratamiento a largo plazo y en evolución para tu menopausia. Tú decides cómo priorizas la introducción de nuevas estrategias adecuadas para tus síntomas y tu vida. Piensa cómo y cuándo quieres probar nuevas medidas de control de los síntomas. Algunas las utilizarás de vez en cuando; otras, de manera más regular. Lo bueno es que puedes combinarlas, añadir o quitar en función de los síntomas. El poder de mejorar tu bienestar está en tus manos: confía en ellas y en tu buen juicio para que te guíen en la dirección correcta.

REMEDIOS BUENOS, FALSOS Y NO PROBADOS

En lo que respecta a los tratamientos alternativos para los síntomas de la menopausia, existe la suposición subyacente de que si está en el mercado debe ser seguro y eficaz. Sin embargo, no siempre es así. Por un lado, los suplementos dietéticos, incluidos los que están elaborados a base de plantas, no están regulados por la Administración de Alimentos y Medicamentos (FDA), y lo mismo ocurre con numerosos dispositivos. Esto significa que esta es de esas situaciones en las que el comprador debe tener cuidado. En algunos casos, lo peor que puede pasar es que pierdas tu dinero; en otros, podrías acabar sufriendo efectos secundarios desagradables sin ningún alivio de los síntomas de la menopausia que te molestan. Veamos algunos supuestos remedios que merece la pena probar y otros que no:

Aceite de onagra

Argumento: El aceite de onagra es un fitoestrógeno (una planta con propiedades estrogénicas) que produce prostaglandinas, un grupo de compuestos que ayudan a regular el flujo sanguíneo. Se cree que el extracto alivia los sofocos, los sudores nocturnos y otros síntomas de la menopausia.

Resultado: Puede merecer la pena probarlo. Algunos estudios revelan que las cápsulas de aceite de onagra reducen la intensidad y la frecuencia de los sudores nocturnos;[61] también podrían reducir la intensidad de los sofocos.[62]

Extracto de bayas de sauzgatillo

Argumento: El sauzgatillo es un arbusto originario de la región mediterránea y Asia cuyas bayas se utilizan como extracto o en polvo para tratar el síndrome premenstrual, los síntomas de la menopausia y los problemas de infertilidad.

Resultado: En un pequeño estudio realizado en 2019,[63] los investigadores descubrieron que las mujeres menopáusicas que tomaban extractos de *Vitex agnus-castus* experimentaron un descenso de la ansiedad y los síntomas vasomotores. Aun así, es necesario investigar más para aclarar su grado de eficacia y sus mecanismos de acción. En otras palabras, el jurado sigue deliberando.

Extracto de ñame silvestre

Argumento: El extracto de ñame silvestre (*Dioscorea villosa*), que se aplica por vía tópica en forma de crema, se comercializa como una fuente natural de estrógenos capaz de aliviar síntomas menopáusicos como los sofocos.

Resultado: Las investigaciones preliminares[64] sugieren que las mujeres que utilizan un extracto tópico de ñame silvestre a corto plazo no experimentan efectos secundarios, pero tampoco obtienen alivio para los síntomas de la menopausia. Conclusión: evita este tratamiento.

Magnetoterapia

Argumento: Los imanes sirven para reequilibrar el sistema nervioso autónomo, lo que puede aliviar el estrés y los síntomas como los sofocos y el insomnio.

Resultado: Ahórrate el dinero. No existe ni una sola evidencia de que los imanes tengan algún efecto en los síntomas de la menopausia.

Suplementos de *Dong Quai*

Argumento: Esta hierba utilizada en la medicina tradicional china alivia los sofocos vinculados a la menopausia.

Resultado: No lo tomes. No existen pruebas científicas de que el *Dong Quai* ayude con los sofocos, y puede ser perjudicial si se toma en exceso. Además, puede tener interacciones peligrosas con los anticoagulantes.

Suplementos de maca

Argumento: La maca, una planta medicinal originaria de Perú, se comercializa en cápsulas (entre otras versiones) que, supuestamente, alivian los sofocos y mejoran la función sexual de las mujeres menopáusicas.

Resultado: Existen pocos estudios rigurosos sobre el uso de la maca para los síntomas de la menopausia, pero sí hay algunas pruebas de que podría resultar útil para los sofocos y los sudores nocturnos. Se necesitan más estudios para determinar la seguridad y los efectos secundarios. Y eso significa que el jurado continúa deliberando.

Capítulo 13
AUTOCUIDADO DE AQUÍ EN ADELANTE

Cuando empieces a controlar los síntomas de la menopausia, será el momento de centrar tu atención en proteger tu salud para el futuro. Un capítulo de tu vida (tus años reproductivos) llega a su fin y empieza otro muy bonito. Por eso es importante adoptar un estilo de vida que te ayude a mantenerte sana en el futuro. En particular, es importante tomar medidas para reducir el riesgo de desarrollar enfermedades crónicas, que tienden a ser más comunes a medida que las mujeres llegamos a la posmenopausia y entramos en los sesenta, los setenta y más allá. Entre esas enfermedades figuran las cardiopatías, la osteoporosis, la diabetes de tipo 2, la disfunción del suelo pélvico (incluida la incontinencia urinaria) y el deterioro cognitivo, cuyos riesgos aumentan en parte por la pérdida de estrógenos durante la posmenopausia y en parte por el desgaste vinculado a la edad.

Afortunadamente, hay muchas cosas que puedes hacer para reducir el riesgo de desarrollar estas y otras enfermedades, y para mejorar tu capacidad de envejecer bien sin poner tu vida patas arriba. Este régimen de autocuidados continuados vendría a ser como la construcción de los cuatro pilares de la salud (dieta, ejercicio, sueño y salud mental). Estas medidas no solo te ayudarán a sentirte bien y a crecer ahora mismo; además, te protegerán frente a diversos problemas de salud cada vez más frecuentes a medida que envejecemos. Estos son los pasos fundamentales que debes dar:

Adopta una dieta de estilo mediterráneo rica en verduras, frutas, cereales integrales, legumbres, frutos secos y semillas, proteínas magras y grasas saludables. Sustituye las grasas saturadas (en carnes, lácteos enteros, mantequilla y aceites tropicales) por grasas insaturadas: por ejemplo, en los aceites de oliva y colza, el aguacate, los frutos secos, las semillas y los pescados grasos como el salmón. No restrinjas demasiado tu dieta ni te obsesiones con lo que debes o no debes comer. Esfuérzate por mantener una relación sana con la comida y date un capricho de vez en cuando (como un dulce), porque hay que disfrutar y apreciar la comida tanto por los nutrientes como por el placer que proporciona.

Además, asegúrate de mantenerte bien hidratada para cuidar de tu cuerpo y tu mente. Lo creas o no, una hidratación adecuada contribuye a tu rendimiento mental y físico. Es importante tomar al menos 1,5 litros diarios de líquido (más si eres activa) para evitar problemas de concentración, de memoria a corto plazo y de irritabilidad. El agua es la mejor fuente de ese líquido, pero también cuentan el café (sí, incluso con cafeína), las infusiones (de té negro, verde, blanco y de hierbas), la leche, los zumos y los refrescos. Muchos alimentos también son ricos en agua. Incluye al menos cinco raciones de fruta y verdura al día para satisfacer tus necesidades de líquidos.

Realiza entre treinta y sesenta minutos de ejercicio con peso (incluyendo ejercicios aeróbicos y de fuerza) casi todos los días de la semana. Realiza también ejercicios que mejoren tu equilibrio y tu flexibilidad. El ser humano está hecho para moverse, y la actividad física regular puede mejorar o proteger la salud de todas las formas imaginables. ¿Cómo? Reduciendo el riesgo de cardiopatías, ayudando al cuerpo a controlar los niveles de azúcar y de insulina en sangre, fortaleciendo los huesos y los músculos, reduciendo el riesgo de caídas, mejorando el sueño y la salud sexual, y potenciando la función cerebral y el estado de ánimo. Además, ¡es uno de los mejores antiestrés que existen!

Haz del sueño abundante (de siete a nueve horas cada noche) y de calidad una prioridad, y mantén unos hábitos saludables que preparen el terreno para un sueño reparador. Muchas mujeres escatiman en horas de sueño para hacer más cosas y acaban pagando un precio al día siguiente y respecto a su estado de salud. Por tanto, calcula cuánto sueño de calidad necesitas y cuánto duermes actualmente: puedes utilizar un dispositivo de seguimiento (como un Apple Watch, Fitbit u Oura Ring) para comprobar cuántas horas duermes y cuántas veces te despiertas por la noche, tal vez sin darte cuenta. Si descubres algo inusual con uno de estos dispositivos o si tu pareja te dice que roncas muy fuerte, que dejas de respirar durante unos segundos o que mueves mucho las piernas mientras duermes, deberías consultar con un especialista del sueño para comprobar si sufres apnea del sueño y el síndrome de las piernas inquietas (los riesgos de ambos aumentan después de la menopausia).

Cuando hayas determinado cuántas horas de sueño necesitas para sentirte y funcionar lo mejor posible, acuéstate media hora antes cada semana hasta que logres dormir lo que necesitas cada noche. Acuéstate y levántate más o menos a la misma hora, incluso los fines de semana (con un margen de una hora). A fin de crear un entorno propicio para un sueño de calidad, utiliza la cama solo para dormir y para el sexo. Retira el televisor y todos los aparatos electrónicos de la habitación. Crea una rutina relajante antes de acostarte: por ejemplo, con un baño caliente, escuchando música suave, leyendo algo no demasiado estimulante, escribiendo en un diario, etcétera. Si te despiertas por la noche y te cuesta volver a conciliar el sueño, levántate, vete a otra habitación y lee un libro o escucha una música relajante (¡no veas la tele ni uses el ordenador!) hasta que te entre sueño. Regresa a la cama.

Cuida tu bienestar emocional y mental. Dedícate un tiempo para ti sola de forma regular, ya sea para meditar, escribir un diario, dar un paseo por la naturaleza o hacer cualquier otra cosa que te guste. Comparte tiempo con personas positivas que te apoyan y en las que confías. Realiza pausas a lo largo del día para comprobar tu pulso psicológico/emocional: ¿te preocupas constantemente por cosas que están fuera de tu control? ¿Tu estado de ánimo es muy cambiante dependiendo de con quién estés o de lo que estés haciendo? ¿Estás tan centrada en lo que va mal en tu vida que no disfrutas de lo que va bien?

Si has respondido afirmativamente a alguna de estas preguntas, realiza el esfuerzo de corregir el rumbo: céntrate en lo que sí está bajo tu control y acepta lo que no lo está; trata de protegerte de las emociones contagiosas y estabiliza tu estado de ánimo en la medida de lo posible, y aprecia las cosas buenas de tu vida aunque tengas que esforzarte por mejorar otros aspectos. En otras palabras, realiza un esfuerzo consciente para reforzar tu bienestar emocional tanto como puedas, porque si se desequilibra de forma habitual tendrás dificultades para tomar decisiones complejas, trabajar bien con personas difíciles y desenvolverte en el trabajo y en tus relaciones personales. Si tienes problemas emocionales, plantéate la posibilidad de buscar la ayuda de un terapeuta. Tienes que cuidar de tu salud mental tanto como de la física.

SUPLEMENTOS RECOMENDABLES

En lo que respecta a los suplementos dietéticos, hay algunos que merece la pena probar, pero consúltalo primero con tu médico para asegurarte de que no se produzcan interacciones problemáticas con los medicamentos que estés tomando. Para las mujeres menopáusicas, sugiero una dosis diaria de vitamina D (de 800 a 1.000 UI) porque no es fácil obtener la cantidad adecuada solo de los alimentos. Y si tu ingesta de calcio a través de los alimentos no llega a los 1.200 mg al día, plantéate la posibilidad de tomar un suplemento (no más de 500 mg cada vez). Si eres vegana o vegetariana, puede ser difícil obtener suficiente B12 de la dieta; en ese caso, podrías tomar un suplemento de B12.

Si te preocupan las cardiopatías, la función cognitiva o la estabilidad emocional, puedes tomar suplementos de ácidos grasos omega-3, una combinación de ácido docosahexaenoico (DHA) y eicosapentaenoico (EPA). Por otro lado, un suplemento de complejo B puede ayudar a aumentar la energía y proteger la función del cerebro. Además, si estás tomando una estatina para el colesterol alto, recomiendo un suplemento de coenzima Q10, que ayuda a reducir los dolores musculares y articulares (efectos secundarios frecuentes de algunas estatinas). Si deseas mejorar tu función inmunitaria o tu digestión, un suplemento probiótico (los más comunes incluyen varias cepas de *Lactobacillus* y *Bifidobacterium)* puede ser de ayuda.[1]

Si padeces insomnio, una dosis de entre 250 y 500 mg de óxido de magnesio o 5 mg de melatonina una hora antes de acostarte pueden ayudarte a caer en brazos de Morfeo con mayor facilidad. Es importante recordar que los suplementos dietéticos no están regulados por la Administración de Alimentos y Medicamentos en cuanto a su seguridad, su pureza o su eficacia. Por tanto, debes proceder con precaución y elegir bien. Algunas organizaciones independientes,[2] entre ellas US Pharmacopeia, NSF International y ConsumerLab.com, ofrecen pruebas de calidad y la garantía de que el producto se ha fabricado correctamente y contiene los ingredientes que afirma contener y no otros perjudiciales. Sus sellos de aprobación ofrecen cierta seguridad.

Además de ayudar con numerosos síntomas menopáusicos, independientemente de tu tipo de menopausia, todas estas medidas te ayudarán a prepararte para un futuro más saludable. Lo mejor de todo es que ofrecen beneficios combinados: por ejemplo, la dieta mediterránea es bien conocida por su capacidad de proteger frente a las cardiopatías y la diabetes de tipo 2. Las últimas investigaciones[3] demuestran que también se relaciona con un mejor funcionamiento cognitivo a medida que envejecemos. Del mismo modo, se ha demostrado que contar con suficiente apoyo social no solo mejora el bienestar psicológico[4] de las personas; además, aumenta las probabilidades de que realicen actividad física de forma habitual.[5] Y aunque mucha gente sabe que el ejercicio aeróbico es beneficioso para la salud de su corazón y sus huesos, es posible que no sepa que ciertos estudios[6] han demostrado que resulta tan eficaz como los antidepresivos en el tratamiento de la depresión. ¡Es cierto que el movimiento es una medicina!

Si necesitas algo más de motivación para introducir estos cambios en tu estilo de vida, piensa en tus motivos: ¿qué quieres ser capaz de hacer dentro de diez, veinte o treinta años? ¿Cuál quieres que sea tu legado? ¿Cómo imaginas tu vida en el futuro? Si quieres ser capaz de viajar, bailar, jugar al tenis o al golf, seguir trabajando, ser voluntaria en tu comunidad o jugar con tus nietos, piensa de qué modo puede ayudarte o impedírtelo tu estado de salud, y qué modificaciones en el estilo de vida podrían ayudarte a participar en esas experiencias gratificantes. Cuando relacionas algo que valoras con un cambio de conducta que quieres introducir, aumentan tus probabilidades de éxito.

En mi consulta veo continuamente resultados obtenidos gracias a estos cambios: por ejemplo, a una paciente que relacionó su compasión hacia los animales con su deseo de adoptar una dieta vegana le resultó más fácil hacer el cambio porque tenía un significado personal para ella. Otra paciente que quería limpiar el medio ambiente se aficionó al *plogging* (recoger basura mientras corres), y así no le costaba nada sacar tiempo para hacer ejercicio. Una investigación[7] ha descubierto, por ejemplo, que cuando las personas que quieren adelgazar integran sus valores personales (una forma de persuasión) en los cambios de conducta que desean introducir, se estimula su motivación y tienen más probabilidades de perder peso y no recuperarlo.

PREPÁRATE PARA EL ÉXITO

En lugar de fijarte objetivos ambiguos, como «mejorar mi dieta» o «hacer ejercicio más a menudo», puedes ayudarte a introducir cambios en tu estilo de vida que favorezcan tu salud prestando más atención a los detalles. De lo contrario, los objetivos imprecisos suelen conducir a resultados imprecisos, y probablemente no es eso lo que quieres conseguir. Por eso es importante establecer objetivos MEDRA, que sean mensurables (M), específicos (E), delimitados en el tiempo (D), relevantes (R) y alcanzables (A). Veamos qué significa todo esto:

MENSURABLES: ¿Cómo puedes medir tus acciones y tu progreso?

ESPECÍFICOS: ¿Qué quieres conseguir y qué harás exactamente?

DELIMITADOS EN EL TIEMPO: ¿En qué plazo completarás tu objetivo?

RELEVANTES: ¿El objetivo es significativo para ti y relevante para tu vida?

ALCANZABLES: ¿Tu objetivo es realista para ti?

Este marco para fijar objetivos es de utilidad universal. Tanto si quieres comer más alimentos de origen vegetal (y menos carne) como si deseas aumentar tu nivel de actividad física, puedes utilizar el acrónimo MEDRA para dar forma a cualquier objetivo de salud, aunque los pasos no tienen por qué seguir este orden exacto. Piensa en la posibilidad de utilizar esta plantilla para expresar tus objetivos:

«Para [indica aquí tu objetivo general], [lo que harás para conseguirlo] _____ veces por semana. Este objetivo me importa porque [menciona aquí su relevancia] y lo conseguiré antes de [indica aquí tu plazo]».

Un ejemplo: «Voy a cambiar a una dieta con más alimentos de origen vegetal tomando tres comidas sin carne por semana. Este objetivo me importa porque quiero reducir mi riesgo de enfermedades cardiovasculares. Cada mes añadiré una comida sin carne a mi régimen semanal hasta que llegue al punto de comer carne de forma ocasional, no habitual».

Otro ejemplo: «Aumentaré mi nivel de actividad física haciendo ejercicio aeróbico y entrenamiento de fuerza en el gimnasio cuatro veces por semana durante los próximos dos meses. Este objetivo es importante para mí para perder peso, ponerme en forma y tener más energía. Llevaré un seguimiento de mi progreso con un diario de mis entrenamientos».

Al establecer tus objetivos y tus intenciones en un lenguaje claro y sencillo, crearás una hoja de ruta que te ayudará a llegar al destino deseado. Escribe tus objetivos MEDRA y permítete celebrar la consecución de ciertos hitos en el camino hacia tus objetivos. Además, no dejes de renovar los motivos por los que deseas lograr un objetivo concreto, para que no pierdas de vista su relevancia a largo plazo.

LA COMUNICACIÓN CON TU MÉDICO DESPUÉS DE LA MENOPAUSIA

Cuando pases de tratar los síntomas de la menopausia a centrarte en proteger tu salud con vistas al futuro, querrás mantener una comunicación estrecha con tu médico para asegurarte de someterte a las pruebas necesarias cuando corresponda. Aunque varias organizaciones sanitarias proporcionan directrices generales sobre qué pruebas deben hacerse las mujeres y cuándo, es posible que tú necesites hacerte algunas antes o más a menudo de lo recomendable en función de tu historial médico personal y familiar. Algunas de estas pruebas se pueden realizar en la consulta del médico, pero otras requieren una visita a centros especializados (por ejemplo, de radiología).

A continuación se indican las pruebas que deberías realizarte, incluso aunque te encuentres bien.

Tensión arterial

La tensión arterial alta (o hipertensión) aumenta significativamente el riesgo de padecer cardiopatías, ictus, demencia y problemas renales y de visión. Muchas mujeres no se dan cuenta de que la presión arterial suele aumentar después de la menopausia, ya sea por la pérdida de estrógenos, el aumento de peso o una mayor sensibilidad a la sal (que también puede aparecer después de la menopausia).[8] De hecho, más mujeres que hombres desarrollan hipertensión a partir de los cuarenta y cinco años.[9]

Es importante controlarse la tensión arterial al menos cada dos años. Si es inferior a 120 sobre 80 mm Hg, que es el límite superior dentro de la normalidad, la Asociación Americana del Corazón recomienda revisarla al menos cada dos años a partir de los veinte años. En el caso de las mujeres que han tenido hipertensión gestacional, preeclampsia o eclampsia, yo recomiendo un control anual. Si tu tensión arterial es más alta o si estás recibiendo tratamiento para la hipertensión, es posible que tu médico prefiera controlarla con más frecuencia.[10]

Colesterol

Los niveles anormales de colesterol aumentan el riesgo de sufrir enfermedades cardíacas e infarto. La menopausia se asocia con un aumento progresivo del colesterol total, un aumento de las lipoproteínas de baja densidad (LDL, el colesterol «malo») y los triglicéridos, y una disminución de las lipoproteínas de alta densidad (HDL, el colesterol «bueno»). Una vez más, podemos culpar de estos cambios a la pérdida de estrógenos. De hecho, los niveles totales de colesterol alcanzan su máximo en las mujeres entre los cincuenta y cinco y los sesenta y cinco años, aproximadamente una década más tarde que en los hombres.[11]

El Instituto Nacional del Corazón, los Pulmones y la Sangre recomienda que las mujeres de cincuenta y cinco a sesenta y cinco años se hagan una prueba de colesterol al año o cada dos años.[12] Basta con una sencilla extracción de sangre en el centro de salud o en un laboratorio. Si tus cifras de colesterol no son óptimas o si estás tomando una estatina para mejorarlas, es posible que te lo controlen más a menudo.

Diabetes

La diabetes se produce cuando el nivel de azúcar en sangre es demasiado elevado,[13] y puede afectar a la salud de los pies a la cabeza: incrementa el riesgo de sufrir problemas de visión y ceguera, enfermedades cardiovasculares e ictus, hipertensión, enfermedad renal, neuropatías (daño en los nervios) y problemas en la piel y los pies.[14] Muchas personas ignoran que padecen diabetes o prediabetes, una precursora de la diabetes,[15] o que el riesgo de desarrollar diabetes aumenta tras la menopausia.[16]

Para medir tu nivel de azúcar en sangre puedes hacerte una extracción de sangre en tu centro de salud o en un laboratorio. Con un análisis de azúcar en sangre en ayunas, el nivel de azúcar se mide después del ayuno nocturno (sin comer ni beber nada desde la noche anterior). Si el resultado es de 99 mg/dL o inferior, el nivel de azúcar en sangre está dentro de los límites normales; un nivel de entre 100 y 125 mg/dL significa que tienes prediabetes, y 126 mg/dL o más significa que tienes diabetes.[17] Por el contrario, la prueba A1C, que se puede utilizar para diagnosticar la diabetes de tipo 2 y la prediabetes, proporciona información sobre el nivel medio de azúcar en sangre durante los tres meses anteriores[18] y no requiere ayuno previo. Un nivel de A1C inferior al 5,7 % se considera normal; de 5,7 a 6,4 % indica prediabetes, y un 6,5 % o más significa que tienes diabetes.

Si eres mayor de cuarenta y cinco años, hazte análisis de azúcar en sangre de manera periódica. Lo mismo ocurre si tienes menos de cuarenta y cuatro y padeces sobrepeso u obesidad, si te han diagnosticado un síndrome de ovario poliquístico (SOP), si tienes antecedentes familiares de diabetes o si tuviste diabetes gestacional.[19] Dependiendo de los resultados o de si recibes tratamiento para la diabetes o la prediabetes, la frecuencia de los análisis queda a criterio de tu médico.

Estos análisis son especialmente importantes porque la hipertensión, el colesterol alto y la diabetes son factores de riesgo cardiovascular, que es la principal causa de mortalidad en las mujeres. ¡Muchas mujeres no lo saben! Después de la menopausia se produce un notable aumento del riesgo de padecer alguna enfermedad cardiovascular debido a la pérdida de estrógeno natural. Por eso las mujeres tenemos tendencia a desarrollar cardiopatías a una edad más tardía que los hombres (porque las mujeres tenemos la protección de los estrógenos hasta la menopausia).[20] Sin embargo, las mujeres con menopausia prematura presentan un riesgo elevado de enfermedad cardiovascular desde una edad relativamente temprana.

Después de que Kathryn experimentase un alivio significativo de sus síntomas de la menopausia desbocada, empezó a enfrentarse al hecho de que en realidad no estaba haciendo todo lo posible para mejorar su hipertensión (y tenía muy claro que no quería seguir los pasos de su padre). Su padre no solo padecía hipertensión y cardiopatía; además, el año anterior había sufrido un infarto y todavía se estaba recuperando muy poco a poco. Kathryn confiaba en que la medicación acabase con su hipertensión, pero entre la tensión de cuidar de su padre, el trabajo como ejecutiva de relaciones públicas y sus cuatro hijos era imposible.

Así, además de seguir con sus caminatas a paso ligero, Kathryn decidió unirse a un grupo de corredoras con otras madres trabajadoras y se impuso un horario de descanso más regular. Tenía la esperanza de que aquellas medidas le diesen la energía que necesitaba para entrenarse con vistas a una carrera de 5 kilómetros a la que se había apuntado. Cuando terminó la carrera, tres meses después, su presión arterial había bajado considerablemente, sus niveles de colesterol y A1C eran buenos... y había perdido peso. Al mejorar su sueño y aumentar el ejercicio, Kathryn entendió que debía tomar buenas decisiones dietéticas para alimentar sus objetivos, lo que sin duda tuvo efectos positivos en su presión arterial. Con las nuevas prioridades para responsabilizarse de su salud, Kathryn cosechó una serie de mejoras en sus niveles y beneficios para su bienestar.

Tiroides

Los trastornos tiroideos son comunes entre las mujeres, y todavía más frecuentes con la edad.[21] Las últimas investigaciones[22] sugieren que la prevalencia de hipotiroidismo manifiesto y subclínico (tiroides hipoactiva) es significativamente elevada entre las mujeres al final de la transición menopáusica. Y aunque no existe consenso entre la profesión médica, recomiendo que las mujeres asintomáticas a partir de cincuenta años se sometan a un simple análisis de sangre para controlar la hormona estimulante de la tiroides (TSH). En función de los resultados se recomendará un tratamiento o un seguimiento.

Cáncer

Cáncer de mama

No existe un verdadero consenso al respecto, pero muchas de las últimas directrices[23] indican que las mujeres de cuarenta a cuarenta y cuatro años deberían tener la opción de iniciar un cribado anual de cáncer de mama[24] mediante mamografía si así lo desean; las mujeres de cuarenta y cinco a cincuenta y cuatro deberían someterse a mamografías todos los años; a partir de los cincuenta y cinco, la frecuencia debería ser de una vez al año o cada dos años en función de una decisión compartida con sus médicos. Estas recomendaciones dan por supuesto que los resultados son normales; si no lo son, o si una mujer presenta varios factores de riesgo de cáncer de mama, se le puede recomendar que se haga mamografías con más frecuencia o que se le tomen imágenes adicionales de las mamas (con ecografía o resonancia magnética).

Una mamografía es básicamente una radiografía del tejido mamario. Se realiza comprimiendo cada mama entre dos placas especiales,[25] normalmente desde dos ángulos diferentes. Las mamografías se pueden realizar en un centro radiológico o de diagnóstico por imagen, o en un hospital.

El cáncer de mama es el segundo cáncer más frecuente (después del de piel) entre las mujeres de Estados Unidos,[26] y realizarse mamografías con regularidad es la mejor forma que tienen los médicos de detectar el cáncer de mama cuando es más tratable y, a menudo, años antes de que se detecte como un bulto.

CÁNCER DE CUELLO UTERINO

Hubo una época en la que el cáncer de cuello de útero fue una de las causas más comunes de muertes vinculadas al cáncer entre las mujeres de Estados Unidos, pero ya no es así. Contamos con el uso generalizado de la prueba de Papanicolaou, capaz de detectar cambios celulares en el cuello del útero antes de que se vuelvan cancerosos.[27] Si se detectan células anormales en el cuello uterino (cérvix) durante una prueba de cribado, se pueden extirpar antes de que se conviertan en cáncer.

En la actualidad se realizan dos pruebas en la consulta del médico o en una clínica. En la prueba de Papanicolaou (también conocida como *citología vaginal*), un profesional sanitario raspa ligeramente células del cuello uterino de la paciente y las envía a un laboratorio para analizar si hay cambios precancerosos.[28] Con el test del VPH, los profesionales sanitarios pueden detectar los tipos del virus del papiloma humano (VPH) de alto riesgo, la causa principal del cáncer de cuello uterino, mediante una muestra de células del cuello uterino.[29] Lo mejor de todo es que estas pruebas se pueden realizar al mismo tiempo.

Se recomienda a las mujeres que se sometan a una prueba de Papanicolaou cada tres años[30] (suponiendo que los resultados sean normales) desde los treinta hasta los sesenta y cinco. También se pueden someter a una prueba conjunta de Papanicolaou y VPH cada cinco años (si los resultados son siempre normales). Una tercera opción consiste en hacerse únicamente la prueba del VPH cada cinco años. En otras palabras, ¡tienes opciones! En general, después de los sesenta y cinco años no hay necesidad de más pruebas en mujeres con un riesgo medio de desarrollar cáncer de cuello de útero y que hayan obtenido tres resultados negativos consecutivos de la prueba de Papanicolaou, dos resultados negativos consecutivos de la prueba del VPH o dos pruebas conjuntas negativas consecutivas en los últimos diez años.

CÁNCER COLORRECTAL

El tercer tipo de cáncer más frecuente en Estados Unidos,[31] el colorrectal, es muy tratable cuando se detecta a tiempo (e incluso evitable si se extirpan los pólipos antes de que puedan volverse cancerosos). Dado que la incidencia del cáncer colorrectal ha aumentado en adultos menores de cincuenta años, en 2021 el Grupo de Trabajo de Servicios Preventivos de Estados Unidos[32] empezó a recomendar el cribado del cáncer colorrectal a partir de los cuarenta y cinco años en lugar de a los cincuenta.

Existen diversas pruebas de detección del cáncer colorrectal.[33] Hay pruebas basadas en las heces; se basan en una sustancia química para detectar sangre en las heces, utilizan anticuerpos para detectar sangre en las heces y buscan ADN alterado en las heces. Y existen algunas pruebas de visualización directa: con una sigmoidoscopia flexible, se introduce un tubo corto, fino, flexible e iluminado en el recto para buscar pólipos o tumores cancerosos en el recto y la parte inferior del colon. Con una colonografía por tomografía computarizada (TC), o colonoscopia virtual, se utilizan rayos X y ordenadores especiales con los que se crean imágenes de todo el colon para su evaluación. Y con una colonoscopia, el médico utiliza un tubo fino, flexible y con luz para buscar pólipos o tumores cancerosos en el recto y en todo el colon; durante el procedimiento, el médico puede extirpar los pólipos o los tumores que encuentre.

Las recomendaciones más recientes[34] indican que los adultos de cuarenta y cinco a setenta y cinco años se sometan a pruebas de detección de cáncer colorrectal; después de los setenta y cinco años, las decisiones de cribado deben tomarse de forma selectiva e individualizada. La frecuencia de las pruebas de seguimiento dependerá de los resultados y del tipo de prueba que se haya realizado. En general, las directrices aconsejan pruebas de heces más frecuentes (cada uno a tres años), una colonografía por TAC o una sigmoidoscopia flexible cada cinco años, o una colonoscopia cada diez años. Esto supone que los resultados son normales. Si se detectan pólipos, si en tu familia ha habido algún caso de cáncer colorrectal, o si padeces una enfermedad inflamatoria intestinal,[35] es posible que te recomienden pruebas a una edad más temprana o con mayor frecuencia.

Densidad ósea

No es ningún secreto que la menopausia acelera la pérdida de masa ósea en las mujeres (¡de forma significativa!) y aumenta el riesgo de osteoporosis. Según algunas estimaciones, el 50 % de las mujeres posmenopáusicas padecerán osteoporosis,[36] pero pueden no darse cuenta hasta que sufren una fractura. No se aconsejan pruebas rutinarias de osteoporosis hasta los sesenta y cinco años,[37] excepto en los casos de mujeres más jóvenes con mayor riesgo porque toman ciertos medicamentos (como glucocorticoides, inhibidores de la aromatasa o agonistas de la hormona liberadora de gonadotropina)[38] que comprometen la densidad ósea, tienen un progenitor que se haya fracturado la cadera, o son fumadoras, consumen alcohol en exceso o presentan un peso corporal bajo. Personalmente no estoy de acuerdo con estas directrices. Yo recomiendo hacerse una densitometría ósea de referencia dos o tres años después de la menopausia (la edad media es de cincuenta y uno), porque las mujeres pierden la mayor cantidad de hueso con la pérdida de estrógeno, y eso ocurre durante el viaje hacia la menopausia.

Para detectar la osteoporosis,[39] que significa «hueso poroso», y la osteopenia (baja densidad ósea, suele ser precursora de la osteoporosis), la prueba de referencia es la DXA. La máquina de DXA (abreviatura de absorciometría de rayos X de doble energía) se utiliza para medir la densidad ósea en la cadera o la columna vertebral,[40] en parte porque las personas con osteoporosis corren un mayor riesgo de sufrir fracturas en esos huesos. Además, la densidad ósea en esas zonas puede predecir el riesgo de futuras fracturas en otros huesos. Puedes someterte a esta prueba en un grupo radiológico privado, en el departamento de radiología de un hospital o en algunas consultas médicas.

Después de que Renée, una profesora de historia de cincuenta y seis años con el tipo de menopausia que altera la mente, recuperase un estado emocional más estable y una función cognitiva más aguda, empezó a sentirse mucho más segura de sí misma. Fue entonces cuando decidió que había llegado el momento de una puesta a punto de cuerpo completo, incluyendo las pruebas rutinarias que había dejado de lado. Programó una mamografía (con dos años de retraso), una citología, su primera colonoscopia y una densitometría ósea. Todos los resultados estaban dentro de la normalidad, excepto la densitometría: le diagnosticaron osteopenia. Para entonces, Renée daba caminatas a paso ligero con regularidad, y decidió que era el momento de añadir entrenamiento de fuerza a la ecuación. Así, empezó a trabajar con un entrenador personal en un gimnasio tres veces por semana y aumentó su ingesta de proteínas para desarrollar músculo; también empezó a tomar suplementos de vitamina D y de calcio con la esperanza de mejorar su densidad ósea, aunque fuese un poco. Cuando la vi, no hace mucho, era capaz de levantar mucho más peso que yo y tenía un aspecto esbelto y fuerte.

EL SÍNTOMA POSMENOPÁUSICO QUE NO DEBERÍAS IGNORAR JAMÁS

Algunas mujeres tienen un sangrado o manchado después de la menopausia y piensan «Mmm, qué raro», pero no le dan mayor importancia. Eso es un error. Si una mujer ha pasado por doce meses consecutivos o más tiempo sin la regla y de repente tiene un sangrado vaginal, es preciso investigarlo. El primer paso consiste en hacerse una ecografía pélvica para valorar el estado del revestimiento uterino y comprobar si hay signos de pólipos o fibromas, además de echar un vistazo a los ovarios.

Si la ecografía revela un engrosamiento del revestimiento del útero, la mujer debería someterse a una biopsia endometrial para comprobar si hay señales de cáncer uterino. Si la biopsia revela algún motivo de preocupación, es probable que se le practique una dilatación y curetaje (D y C) o legrado uterino, un procedimiento quirúrgico para extraer tejido del interior del útero. Si se detectan quistes ováricos, es posible que se realice un seguimiento con ecografías rutinarias en función de su tamaño y sus características; si son preocupantes, se derivará a la paciente a un oncólogo ginecólogo.

Las causas más frecuentes de sangrado o manchado posmenopáusico (por orden de incidencia) son:

1. Atrofia, una pérdida natural de densidad del revestimiento del útero o la vagina después de que el cuerpo deje de producir estrógeno.
2. Fibromas o pólipos uterinos.
3. Traumatismos pélvicos por infecciones.
4. Hemorragia poscoital: cuando los tejidos vaginales se vuelven más finos y secos, las relaciones sexuales pueden provocar manchado.
5. Crecimiento excesivo de las células que forman el revestimiento del útero (hiperplasia endometrial).
6. Sangrado por el recto o las vías urinarias.
7. Infecciones.
8. Cáncer de útero, cuello uterino o vagina.

Como puedes ver, el cáncer (que sin duda es la causa más temible) ocupa el último puesto. No obstante, el sangrado posmenopáusico puede suceder, y sucede. Incluso las causas menos preocupantes deben ser identificadas y tratadas en consecuencia. El mensaje que debes grabarte es este: ¡No ignores el sangrado posmenopáusico!

LO QUE HAY QUE SABER SOBRE EL PROLAPSO DE ÓRGANOS PÉLVICOS

No es una consecuencia directa de la menopausia, pero el prolapso de órganos pélvicos es cada vez más frecuente con la edad, sobre todo después de la menopausia. A medida que las mujeres envejecen, los tejidos y los músculos del suelo pélvico dejan de sostener los órganos pélvicos como deberían, lo que provoca que uno o varios caigan de su posición normal. Este fenómeno puede implicar que la vejiga, el útero o el recto desciendan hacia la vagina o que abulten en la parte anterior o posterior de la pared vaginal. Una investigación[41] sugiere que hasta el 50 % de las mujeres podrían experimentarlo, aunque algunas ni siquiera identifican los síntomas.

Si bien las causas más comunes del prolapso de órganos pélvicos son el embarazo y el parto vaginal (sobre todo con bebés grandes), la obesidad y el estreñimiento prolongado también incrementan el riesgo porque hay más peso o masa que empuja los órganos de la pelvis. Los trabajos que requieren levantar mucho peso pueden aumentar el riesgo. Y el hecho de someterse a una histerectomía puede comprometer la sujeción de los órganos pélvicos en la parte alta de la vagina, incrementando así el riesgo de prolapso.

Los síntomas del prolapso de órganos pélvicos pueden variar, pero en general incluyen: sensación de pesadez en el bajo vientre y en la zona genital, sensación de tirón en la zona inguinal, sensación de que algo baja por la vagina, sensación o visión de un bulto en la vagina, molestias durante las relaciones sexuales y dificultad para orinar (como la sensación de que la vejiga no se vacía por completo). En ocasiones, el prolapso de órganos pélvicos no presenta síntomas y se detecta durante una exploración interna.

Es importante que las mujeres permanezcan atentas a estos síntomas o que se sometan a pruebas de prolapso de órganos pélvicos si presentan factores de riesgo. Aunque no supone una amenaza mortal, puede dificultar seriamente la calidad de vida de la mujer y provocar dolor, presión u otras molestias en la zona pélvica. Las opciones de tratamiento incluyen ejercicios del suelo pélvico (con un fisioterapeuta), el uso de un pesario vaginal (un pequeño dispositivo, generalmente de silicona, que se coloca en la vagina para sostener los órganos pélvicos), un anillo vaginal o cirugía.

Espero que esta información te ayude a formular un plan a largo plazo para cuidar de tu salud física y mental en el futuro. Además de ayudarte a abrirte paso en terreno firme después de la menopausia, quiero que seas proactiva en la protección de tu salud de aquí en adelante. Dado que las mujeres pasamos una parte sustancial de nuestras vidas en la zona posmenopáusica gracias al aumento de la esperanza de vida, mi objetivo consiste en ayudarte a llegar sana y sintiéndote bien a la siguiente fase de tu vida. ¡Te lo has ganado!

CONCLUSIÓN

¡Enhorabuena! Has llegado al final de este libro, pero no al final de tu viaje en busca del bienestar y de una salud mejor. Esa será una aventura siempre en curso. La buena noticia es que has identificado tu(s) tipo(s) de menopausia y ahora conoces las formas óptimas de abordar tu constelación personal de síntomas. Y ahora estás equipada con las herramientas adecuadas para que el viaje te resulte más cómodo y para solucionar cualquier problema que pueda surgir en el camino. Confía en ti misma, porque tienes los conocimientos y los medios para llegar a sentirte y funcionar mejor ahora y en el futuro próximo. No obstante, recuerda que no tienes por qué hacerlo sola; no temas buscar ayuda de tu familia, tus amigos o los profesionales médicos cuando la necesites.

La menopausia es un ejemplo de experiencia en la que las mujeres no saben lo que no saben. A lo largo de este libro te brindo la información fundamental y te proporciono los conocimientos y el poder necesarios para transitar por este complicado terreno junto con tu médico. Al utilizar el programa que te presento en estas páginas, no solo aliviarás los síntomas molestos de la menopausia y controlarás tu(s) tipo(s) de menopausia; además, lograrás un mayor bienestar físico y emocional. Es posible que vuelvas a sentirte como la que eras o incluso mejor. En cualquier caso, ¡son buenas noticias!

Recuerda confiar en tu instinto y en el plan que has desarrollado. No te dejes influir por supuestos expertos que comparten opiniones contundentes en internet o en redes sociales sobre lo que deben hacer o no hacer las mujeres para tratar sus síntomas menopáusicos. Tú eres quien mejor conoce tu cuerpo y tu mente, y con la lectura de este libro has aprendido mucho más sobre medidas saludables que te servirán de ayuda, así como de los bulos que debes evitar. Y si los enfoques que has probado no acaban de ayudarte lo suficiente, vuelve a este libro y prueba otras estrategias. Esta es tu guía fundamental para reformular tus enfoques de autocuidado siempre que lo necesites.

Al fin y al cabo, la transición menopáusica no es un camino recto. Hay un montón de idas y venidas que a menudo suponen todo un reto. Sin embargo, ahora dispones de una hoja de ruta detallada que te ayudará a llegar al destino deseado: tu futuro de bienestar. Y tienes la capacidad de redibujar ese mapa siempre que lo necesites. No dudes en hacerlo.

Mientras obtienes alivio de tus síntomas más molestos y forjas un camino saludable hacia tu futuro, mantente abierta a la posibilidad de que tu mejor yo no esté detrás de ti, sino delante. Algunas mujeres disfrutan instalándose en la menopausia, ya que se despiden para siempre de los calambres mensuales y los dolores de cabeza hormonales, de la preocupación por un embarazo no deseado, los cambios de humor premenstruales y demás. Muchas mujeres alcanzan un equilibrio más tranquilo en sus vidas, o experimentan una nueva sensación de calma o impulsos de creatividad. Con suerte, podrías experimentar lo que se conoce como *entusiasmo posmenopáusico*: una nueva energía y claridad que provienen en parte de la ausencia de síntomas desagradables, pero también de la decisión de darte prioridad a ti misma.

Después de pasar años poniendo a los demás por delante, algunas de mis pacientes han emprendido nuevas profesiones, aficiones o actividades artísticas; han disfrutado de emocionantes viajes, han hecho voluntariado por causas significativas o han descubierto el mejor sexo de su vida después de la menopausia. Tras encontrar alivio para los síntomas de su menopausia desbocada, Joy (profesora de informática de cincuenta y dos años y madre de un hijo adolescente) se tomó un año sabático en el trabajo para poder hacer un curso de acrobacia; además de disfrutar de la aventura al máximo, decidió vincular su experiencia y su formación a sus cursos de kinesiología e ingeniería cuando volvió al trabajo. Después de controlar los síntomas de su menopausia prematura, Erin (una profesora de preescolar de treinta y nueve años que disfrutaba con el senderismo) empezó a trabajar como voluntaria en un rocódromo para animar su rutina «estancada» y conocer a gente nueva. Seis meses más tarde se sintió renovada físicamente y emocionalmente después de completar dos días de caminata de montaña con amigos y de ayudar a una amiga invidente a ganar una competición de escalada (Erin la ayudó en todo el camino de subida y bajada). Después de la menopausia, los mundos de estas dos mujeres se expandieron en direcciones muy gratificantes. ¡El tuyo también puede hacerlo!

Lo que más deseo es ayudarte a crecer a través de la experiencia menopáusica y en las próximas décadas de tu vida. Yo estaré animándote en cada paso del camino. ¡Te mereces que ahora sea tu momento de brillar!

APÉNDICE

ENTRENAMIENTO A INTERVALOS DE ALTA INTENSIDAD (HIIT)

Es probable que hayas oído hablar de este tipo de entrenamiento. Se trata de un concepto de moda en el mundo del *fitness* que alterna breves periodos de ejercicio vigoroso con breves periodos de ejercicio a un ritmo ligeramente más lento o suave. La rutina aumenta la intensidad del entrenamiento en su conjunto (más que el ejercicio a un ritmo constante), y así sacas más provecho a tu esfuerzo.

Además de aumentar el ritmo cardíaco y la capacidad aeróbica general, el HIIT te ayuda a desarrollar fuerza muscular y resistencia, y te permite quemar más calorías durante el entrenamiento y después (lo que se denomina *efecto afterburn*). Y un extra: se ha comprobado que el HIIT mejora la regulación del azúcar en sangre, la sensibilidad a la insulina y la función de los vasos sanguíneos (endotelial). Consulta con tu médico antes de iniciar cualquier plan de ejercicio.

ENTRENAMIENTO HIIT CON EL PESO CORPORAL

SENTADILLAS: 1 minuto.

FAST FEET: 30 segundos. De pie, con los pies separados a la anchura de las caderas y las rodillas ligeramente flexionadas. Corre en el sitio tan rápido como puedas, manteniendo el cuerpo bajo y sin saltos.

JUMPING JACKS: 1 minuto.

ELEVACIONES ALTERNAS RODILLA A PECHO: 30 segundos.

BURPEES: 30 segundos. De pie, con los pies separados a la anchura de las caderas, adopta la postura de cuclillas con las rodillas flexionadas, la espalda recta y los pies separados a la altura de los hombros. Coloca las manos en el suelo delante de ti, al lado de los pies (por dentro); apoyando el peso sobre las manos, extiende las piernas hacia atrás de manera que quedes en posición de flexiones. Realiza una flexión e impúlsate con los pies para volver a la posición inicial de un salto. Levántate y extiende los brazos por encima de la cabeza, da un salto rápido y vuelve a la posición de partida en el suelo. Repite.

ZANCADAS FRONTALES: 1 minuto, alternando la pierna derecha y la izquierda.

SALTOS DE 180 GRADOS: 30 segundos.

ZANCADAS LATERALES: 1 minuto, alternando el lado derecho y el izquierdo.

MOUNTAIN CLIMBERS: 30 segundos. Colócate en posición de plancha, con las manos separadas a la altura de los hombros, la espalda plana y la cabeza alineada con la columna. Levanta el pie derecho y acerca la rodilla derecha al pecho. Vuelve a la posición inicial y levanta de inmediato el pie izquierdo para llevar la rodilla izquierda hacia el pecho. El objetivo consiste en mantener las caderas bajas y mover las rodillas con la máxima rapidez posible.

BIRD DOG: 30 segundos. Colócate a cuatro patas, con las manos en el suelo directamente debajo de los hombros y las rodillas en paralelo con las caderas. Mantén la cabeza alineada con la columna mientras levantas y estiras el brazo derecho y la pierna izquierda de manera que queden paralelos al suelo. Mantén unos segundos y vuelve a la postura inicial. Repite con el brazo izquierdo y la pierna derecha. Mantén los músculos abdominales tensos, la espalda plana y las caderas niveladas durante todo el ejercicio.

PLANCHA: 30 segundos.

SUPERMAN: 30 segundos. Túmbate boca abajo con las piernas estiradas y los brazos extendidos en el suelo por encima de la cabeza. Manteniendo el cuello alineado con el cuerpo y los ojos fijos en el suelo, despega simultáneamente del suelo los brazos, las piernas y el pecho unos centímetros del suelo y mantén la posición durante dos segundos. Regresa lentamente a la posición inicial. Repite el ejercicio.

PLANCHA LATERAL: mantén 30 segundos por cada lado.

CRUNCH DE BICICLETA: 30 segundos.

PUENTES (O ELEVACIONES DE CADERA): 30 segundos. Túmbate boca arriba con las rodillas dobladas en un ángulo de noventa grados y los pies planos sobre el suelo, los brazos a los lados. Mientras empujas hacia abajo con los pies, levanta las caderas todo lo que puedas. A continuación, vuelve a apoyar las caderas en el suelo de forma controlada. Repite el ejercicio.

Tómate treinta segundos de descanso y repite esta secuencia dos veces durante veinte minutos o tres veces para tener una rutina de treinta minutos. Estira.

ENTRENAMIENTO HIIT ADAPTADO

También puedes convertir cualquier rutina de cardio, como caminar, correr o el ciclismo, en una sesión HIIT repitiendo rotaciones intensas con periodos de recuperación activa. Después de calentar durante unos minutos, podrías hacer algo así:

Esfuérzate al máximo durante treinta segundos.

Camina, corre o pedalea a un ritmo cómodo durante un minuto.

Repite este patrón durante el tiempo que dure tu entrenamiento (lo ideal son veinte o treinta minutos).

Relájate y estira.

CUADRO DE SEGUIMIENTO

Síntomas	Lu.	Ma.	Mi.	Ju.	Vi.	Sá.	Do.
Sangrado/manchado							
Cantidad/calidad del sueño							
Síntomas molestos							
Estado de ánimo							
Movimiento/actividad física							
Autocuidado							

Instrucciones de seguimiento: dedica hasta cinco minutos al final del día para anotar tus síntomas y experiencias durante esa jornada. Dependiendo del tema, puedes limitarte a marcar la casilla (por ejemplo, en caso de sangrado), anotar sí o no (en el caso del movimiento) o añadir una descripción rápida de cómo te sientes (en las casillas del estado de ánimo o los síntomas molestos) o de lo que has hecho para el autocuidado. No se trata de convertir este seguimiento en un gran proyecto (¡ya tienes bastantes cosas que hacer!), sino en algo que te funcione de manera sencilla y fácil.

RECURSOS

ASOCIACIONES

Academia Americana de Medicina del Sueño (AASM): sociedad profesional dedicada a la medicina del sueño. La página ofrece información sobre cuestiones básicas y diversos trastornos del sueño: <AASM.org>.

Colegio Americano de Obstetras y Ginecólogos (ACOG): la sociedad médica profesional de obstetras y ginecólogos se dedica a proporcionar una atención médica segura y de alta calidad durante toda la vida reproductiva de la mujer. Su página ofrece información sobre diversos temas, entre ellos la anticoncepción y la menopausia: <ACOG.org>.

American Council on Exercise (ACE): organización que certifica a los profesionales del ejercicio y dirige programas diseñados para animar a la población a hacer ejercicio. Su página incluye un blog sobre vida sana y una biblioteca de ejercicios esenciales: <ACEfitness.org>.

American Psychological Association (APA): la principal organización científica y profesional, representa a psicólogos, investigadores, educadores, consultores y estudiantes. La página ofrece información básica y artículos sobre diversos temas de actualidad y enlaces a nuevas investigaciones: <APA.org>.

Sociedad de Endocrinología: comunidad mundial de médicos y científicos que trabajan en la vanguardia de la ciencia hormonal en un esfuerzo por mejorar la salud y el bienestar de las personas. Su página es una buena fuente de información y noticias sobre diversos temas relacionados con la salud hormonal, desde la regulación del apetito hasta la menopausia y los trastornos tiroideos: <Endocrine.org>.

Sociedad Internacional para el Estudio de la Salud Sexual de la Mujer (ISSWSH): organización multidisciplinar, científica y académica centrada en la sexualidad, la salud sexual, la experiencia y el funcionamiento de la mujer. Su página incluye un directorio de proveedores: <ISSWSH.org>.

Sociedad Norteamericana de la Menopausia (NAMS): organización puntera sin ánimo de lucro dedicada a promover la salud y la calidad de vida de las mujeres durante la mediana edad mediante el conocimiento de la menopausia y el envejecimiento saludable. Su página ofrece información útil para pacientes, y puede ayudarte a encontrar un médico especializado en menopausia: <Menopause.org>.

LIBROS

El cerebro femenino (2007), de la doctora Louann Brizendine, ofrece una visión fascinante de los patrones únicos cerebro-cuerpo-conducta de la mujer, incluidas las diferencias sobre cómo pensamos, qué valoramos, cómo nos comunicamos y cómo amamos.

Fluir (Flow): una psicología de la felicidad (2008), de Mihály Csíkszentmihályi, aporta ideas sobre la psicología de la «experiencia óptima», o flujo, que permite experimentar un disfrute profundo, creatividad y la inmersión total en lo que está haciendo.

La ciencia de la felicidad: un método probado para conseguir el bienestar (2008), de la doctora Sonja Lyubomirsky, ofrece una guía completa para entender los elementos de la felicidad y estrategias prácticas para incrementar la tuya.

El cerebro XX: una guía para mejorar la salud cerebral y prevenir el Alzheimer en la mujer (2020), de la doctora Lisa Mosconi, presenta una investigación innovadora sobre las diferencias en el envejecimiento de los cerebros de mujeres y hombres. Incluye enfoques basados en pruebas para proteger el cerebro femenino mediante la dieta, la reducción del estrés y el sueño.

Mímate, ama tu cuerpo (2016) de Rebecca Scritchfield, nutricionista dietista certificada, es una joya práctica que te ayuda a abrazar, amar y honrar a tu cuerpo mientras mejoras tu salud física y emocional.

Women's Moods: What Every Woman Must Know About Hormones, the Brain, and Emotional Health (2000) de Deborah Sichel y Jeanne Watson Driscoll, ofrece una visión íntima de cómo y por qué pueden cambiar los estados emocionales de las mujeres durante cada etapa de su vida reproductiva. Incluye consejos sobre los pasos que hay que seguir para estabilizar el cerebro y sentirse mejor.

The Menopause Diet Plan: A Natural Guide to Managing Hormones, Health, and

Happiness (2020), de Hillary Wright y Elizabeth Ward, ofrece recomendaciones dietéticas y de estilo de vida para cuidar tu salud física y emocional durante la perimenopausia y la menopausia; el libro también incluye numerosas recetas sabrosas.

PÁGINAS WEB

Psychology Today: además de ofrecer una gran cantidad de artículos sobre una amplia gama de temas psicológicos, la página incluye un servicio gratuito que te permite buscar un terapeuta cerca de ti: <PsychologyToday.com/us>.

Speaking of Women's Health: página dirigida por la doctora Holly L. Thacker, de la Clínica Cleveland. Ofrece información sobre diversas enfermedades femeninas y recomendaciones sobre estilo de vida: <SpeakingofWomensHealth.com>.

GLOSARIO

Adaptógenos: Clase de plantas no tóxicas, en especial hierbas y raíces, que se cree que ayudan al cuerpo a manejar mejor el estrés físico y mental. Algunos adaptógenos son la ashwagandha, el ginseng asiático y la rodiola.

Administración transdérmica: Aplicación de un fármaco (u hormona) a través de la piel, normalmente mediante un parche adhesivo, para que el organismo lo absorba lentamente.

Andrógenos: También llamadas *hormonas masculinas*, los andrógenos (como la testosterona) contribuyen al crecimiento y a la función reproductora. El cuerpo de la mujer también los produce.

Apnea obstructiva del sueño (AOS): Trastorno caracterizado por pausas repetitivas en la respiración mientras se duerme. Puede provocar ronquidos fuertes y despertares frecuentes, así como una serie de riesgos para la salud a largo plazo (incluida la insuficiencia cardíaca).

Atrofia vaginal: Término realmente desafortunado (en mi opinión) que se utiliza en ocasiones para describir el tejido vaginal cada vez más fino y seco debido a la pérdida de estrógenos que conlleva la menopausia. Este término se ha sustituido casi por completo por el de SGM (síndrome genitourinario de la menopausia).

Baja reserva ovárica (BRO): Trastorno por el que los ovarios pierden su potencial reproductivo normal, lo que compromete la fertilidad.

Ciclos anovulatorios: Ciclos menstruales en los que no se produce la ovulación por alguna razón.

Contraindicación: Presencia de un trastorno o síntoma médico que sirve de motivo para no recibir un determinado tratamiento o un procedimiento porque podría ser perjudicial.

Dehidroepiandrosterona (DHEA): Hormona producida de forma natural en la glándula suprarrenal. Ayuda a producir otras hormonas, incluidos los estrógenos y la testosterona.

Disruptores endocrinos (EDC): Sustancias químicas que pueden imitar, blo-quear o interferir con las hormonas del organismo, incluidos los es-trógenos y los andrógenos. Los niveles elevados de EDC en el organis-mo se relacionan con la aparición de la menopausia a una edad más temprana de la media.

Distorsión cognitiva: Patrón de pensamiento exagerado o sesgado que pue-de afectar a la forma en que se percibe lo que ocurre alrededor, por lo general de manera negativa o inútil. Puede intensificar la ansiedad, la depresión y otros estados emocionales no deseados.

Eje hipotalámico-hipofisario-adrenal (HHA): Sistema central de respuesta al estrés del organismo. Provoca la liberación de la hormona del estrés cortisol ante un hecho amenazante o estresante.

Eje hipotalámico-hipofisario-gonadal (HHG): Sistema estrechamente regulado que segrega hormonas implicadas en la reproducción femenina.

Ejercicios de Kegel: También conocidos como *ejercicios del suelo pélvico*, los ejercicios de Kegel sirven para fortalecer los músculos del suelo pélvi-co, evitar las pérdidas de orina y otros problemas del suelo pélvico, y mejorar la respuesta sexual (incluidos los orgasmos).

Endometriosis: Trastorno, a menudo doloroso, en el que un tejido similar al que recubre el interior del útero crece fuera de este.

Estrógenos: Grupo de hormonas que desempeñan un papel importante en el desarrollo reproductivo y sexual de la mujer, entre otras funciones. Los hombres también tienen estrógenos, que contribuyen al deseo sexual y a la función eréctil.

Fármacos quimiopreventivos: Medicamentos como tamoxifeno, raloxifeno o inhibidores de la aromatasa, que se toman para reducir el riesgo de cáncer en la mujer o para prevenir la reaparición del cáncer. Pueden intensificar los síntomas menopáusicos, en especial los so-focos.

Fibromas: Tumores no cancerosos formados por células musculares lisas y tejido conectivo fibroso que se desarrollan en el útero. Pueden causar dolor pélvico y menstruaciones abundantes.

Hiperplasia uterina: Acumulación del revestimiento uterino que incremen-ta el riesgo de que se desarrollen células precancerosas o cancerosas. El riesgo aumenta si una mujer que conserva el útero toma estróge-nos sin progesterona para tratar los síntomas de la menopausia.

Hipotálamo: Pequeña región del cerebro que desempeña un papel significa-tivo en el control de numerosas funciones corporales, como la liberación de hormonas y la regulación de la temperatura corporal y los ciclos de sueño.

Histerectomía: Procedimiento quirúrgico para extirpar el útero.

Hormona antimülleriana (AMH): Hormona producida por las células de los pequeños folículos de los ovarios. En ocasiones se miden sus niveles para evaluar el funcionamiento de los ovarios de una mujer y determinar si se acerca a la menopausia.

Hormona foliculoestimulante (FSH): Indica a los ovarios que liberen un óvulo (que ovulen) cada mes durante los años reproductivos de la mujer.

Hormonas bioidénticas: La Sociedad Norteamericana de la Menopausia utiliza este término para referirse a «compuestos con la misma estructura química y molecular que las hormonas que produce el cuerpo». En los últimos años, el término «bioidénticas» se ha utilizado para los tratamientos hormonales personalizados que se preparan en la farmacia.

Incontinencia urinaria: Pérdida del control de la vejiga. Los principales tipos son la incontinencia de esfuerzo, que se produce cuando aumenta la presión abdominal al toser, estornudar y movimientos similares, y la incontinencia de urgencia, que consiste en una pérdida involuntaria de orina cuando la mujer siente la necesidad repentina de ir al baño y no llega a tiempo.

Insuficiencia ovárica prematura (IOP): Trastorno por el que los ovarios dejan de producir óvulos antes de los cuarenta años, lo que también significa que dejan de producir suficiente estrógeno.

Libido: Deseo sexual.

Melatonina: Hormona liberada por la glándula pineal. Ayuda a regular el ciclo sueño-vigilia.

Menopausia: Hito en el que una mujer ha pasado un año completo sin menstruación. Es un acontecimiento retrospectivo, dado que la mujer no sabrá cuándo tuvo lugar su última regla hasta que haya pasado doce meses sin otra.

Menopausia inducida por medicamentos: Cese de la función ovárica por medios médicos, a menudo debido a la quimioterapia u otros tratamientos contra el cáncer.

Menopausia natural: Menopausia que se produce de forma espontánea o sin intervención después de los cuarenta y seis años.

Menopausia precoz: Menopausia que se produce entre los cuarenta y los cuarenta y cinco años (la edad media de la menopausia es de cincuenta y un años).

Menopausia prematura: Menopausia que se produce antes de los cuarenta años. Entre los motivos figuran los trastornos genéticos.

Menopausia quirúrgica: Menopausia causada por la extirpación quirúrgica de *ambos* ovarios. Si solo se extirpa uno, el otro ovario puede seguir funcionando.

Micronizado: Sustancia descompuesta en partículas finas.

Mindfulness: capacidad de estar plenamente presente en el aquí y el ahora, y de mantener la conciencia de los pensamientos, las sensaciones corporales (como la respiración) y el entorno que nos rodea en cada momento.

Neurotransmisores: Mensajeros químicos, como la dopamina y la serotonina, que transmiten mensajes de las neuronas (células nerviosas) a otras células objetivo de todo el organismo. Desempeñan un papel significativo en el estado de ánimo, la salud mental, el sueño y la conducta.

Osteopenia: Baja densidad mineral ósea que se considera precursora de la osteoporosis. La Organización Mundial de la Salud (OMS) define como osteopénicos los huesos con una puntuación T (que compara la masa ósea con la de un adulto joven sano) de entre -1 y -2,5.

Osteoporosis: Enfermedad progresiva en la que los huesos se debilitan estructuralmente y son propensos a sufrir fracturas. La OMS define como osteoporóticos los huesos con una puntuación T de -2,5.

Oxitocina: Hormona que se produce en el hipotálamo y es segregada por la hipófisis. Se conoce como *hormona del abrazo* porque se libera al abrazar o acurrucarse. Fomenta los lazos afectivos y la confianza, y reduce los síntomas de ansiedad y depresión.

Perimenopausia: La larga, y a veces tortuosa, transición a la menopausia. Los síntomas pueden comenzar diez años antes de la última menstruación.

Posmenopausia: Periodo de tiempo que sigue al primer aniversario oficial sin periodos menstruales y continúa en el futuro; en otras palabras, todos los días después de la menopausia. Es importante tener en cuenta que las mujeres pueden seguir teniendo síntomas relacionados con la menopausia en la posmenopausia.

Probióticos: Bacterias beneficiosas que se encuentran en ciertos alimentos, como el yogur, el kéfir, el kimchi, el chucrut y el miso, y en suplementos que contribuyen a incrementar la población de bacterias «buenas» o beneficiosas para la salud en el intestino.

Progesterona: Hormona sexual femenina que interviene en el ciclo menstrual, la preparación del cuerpo para el embarazo y el mantenimiento del embarazo.

Prolapso de órganos pélvicos: Trastorno por el que uno o más órganos pélvicos, como el útero, la vejiga o el recto, descienden de su posición normal debido al debilitamiento de los músculos y los tejidos que sostienen dichos órganos.

Relajación muscular progresiva: Técnica de relajación que consiste en tensar y relajar lentamente los músculos de la cabeza a los pies, o viceversa, para aliviar el estrés.

Respiración pausada: Respiración diafragmática lenta que puede reducir la actividad del sistema nervioso simpático y los sofocos, e inducir la respuesta de relajación.

Rumia: Tendencia a pensar demasiado en situaciones perturbadoras. Puede intensificar la ansiedad, la depresión y los trastornos del sueño, y provocar conductas poco saludables.

Síndrome de ovario poliquístico (SOP): Problema de salud reproductiva común en las mujeres que se deriva de un desequilibrio en las hormonas reproductivas (en concreto, un exceso de hormonas masculinas). Puede provocar menstruaciones irregulares, aumento de peso, acné, crecimiento excesivo del vello e infertilidad.

Síndrome de piernas inquietas (SPI): Trastorno que provoca el impulso urgente, a menudo irresistible, de mover las piernas durante el sueño.

Síndrome genitourinario de la menopausia (GSM): Conjunto de cambios y síntomas que pueden producirse en el tejido vaginal y vulvar, así como en el tracto urinario, debido a la pérdida de estrógenos y a los cambios en el pH de los tejidos que acompañan a la menopausia.

Síndrome premenstrual (SPM): Combinación de síntomas físicos, emocionales y conductuales (como hinchazón, sensibilidad en los senos, cambios de humor y antojos) que muchas mujeres padecen una o dos semanas antes de la menstruación.

Síntomas vasomotores: Aquellos que se producen debido a la compresión o la dilatación de los vasos sanguíneos, y que provocan una disfunción de la temperatura. Los síntomas vasomotores más comunes son los sofocos y los sudores nocturnos.

Sistema nervioso parasimpático: Parte del sistema nervioso autónomo que controla procesos en gran medida automáticos como la digestión, la respiración y la frecuencia cardíaca, así como la respuesta de relajación.

Sistema nervioso simpático: Parte del sistema nervioso autónomo que organiza la respuesta de lucha o huida del cuerpo, incluida la liberación de cortisol (la hormona del estrés).

Suelo pélvico: Conjunto de músculos y otros tejidos en la base de la pelvis, entre el coxis y el pubis, que sostiene los órganos pélvicos.

Terapia cognitivo-conductual (TCC): Forma de psicoterapia que se centra en ayudar a las personas a identificar y modificar pensamientos, sentimientos y patrones de conducta disfuncionales para cambiar sus reacciones ante situaciones difíciles. También existe una forma de TCC que aborda el insomnio llamada *TCC-I*.

Terapia de aceptación y compromiso (TAC): Forma de psicoterapia que incorpora la aceptación, la aclaración de los valores personales y el compromiso de cambiar la conducta de manera que esté en armonía con esos elementos.

Terapia hormonal (TH): Uso de hormonas en dosis bajas para tratar los síntomas de la menopausia o ayudar a la mujer que está experimentando una menopausia natural; también se denomina *terapia hormonal menopáusica* (THM). Por el contrario, la *terapia hormonal sustitutiva* (THS), que se aplica a mujeres con menopausia prematura, menopausia precoz o insuficiencia ovárica prematura, contiene dosis más altas de hormonas porque se trata de proporcionar o reponer las hormonas que el cuerpo de la mujer debería producir a su edad.

Testosterona: La principal hormona sexual masculina (andrógeno) que desempeña un papel fundamental en el desarrollo del pene y los testículos, el crecimiento y la fuerza de los músculos y los huesos, el deseo sexual y la producción de esperma. Las mujeres también producen testosterona en los ovarios y en la glándula suprarrenal. La hormona interviene en la función ovárica y la conducta sexual (incluida la libido).

Transición a la menopausia: Tiempo que transcurre desde la perimenopausia hasta la última menstruación; en el caso de algunas mujeres puede durar hasta una década.

Trastorno del deseo sexual hipoactivo (TDSH): Condición clínica que se produce por razones desconocidas y produce una falta continua o prolongada de interés por el sexo que provoca un malestar emocional considerable.

Trastorno disfórico premenstrual (TDPM): Forma más severa, y a veces incapacitante, del SPM (*véase* entrada).

Vaginismo: Trastorno que consiste en la tensión o contracción involuntaria de los músculos que rodean la vagina. En muchos casos hace que el coito resulte doloroso.

Vaginitis: Inflamación de la vagina que puede provocar flujo, picor y dolor. Puede deberse a una infección o a la pérdida de estrógenos tras la menopausia.

BIBLIOGRAFÍA SELECCIONADA

Introducción

Kling, J. M., K. L. MacLaughlin, P. F. Schnatz, C. J. Crandall, L. J. Skinner, C. A. Stuenkel, A. M. Kaunitz, D. L. Bitner, K. Mara, K. S. Fodmader Hilsaca y S. S. Faubion, «Menopause Management Knowledge in Postgraduate Family Medicine, Internal Medicine, and Obstetrics and Gynecology Residents: A Cross-Sectional Survey», *Mayo Clinic Proceedings*, 94, núm. 2 (1 de febrero de 2019), págs. 242-253. <https://www.mayoclinicproceedings.org/article/S0025-6196(18)30701-8/full text>.

Marlatt, K. L, R. A. Beyl y L. M. Redman, «A Qualitative Assessment of Health Behaviors and Experiences During Menopause: A Cross-sectional, Observational Study», *Maturitas*, 116 (octubre de 2018), págs. 36-42. <https://www.ncbi.nlm.nih.gov/pmc/articles/PMC6223619/>.

Trudeau, K. J., J. L. Ainscough, M. Trant, J. Starker y T. Cousineau, «Identifying the Educational Needs of Menopausal Women: A Feasibility Study», *Women's Health*, 21, núm. 2 (marzo-abril de 2011). <https://www.ncbi.nlm.nih.gov/pmc/articles/PMC3856775/>.

1. El salvaje Oeste de las experiencias en la atención sanitaria

Börü, U. T., C. K. Toksoy, C. Bölük, A. Bilgiç y M. Taşdemir, «Effects of Multiple Sclerosis and Medications on Menopausal Age», *Journal of International Medical Research*, 46, núm. 3 (marzo de 2018), págs.1249-1253. <https://www.ncbi.nlm.nih.gov/pmc/articles/PMC5972265/>.

Garrard, C., «Coping With Hot Flashes and Other Menopausal Symptoms: What 10 Celebrities Said», EverydayHealth.com (22 de febrero de 2021). <https://www.everydayhealth.com/menopause/coping-hot-fla shes-menopausal-symptoms-celebrities-said/>.

Harlow, S. D., M. Gass, J. E. Hall, R. Lobo, P. Maki, R. W. Rebar, S. Sherman, P. M. Sluss y T. J. de Villiers, «Executive Summary of STRAW+10: Addressing the Unfinished Agenda of Staging Reproductive Aging», *Climacteric*, 15, núm. 2 (abril de 2012), págs. 105-114. <https://www.ncbi.nlm.nih.gov/pmc/articles/PMC3580996/>.

Katz, E. T., «Kim Cattrall's First Brush With Menopause Was As Samantha on *Sex And The City*», *HuffPost* (26 de septiembre de 2014). <https://www.huffpost.com/entry/kim-cattrall-menopause_n_5887962>.

Mansfield P. K., M. Carey, A. Anderson, S. H. Barsom y P. B. Koch, «Staging the Menopausal Transition: Data from the TREMIN Research Program on Women's Health», *Women's Health*, 14, núm. 6 (noviembre-diciembre de 2004), págs. 220-226. <https://pubmed.ncbi.nlm.nih.gov/15589772/>.

Miller, S. R., L. M. Gallicchio, L. M. Lewis, J. K. Babus, P. Langenberg, H. A. Zacur y J. A. Flaws, «Association Between Race and Hot Flashes in Midlife Women», *Maturitas* 54, núm. 3 (20 de junio de 2006), págs. 260-269. <https://pubmed.ncbi.nlm.nih.gov/16423474/>.

National Child Development Study, «Childless Women More Likely to Begin Menopause Early, Study Finds» (25 de enero de 2017). <https://ncds.info/childless-women-more-likely-to-begin-menopause-early-study-finds/>.

The North American Menopause Society, «Menopause 101: A Primer for the Perimenopausal». <https://www.menopause.org/for-women/menopauseflashes/menopause-symptoms-and-treatments/menopause-101-a-primer-for-the-perimenopausal.

Okeke, T. C., U. B. Anyaehie y C. C. Ezenyeaku, «Premature Menopause», *Annals of Medical & Health Sciences Research*, 3, núm. 1 (enero-marzo de 2013), págs. 90-95. <https://www.ncbi.nlm.nih.gov/pmc/articles/PMC3634232/>.

Sammaritano, L. R., «Menopause in Patients with Autoimmune Diseases», *Autoimmunity Reviews*, 11, núm. 6 (mayo de 2012), págs. A430-A436. <https://www.sciencedirect.com/science/article/abs/pii/S1568997211002680>.

Schmidt, C. W., «Age at Menopause: Do Chemical Exposures Play a Role?», *Environmental Health Perspectives*, 125, núm. 6 (junio de 2017), 062001. <https://www.ncbi.nlm.nih.gov/pmc/articles/PMC5743449/>.

Schnatz, P. F., J. Serra, D. M. O'Sullivan y J. I. Sorosky, «Menopausal Symptoms in Hispanic Women and the Role of Socioeconomic Factors»,

Obstetrical & Gynecological Survey, 61, núm. 3 (marzo de 2006), págs. 187-193. <https://pubmed.ncbi.nlm.nih.gov/16490118/>.

Zhu, D., y otros, «Relationships Between Intensity, Duration, Cumulative Dose, and Timing of Smoking with Age at Menopause: A Pooled Analysis of Individual Data from 17 Observational Studies», *PLoS Medicine*, 15, núm. 11 (noviembre de 2018). <https://www.ncbi.nlm.nih.gov/pmc/articles/PMC6258514/>.

2. Bulos e ideas equivocadas sobre la menopausia

Ayers, B., M. Forshaw y M. S. Hunter, «The Impact of Attitudes Towards the Menopause on Women's Symptom Experience: A Systematic Review», *Maturitas*, 65, núm. 1 (enero de 2010), págs. 28-36. <https://www.sciencedirect.com/science/article/abs/pii/S0378512209003971>.

Bjelland, E. K., S. Hofvind, L. Byberg y A. Eskild, «The Relation of Age at Menarche with Age at Natural Menopause: A Population Study of 336,788 Women in Norway», *Human Reproduction*, 33, núm. 6 (junio de 2018), págs. 1149-1157. <https://www.ncbi.nlm.nih.gov/pmc/articles/PMC5972645/>.

Breastcancer.org., «Breast Cancer Risk Seems More Affected by Total Body Fat Than Abdominal Fat» (27 de junio de 2017). <https://www.breastcancer.org/research-news/total-body-fat-affects-risk-more-than-belly-fat>.

Centers for Disease Control and Prevention, «Percentage of Adults Aged 65 and Over With Osteoporosis or Low Bone Mass at the Femur Neck or Lumbar Spine: United States, 2005-2010». <https://www.cdc.gov/nchs/data/hestat/osteoporsis/osteoporosis2005_2010.htm>.

Cohen, L. S., C. N. Soares, A. F. Vitonis, M. W. Otto y B. L. Harlow, «Risk for New Onset of Depression During the Menopausal Transition: The Harvard Study of Moods and Cycles», *JAMA Psychiatry*, 63, núm. 4 (abril de 2006), págs. 385-390. <https://jamanetwork.com/journals/jamapsychiatry/fullarticle/209471>.

Endocrine Society, «Menopause and Bone Loss» (23 de enero de 2022). <https://www.endocrine.org/patient-engagement/endocrine-library/menopause-and-bone-loss>.

Gould, D. C., y R. Petty, «The Male Menopause: Does it Exist?», *Western Journal of Medicine*, 173, núm. 2 (agosto de 2000), págs. 76-78. <https://www.ncbi.nlm.nih.gov/pmc/articles/PMC1070997/>.

Kameda, T., H. Mano, T. Yuasa, Y. Mori, K. Miyazawa, M. Shiokawa, Y. Nakamaru, E. Hiroi, K. Hiura, A. Kameda, N. N. Yang, Y. Hakeda y M. Kumegawa, «Estrogen Inhibits Bone Resorption by Directly Inducing Apoptosis of the Bone-resorbing Osteoclasts», *Journal of Experimental Medicine*, 186, núm. 4 (agosto de 1997), págs. 489-495. <https://www.ncbi.nlm.nih.gov/pmc/articles/PMC2199029/>.

Kravitz, H. M., R. Kazlauskaite y H. Joffe, «Sleep, Health, and Metabolism in Midlife Women and Menopause: Food for Thought», *Obstetrics and Gynecology Clinics of North America*, 45, núm. 4 (diciembre de 2018), págs. 679-694. <https://www.ncbi.nlm.nih.gov/pmc/articles/PMC6338227/>.

Mair, K. M., R. Gaw y M. R. MacLean, «Obesity, Estrogens, and Adipose Tissue Dysfunction-Implications for Pulmonary Arterial Hypertension», *Pulmonary Circulation*, 10, núm. 3 (18 de septiembre de 2020). <https://journals.sagepub.com/doi/full/10.1177/2045894020952023>.

Mayo Clinic, «Male Menopause: Myth or Reality?». <https://www.mayoclinic.org/healthy-lifestyle/mens-health/in-depth/male-menopause/art-20048056>.

Moilanen, A., J. Kopra, H. Kroger, R. Sund, R. Rikkonen y J. Sirola «Characteristics of Long-Term Femoral Neck Bone Loss in Postmenopausal Women: A 25-Year Follow-Up», *Journal of Bone and Mineral Research*, 37, núm. 2 (febrero de 2022), págs. 173-178. <https://asbmr.onlinelibrary.wiley.com/doi/10.1002/jbmr.4444>.

Muka, T., C. Oliver-Williams, V. Colpani, S. Kunutsor, S. Chowdhury, R. Chowdhury, M. Kavousi y O. H. Franco, «Association of Vasomotor and Other Menopausal Symptoms with Risk of Cardiovascular Disease: A Systematic Review and Meta-Analysis», *PLoS One*, 11, núm. 6 (2016), e0157417. <https://www.ncbi.nlm.nih.gov/pmc/articles/PMC4912069/>.

Romani, W. A., L. Gallicchio y J. A. Flaws, «The Association Between Physical Activity and Hot Flash Severity, Frequency, and Duration in Mid-Life Women», *American Journal of Human Biology*, 21, núm. 1 (enero-febrero de 2009), págs. 127-129. <https://www.ncbi.nlm.nih.gov/pmc/articles/PMC2753173/>.

Rush University Medical Center, «How the Body Regulates Heat». <https://www.rush.edu/news/how-body-regulates-heat>.

Ryu, K. J., H. Park, J. S. Park, Y. W. Lee, S. Y. Kim, H. Kim, Y. Jeong, Y. J. Kim,

K. W. Yi, J. H. Shin, J. Y. Hur y T. Kim, «Vasomotor Symptoms: More Than Temporary Menopausal Symptoms», *Journal of Menopausal Medicine*, 26, núm. 3 (diciembre de 2020), págs. 147-153. <https://e-jmm.org/DOIx.php?id=10.6118/jmm.20030>.

Ryu, K. J., H. K. Kim, Y. J. Lee, H. Park y T. Kim, «Association Between Vasomotor Symptoms and Sarcopenia Assessed by L3 Skeletal Muscle Index Among Korean Menopausal Women», *Menopause*, 29, núm. 1 (enero de 2022), págs. 48-53. <https://journals.lww.com/menopausejournal/Fulltext/2022/01000/Association_between_vasomotor_symptoms_and.10.aspx>.

Smith, M., «Doctor, just what is a hot flash?», *Contemporary OB/GYN* (7 de octubre de 2011). <https://www.contemporaryobgyn.net/view/doctor-just-what-hot-flash>.

Sood, R., C. L. Kuhle, E. Kapoor, J. M. Thielen, K. S. Frohmader, K. C. Mara y S. S. Faubion. «Association of Mindfulness and Stress with Menopausal Symptoms in Midlife Women», *Climacteric*, 22, núm. 4 (agosto de 2019), págs. 377-382. <https://pubmed.ncbi.nlm.nih.gov/30652511/>.

The North American Menopause Society, «Management of Osteoporosis in Postmenopausal Women: The 2021 Position Statement of the North American Menopause Society», *Menopause*, 28, núm. 9 (septiembre de 2021), págs. 973-997. <https://journals.lww.com/menopausejournal/Abstract/2021/09000/Management_of_osteoporosis_in_postmenopausal.3.aspx>.

Thomas, A., y A. J. Daley, «Women's Views About Physical Activity as a Treatment for Vasomotor Menopausal Symptoms: A Qualitative Study», *BMC Women's Health*, 20, núm. 203 (2020). <https://bmcwomenshealth.biomedcentral.com/articles/10.1186/s12905-020-01063-w>.

3. El misterio de las hormonas

Al-Imari, L., y W. L. Wolfman, «The Safety of Testosterone Therapy in Women», *Journal of Obstetrics and Gynaecology Canada*, 34, núm. 9 (septiembre de 2012), págs. 859-865. <https://www.jogc.com/article/S1701-2163(16)35385-3/pdf>.

Canonico, M., E. Oger, G. Plu-Bureau, J. Conard, G. Meyer, H. Levesque, N. Trillot, M. T. Barrellier, D. Wahl, J. Emmerich y P.-Y. Scarabin, «Hormone Therapy and Venous Thromboembolism Among Postmenopausal Women: Impact of the Route of Estrogen Administration and Progestogens: The ESTHER Study», *Circulation*, 115, núm. 7 (20 de febrero de 2007), págs. 840-845. <https://pubmed.ncbi.nlm.nih.gov/17309934/>.

Chlebowski, R. T., G. L. Anderson, A. K. Aragaki, J. E. Manson, M. L. Stefanick, K. Pan, W. Barrington, L. H. Kuller, M. S. Simon, D. Lane, K. C. Johnson, T. E. Rohan, M. L. S. Gass, J. A. Cauley, E. D. Paskett, M. Sattari y R. L. Prentice, «Association of Menopausal Hormone Therapy With Breast Cancer Incidence and Mortality During Long-term Follow-up of the Women's Health Initiative Randomized Clinical Trials», *JAMA*, 324, núm. 4 (28 de julio de 2020), págs. 369-380. <https://www.ncbi.nlm.nih.gov/pmc/articles/PMC7388026/>.

Davis, S. R., R. Baber, N. Panay, J. Bitzer, S. C. Perez, R. M. Islam, A. M. Kaunitz, S. A. Kingsberg, I. Lambrinoudaki, J. Liu, S. J. Parish, J. Pinkerton, J. Rymer, J. A. Simon, L. Vignozzi y M. E. Wierman, «Global Consensus Position Statement on the Use of Testosterone Therapy for Women», *The Journal of Clinical Endocrinology & Metabolism*, 104, núm. 10 (octubre de 2019), págs. 4660-4666. <https://academic.oup.com/jcem/article/104/10/4660/5556103#165873304>.

Delamater, L., y N. Santoro, «Management of the Perimenopause», *Clinical Obstetrics and Gynecology*, 61, núm. 3 (septiembre de 2018), págs. 419-432. <https://www.ncbi.nlm.nih.gov/pmc/articles/PMC6082400/>.

«Design of the Women's Health Initiative Clinical Trial and Observational Study. The Women's Health Initiative Study Group», *Controlled Clinical Trials*, 19, núm. 1 (febrero de 1998), págs. 61-109. <https://pubmed.ncbi.nlm.nih.gov/9492970/>.

Kim, H. K., S. Y. Kang, Y. J. Chung, J. H. Kim y M. R. Kim, «The Recent Review of the Genitourinary Syndrome of Menopause», *Journal of Menopausal Medicine*, 21, núm. 2 (agosto de 2015), págs. 65-71. <https://www.ncbi.nlm.nih.gov/pmc/articles/PMC4561742/>.

Manson, J. E., A. K. Aragaki, J. E. Rossouw, G. L. Anderson, R. L. Prentice, A. Z. LaCroix, R. T. Chlebowski, B. V. Howard, C. A. Thomson, K. L. Margolis, C. E. Lewis, M. L. Stefanick, R. D. Jackson, K. C. Johnson, L. W. Martin, S. A. Shumaker, M. A. Espeland y J. Wactawski-Wende, «Menopausal Hormone Therapy and Long-term All-Cause and Cause-Specific Mortality: The Women's Health Initiative Randomized Trials», *JAMA*, 318, núm. 10 (12 de septiembre de 2017), págs. 927-938. <https://jamanetwork.com/journals/jama/fullarticle/2653735>.

Manson, J. E., y otros, «The Women's Health Initiative Hormone Therapy Trials: Update and Overview of Health Outcomes During the Intervention and Post-Stopping Phases», *JAMA*, 310, núm. 13 (2 de octubre de 2013), págs. 1353-1368. <https://www.ncbi.nlm.nih.gov/pmc/articles/PMC3963523/>.

The North American Menopause Society, «Changes in Hormone Levels». <http://www.menopause.org/for-women/sexual-health-menopause-online/changes-at-midlife/changes-in-hormone-levels>.

The North American Menopause Society, «Hormone Help Desk: ET, EPT, and More». <http://www.menopause.org/for-women/menopauseflashes/menopause-symptoms-and-treatments/hormone-help-desk-et-ept-and-more>.

The North American Menopause Society, «Menopause FAQs: Hormone Therapy for Menopause Symptoms». <http://www.menopause.org/for-women/menopause-faqs-hormone-therapy-for-menopause-symptoms>.

The North American Menopause Society, «News You Can Use About Hormone Therapy». <http://www.menopause.org/for-women/menopauseflashes/menopause-symptoms-and-treatments/news-you-can-use-about-hormone-therapy>.

The North American Menopause Society, «The North American Menopause Society Statement on Continuing Use of Systemic Hormone Therapy After Age 65». <http://www.menopause.org/docs/default-source/2015/2015-nams-hormone-therapy-after-age-65.pdf>.

The North American Menopause Society, «The 2017 Hormone Therapy Position Statement of the North American Menopause Society», *Menopause* 24, núm. 7(2017), págs. 728-753. <https://www.menopause.org/docs/default-source/2017/nams-2017-hormone-therapy-position-statement.pdf>.

U.S. Department of Health & Human Services, Office on Women's Health, «Largest Women's Health Prevention Study Ever-Women's Health Initiative». <https://www.womenshealth.gov/30-achievements/25>.

U.S. Food and Drug Administration, «Menopause & Hormones: Common Questions». <https://www.fda.gov/media/130242/download>.

5. La menopausia prematura

Boughton, M. A. «Premature Menopause: Multiple Disruptions Between the Woman's Biological Body Experience and Her Lived Body», *Journal of Advanced Nursing*, 37, núm. 5 (marzo de 2002), págs. 423-430. <https://pubmed.ncbi.nlm.nih.gov/11843980/>.

Choe, S. A., y J. Sung, «Trends of Premature and Early Menopause: A Comparative Study of the US National Health and Nutrition Examination Survey and the Korea National Health and Nutrition Examination Survey», *Journal of Korean Medical Science*, 35, núm. 14 (13 de abril de 2020), e97. <https://www.ncbi.nlm.nih.gov/pmc/articles/PMC7152531/>.

Dobashi, S., S. Kawaguchi, D. Ando y K. Koyama, «Alternating Work Posture Improves Postprandial Glucose Response Without Reducing Computer Task Performance in the Early Afternoon», *Physiology & Behavior* (1 de agosto de 2021), 237. <https://pubmed.ncbi.nlm.nih.gov/33887321/>.

Franco, L. S., D. F. Shanahan y R. A. Fuller, «A Review of the Benefits of Nature Experiences: More Than Meets the Eye», *International Journal of Environmental Research and Public Health*, 14, núm. 8 (agosto de 2017), 864. <https://www.ncbi.nlm.nih.gov/pmc/articles/PMC5580568/>.

Gaiam, «1-Minute Breathing Exercise For Energy and Productivity». <https://www.gaiam.com/blogs/discover/1-minute-breathing-exercise-for-energy-and-productivity>.

Gao, Y., M. Silvennoinen, A. J. Pesola, H. Kainulainen, N. J. Cronin y T. Finni, «Acute Metabolic Response, Energy Expenditure, and EMG Activity in Sitting and Standing», *Medicine and Science in Sports and Exercise*, 49, núm. 9 (septiembre de 2017), págs. 1927-1934. <https://pubmed.ncbi.nlm.nih.gov/28463899/>.

Gibbs, B. B., R. J. Kowalsky, S. J. Perdomo, M. Grier y J. M. Jakicic, «Energy Expenditure of Deskwork when Sitting, Standing, or Alternating Positions», *Occupational Medicine*, 67, núm. 2 (1 de marzo de 2017), págs. 121-127. <https://pubmed.ncbi.nlm.nih.gov/27515973/>.

Kovar, E, «Music and Exercise: How Music Affects Exercise Motivation», *ACE Fitness* (7 de diciembre de 2015). <https://www.acefitness.org/education-and-resources/lifestyle/blog/5763/music-and-exercise-how-music-affects-exercise-motivation/>.

Liao, K. L., N. Wood y G. S. Conway, «Premature Menopause and Psychological Well-being», *Journal of Psychosomatic Obstetrics and Gynaecology*, 21, núm. 3 (septiembre de 2000), págs. 167-174. <https://pubmed.ncbi.nlm.nih.gov/11076338/>.

Luborsky, J. L., P. Meyer, M. F. Sowers, E. B. Gold y N. Santoro, «Premature Menopause in a Multi-ethnic Population Study of the Menopause Transition», *Human Reproduction*, 18, núm. 1 (enero de 2003), págs. 199-206. <https://academic.oup.com/humrep/article/18/1/199/880307>.

Mishra, G. D., H. F. Chung, A. Cano, P. Chedraui, D. G. Goulis, P. Lopes, A. Mueck, M. Rees, L. M. Senturk, T. Simoncini, J. C. Stevenson, P. Stute, P. Tuomikoski e I. Lambrinoudaki, «EMAS Position Statement: Predictors of Premature and Early Natural Menopause», *Maturitas*, 123 (mayo de 2019), págs. 82-88. <https://pubmed.ncbi.nlm.nih.gov/310 27683/>.

Okele, T. C., U. B. Anyaehie y C. C. Ezenyeaku, «Premature Menopause», *Annals of Medical and Health Sciences Research*, 3, núm. 1 (enero-marzo de 2013), págs. 90-95. <https://www.ncbi.nlm.nih.gov/pmc/articles/PMC 3634232/>.

Schroder, H. S., T. P. Moran y J. S. Moser, «The Effect of Expressive Writing on the Error-related Negativity Among Individuals with Chronic Worry», *Psychophysiology*, 55, núm. 2 (febrero de 2018), 10.1111/psyp. 12990. <https://www.ncbi.nlm.nih.gov/pmc/articles/PMC8543488/>.

Shuster, L. T., D. J. Rhodes, B. S. Gostout, B. R. Grossardt y W. A. Rocca, «Premature Menopause or Early Menopause: Long-term Health Consequences», *Maturitas*, 65, núm. 2 (febrero de 2010), 161. <https://www.ncbi.nlm.nih.gov/pmc/articles/PMC2815011/>.

Sullivan, S. D., P. M. Sarrel y L. M. Nelson, «Hormone Replacement Therapy in Young Women with Primary Ovarian Insufficiency and Early Menopause», *Fertility and Sterility*, 106, núm. 7 (1 de diciembre de 2016), págs. 1588-1599. <https://www.fertstert.org/article/S0015-0282(16)62 877-7/fulltext>.

The North American Menopause Society, «Effective Treatments for Sexual Problems». <http://www.menopause.org/for-women/sexual-health-menopause-online/effective-treatments-for-sexual-problems>.

Zhu, D., y otros, «Age at Natural Menopause and Risk of Incident Cardiovascular Disease: A Pooled Analysis of Individual Patient Data», *The Lancet Public Health*, 4, núm. 11 (1 de noviembre de 2019), págs. E553-E564. <https://www.thelancet.com/journals/lanpub/article/PIIS 2468-2667(19)30155-0/fulltext>.

6. La menopausia repentina

Costantino, D., y C. Guaraldi, «Effectiveness and Safety of Vaginal Suppositories for the Treatment of the Vaginal Atrophy in Postmenopausal Women: An Open, Non-controlled Clinical Trial», *European Review for Medical and Pharmacological Sciences*, 12, núm. 6 (noviembre-diciembre de 2008), págs. 411-416. <https://pubmed.ncbi.nlm.nih.gov/1914620 3/>.

Elkjaer, E., M. B. Mikkelsen, J. Michalak, D. S. Mennin y M. S. O'Toole, «Expansive and Contractive Postures and Movement: A Systematic Review and Meta-Analysis of the Effect of Motor Displays on Affective and Behavioral Responses», *Perspectives on Psychological Science*, 17, núm. 1 (1 de enero de 2022), págs. 276-304. <https://journals.sagepub. com/doi/abs/10.1177/1745691620919358>.

Fischer, J., P. Fischer, B. Englich, N. Aydin y D. Frey, «Empower My Decisions: The Effects of Power Gestures on Confirmatory Information Processing», *Journal of Experimental Social Psychology*, 47, núm. 6 (noviembre de 2011), págs. 1146-1154. <https://www.sciencedirect.com/ science/article/abs/pii/S0022103111001697>.

Garg, A., y L. Robinson, «Surgical Menopause: A Toolkit for Healthcare Professionals», *Post Reproductive Health*, 27, núm. 4 (diciembre de 2021), págs. 222-225. <https://pubmed.ncbi.nlm.nih.gov/3476172 1/>.

Miragall, M., A. Borrego, A. Cebolla, E. Etchemendy, J. Navarro-Siurana, R. Llorens, S. E. Blackwell y R. M. Banos, «Effect of an Upright (vs. Stooped) Posture on Interpretation Bias, Imagery, and Emotions», *Journal of Behavior Therapy and Experimental Psychiatry*, 68 (septiembre de 2020), 101560. <https://www.sciencedirect.com/science/article/abs/ pii/S0005791619301594>.

National Institutes of Health, Office of Dietary Supplements, «Omega-3 Fatty Acids». <https://ods.od.nih.gov/factsheets/Omega3FattyAcids-Con sumer/>.

National Institutes of Health, Office of Dietary Supplements, «Probiotics». <https://ods.od.nih.gov/factsheets/Probiotics-HealthProfessional/>.

Nelson, J. B., «Mindful Eating: The Art of Presence While You Eat», *Diabetes Spectrum*, 30, núm. 3 (agosto de 2017), págs. 171-174. <https://www. ncbi.nlm.nih.gov/pmc/articles/PMC5556586/>.

The North American Menopause Society, «MenoNote: Vaginal Dryness».

<https://www.menopause.org/docs/default-source/for-women/mn-vaginal-dryness.pdf>.

The North American Menopause Society, «The 2017 Hormone Therapy Position Statement of the North American Menopause Society», *Menopause*, 24, núm. 7 (2017), págs. 728-753. <https://www.menopause.org/docs/default-source/2017/nams-2017-hormone-therapy-position-statement.pdf>.

Robinson, J. G., N. Ijioma y W. Harris, «Omega-3 Fatty Acids and Cognitive Function in Women», *Women's Health*, 6, núm. 1 (enero de 2010), págs. 119-134. <https://www.ncbi.nlm.nih.gov/pmc/articles/PMC2826215/>.

Schaffer, R, «Nonhormonal Therapy Reduces Moderate to Severe Menopausal Hot Flashes», *Healio Endocrinology* (28 de septiembre de 2021). <https://www.healio.com/news/endocrinology/20210927/nonhormonal-therapy-reduces-moderate-to-severe-menopausal-hot-flashes>.

Shuster, L. T., D. J. Rhodes, B. S. Gostout, B. R. Grossardt y W. A. Rocca, «Premature Menopause or Early Menopause: Long-term Health Consequences», *Maturitas*, 65, núm. 2 (febrero 2010), 161. <https://www.ncbi.nlm.nih.gov/pmc/articles/PMC2815011/>.

7. La menopausia desbocada

Barton, D. L., K. C. F. Schroeder, T. Banerjee, S. Wolf, T. Z. Keith y G. Elkins, «Efficacy of a Biobehavioral Intervention for Hot Flashes: A Randomized Controlled Pilot Study», *Menopause*, 24, núm. 7 (julio de 2017), págs. 774-782. <https://www.ncbi.nlm.nih.gov/pmc/articles/PMC5747247/>.

Be Well at Work, Universidad de California, Berkeley, «Breathing Exercises». <https://uhs.berkeley.edu/sites/default/files/breathing_exercises_0.pdf>.

García, M. C., E. J. Kozasa, S. Tufik, L. E. A. M. Mello y H. Hachul, «The Effects of Mindfulness and Relaxation Training for Insomnia (MRTI) on Postmenopausal Women: A Pilot Study», *Menopause*, 25, núm. 9 (septiembre de 2018), págs. 992-1003. <https://pubmed.ncbi.nlm.nih.gov/29787483/>.

Jalambadani, Z., Z. Rezapour y S. M. Zadeh, «Investigating the Relationship between Menopause Specific Quality of Life and Perceived Social Support among Postmenopausal Women in Iran», *Experimental Aging Research*, 46, 4 (julio-septiembre de 2020), págs. 359-366. <https://pubmed.ncbi.nlm.nih.gov/32496973/>.

Joffe, H., K. A. Guthrie, A. Z. LaCroix, S. D. Reed, K. E. Ensrud, J. E. Manson, K. M. Newton, E. W. Freeman, G. L. Anderson, J. C. Larson, J. Hunt, J. Shifren, K. M. Rexrode, B. Caan, B. Sternfeld, J. S. Carpenter y L. Cohen, «Randomized Controlled Trial of Low-Dose Estradiol and the SNRI Venlafaxine for Vasomotor Symptoms», *JAMA Internal Medicine*, 174, núm. 7 (julio de 2014), págs. 1058-1066. <https://www.ncbi.nlm.nih.gov/pmc/articles/PMC4179877/>.

Li, L., Y. Lv, L. Xu y Q. Zheng, «Quantitative Efficacy of Soy Isoflavones on Menopausal Hot Flashes», *Pharmacodynamics* (15 de octubre de 2014). <https://bpspubs.onlinelibrary.wiley.com/doi/full/10.1111/bcp.12533>.

Lisa Health, «Manage Your Menopause Mood Swings with the CTFO Technique». <https://blog.lisahealth.com/blog/2020/1/24/ctfo>.

Meyers, H., «Why Is My Dog Shaking? Causes & Solutions», *American Kennel Club* (18 de abril de 2022). <https://www.akc.org/expert-advice/health/why-do-dogs-shake/>.

Mirabi, P., y F. Mojab, «The Effects of Valerian Root on Hot Flashes in MenopausalvWomen», *Iranian Journal of Pharmaceutical Research*, 12, núm. 1 (invierno de 2013), págs. 217-222. <https://www.ncbi.nlm.nih.gov/pmc/articles/PMC3813196/>.

National Institutes of Health, Office of Dietary Supplements, «Black Cohosh». <https://ods.od.nih.gov/factsheets/BlackCohosh-HealthProfessional/>.

National Institutes of Health, Office of Dietary Supplements, «Vitamin B6». <https://ods.od.nih.gov/factsheets/VitaminB6-HealthProfessional/>.

Otte, J. L., J. S. Carpenter, L. Roberts y G. R. Elkins, «Self-Hypnosis for Sleep Disturbances in Menopausal Women», *Journal of Women's Health*, 29, núm. 3 (marzo de 2020), págs. 461-463. <https://www.ncbi.nlm.nih.gov/pmc/articles/PMC7097677/>.

Payne, P., y M. A. Crane-Godreau, «Meditative Movement for Depression and Anxiety», *Frontiers in Psychiatry* (24 de julio de 2013). <https://www.frontiersin.org/articles/10.3389/fpsyt.2013.00071/full#h5>.

Pereira, N., M. F. Naufel, E. B. Ribeiro, S. Tufik y H. Hachul, «Influence of Dietary Sources of Melatonin on Sleep Quality: A Review», *Journal*

of Food Science (19 de diciembre de 2019). <https://ift.onlinelibrary.
wiley.com/doi/full/10.1111/1750-3841.14952>.

Polat, F., I. Orhan y D. Ş. Küçükkelepçe, «Does Social Support Affect Menopausal Symptoms in Menopausal Women?», *Perspectives in Psychiatric Care* (2 de julio de 2021). <https://pubmed.ncbi.nlm.nih.gov/
34212380/>.

Roberts, R. L., J. R. Rhodes y G. R. Elkins, «Effect of Hypnosis on Anxiety:
Results from a Randomized Controlled Trial with Women in Postmenopause», *Journal of Clinical Psychology in Medical Settings*, 28, núm. 4
(diciembre de 2021), págs. 868-881. <https://pubmed.ncbi.nlm.nih.
gov/34403019/>.

Sahni, S., A. Lobo-Romero y T. Smith, «Contemporary Non-hormonal Therapies for the Management of Vasomotor Symptoms Associated with
Menopause: A Literature Review», *touchREVIEWS in Endocrinology*, 17,
núm. 2 (13 de octubre de 2021), págs. 133-137. <https://www.touchen
docrinology.com/reproductive-endocrinology/journal-articles/con
temporary-non-hormonal-therapies-for-the-management-of-vaso
motor-symptoms-associated-with-menopause-a-literature-review/>.

Sarrel, P., D. Portman, P. Lefebvre, M. H. Lafeuille, A. M. Grittner, J. Fortier, J. Gravel, M. S. Duh y P. M. Aupperle, «Incremental Direct and
Indirect Costs of Untreated Vasomotor Symptoms», *Menopause*, 22,
núm. 3 (marzo de 2015), págs. 260-266. <https://pubmed.ncbi.nlm.
nih.gov/25714236/>.

SleepScoreLabs, «Alcohol & Insomnia: How Alcohol Affects Sleep Quality»
(15 de julio de 2017). <https://www.sleepscore.com/blog/how-a-night
cap-can-ruin-your-sleep/>.

Shepherd-Banigan, M. K., M. Goldstein, R. R. Coeytaux, J. R. McDuffie, A.
P. Goode, A. S. Kosinski, M. G. van Noord, D. Befus, S. Adam, V. Masilamani, A. Nagi y J. W. Williams Jr., «Improving Vasomotor Symptoms; Psychological Symptoms; and Health-related Quality of Life in
Peri-or Post-menopausal Women Through Yoga: An Umbrella Systematic Review and Meta-analysis», *Complementary Therapies in Medicine*,
34 (octubre de 2017), págs. 156-164. <https://www.sciencedirect.com/
science/article/abs/pii/S0965229917300596>.

Sood, R., A. Sood, S. L. Wolf, B. M. Linquist, H. Liu, J. A. Sloan, D. V. Satele,
C. L. Loprinzi y D. L. Barton, «Paced Breathing Compared with Usual
Breathing for Hot Flashes», *Menopause*, 20, núm. 2 (febrero de 2013),
págs. 179-184. <https://pubmed.ncbi.nlm.nih.gov/22990758/>.

The North American Menopause Society, «Chapter 8: Prescription Thera-pies». <http://www.menopause.org/publications/clinical-care-recom mendations/chapter-8-prescription-therapies>.

The North American Menopause Society, «Menopause FAQs: Hot Flashes». <https://www.menopause.org/for-women/menopause-faqs-hot-flashes>.

U. S. Food and Drug Administration, «FDA Approves New Treatment for Hypoactive Sexual Desire Disorder in Premenopausal Women» (21 de junio de 2019). <https://www.fda.gov/news-events/press-announce ments/fda-approves-new-treatment-hypoactive-sexual-desire-disor der-premenopausal-women.

U. S. Pain Foundation, «How Flow State and The Nervous System Interact» (28 de julio de 2021). <https://uspainfoundation.org/news/how-flow-state-and-the-nervous-system-interact/.

Yeung, A., J. S. M. Chan, J. C. Cheung y L. Zou, «Qigong and Tai-Chi for Mood Regulation», *Focus: The Journal of Lifelong Learning in Psychiatry*, 16, núm. 1 (invierno de 2018), págs. 40-47. <https://www.ncbi.nlm.nih. gov/pmc/articles/PMC6519567/>.

8. La menopausia que altera la mente

Abedi, P., P. Nikkhah y S. Najar, «Effect of Pedometer-based Walking on Depression, Anxiety and Insomnia Among Postmenopausal Women», *Climacteric*, 18, núm. 6 (2015), págs. 841-845. <https://pubmed.ncbi .nlm.nih.gov/26100101/>.

Aibar-Almazán, A., F. Hita-Contreras, D. Cruz-Díaz, M. de la Torre-Cruz, J. D. Jiménez-García y A. Martínez-Amat, «Effects of Pilates Training on Sleep Quality, Anxiety, Depression and Fatigue in Postmenopausal Women: A Randomized Controlled Trial», *Maturitas*, 124 (junio de 2019), págs. 62-67. <https://pubmed.ncbi.nlm.nih.gov/31097181/>.

Anderson, D., C. Seib y L. Rasmussen, «Can Physical Activity Prevent Phy-sical and Cognitive Decline in Postmenopausal Women? A Systema-tic Review of the Literature», *Maturitas*, 79, núm. 1 (septiembre de 2014), págs. 14-33. <https://pubmed.ncbi.nlm.nih.gov/25008420/>.

Bach, D., G. Groesbeck, P. Stapleton, R. Sims, K. Blickheuser y D. Church, «Clinical EFT (Emotional Freedom Techniques) Improves Multiple Physiological Markers of Health», *Journal of Evidence-Based Integrative*

Medicine, 24 (2019). <https://www.ncbi.nlm.nih.gov/pmc/articles/PMC 6381429/>.

Bromberger, J. T., Y. Chang, A. B. Colvin, H. M. Kravitz y K. A. Matthews, «Does Childhood Maltreatment or Current Stress Contribute to Increased Risk for Major Depression During the Menopause Transition?», *Psychological Medicine* (10 de diciembre de 2020), págs. 1-8. <https://pubmed.ncbi.nlm.nih.gov/33298219/>.

Chae, M., y K. Park, «Association Between Dietary Omega-3 Fatty Acid Intake and Depression in Postmenopausal Women», *Nutrition Research and Practice*, 15, núm. 4 (agosto de 2021), págs. 468-478. <https://www .ncbi.nlm.nih.gov/pmc/articles/PMC8313386/>.

Colvin, A., G. A. Richardson, J. M. Cyranowski, A. Youk y J. T. Bromberger, «The Role of Family History of Depression and the Menopausal Transition in the Development of Major Depression in Midlife Women: Study of Women's Health Across the Nation Mental Health Study (SWAN MHS)», *Depression & Anxiety*, 34, núm. 9 (septiembre de 2017), págs. 826-835. <https://www.ncbi.nlm.nih.gov/pmc/articles/PMC5585 035/>.

Craig, M. C., P. M. Maki y D. G. M. Murphy, «The Women's Health Initiative Memory Study: Findings and Implications for Treatment», *The Lancet Neurology*, 493 (marzo de 2005), págs. 190-194. <https://pubmed. ncbi.nlm.nih.gov/15721829/>.

Dąbrowska-Galas, M., y J. Dąbrowska, «Physical Activity Level and Self-Esteem in Middle-Aged Women», *International Journal of Environmental Research and Public Health*, 18, núm. 14 (julio de 2021), 7293. <https:// www.ncbi.nlm.nih.gov/pmc/articles/PMC8305857/>.

Drake, C. L., D. A. Kalmbach, J. T. Arnedt, P. Cheng, C. V. Tonnu, A. Cuamatzi-Castelan y C. Fellman-Couture, «Treating Chronic Insomnia in Postmenopausal Women: A Randomized Clinical Trial Comparing Cognitive-Behavioral Therapy for Insomnia, Sleep Restriction Therapy, and Sleep Hygiene Education», *Sleep*, 42, núm. 2 (febrero de 2019). <https://academic.oup.com/sleep/article/42/2/zsy217/5179856>.

Epperson, C. N., B. Pittman, K. A. Czarkowski, J. Bradley, D. M. Quinlan y T. E. Brown, «Impact of Atomoxetine on Subjective Attention and Memory Difficulties in Perimenopausal and Postmenopausal Women», *Menopause*, 18, núm. 5 (mayo de 2011), págs. 542-548. <https://www. ncbi.nlm.nih.gov/pmc/articles/PMC4076798/>.

Freeman, E. W., «Depression in the Menopause Transition: Risks in the

Changing Hormone Milieu as Observed in the General Population», *Women's Midlife Health* (11 de agosto de 2015). <https://www.ncbi.nlm.nih.gov/pmc/articles/PMC6214217/>.

Greendale, G. A., M. H. Huang, R. G. Wight, T. Seeman, C. Luetters, N. E. Avis, J. Johnston y A. S. Karlamangla, «Effects of the Menopause Transition and Hormone Use on Cognitive Performance in Midlife Women», *Neurology*, 72, núm. 21 (26 de mayo de 2009), págs. 1850-1857. <https://www.ncbi.nlm.nih.gov/pmc/articles/PMC2690984/>.

Gujral, S., H. Aizenstein, C. F. Reynolds, [¿?], M. A. Butters y K. I. Erickson, «Exercise Effects on Depression: Possible Neural Mechanisms», *General Hospital Psychiatry*, 49 (noviembre de 2017), págs. 2 10. <https://www.ncbi.nlm.nih.gov/pmc/articles/PMC6437683/>.

Hoffman, B. M., M. A. Babyak, W. E. Craighead, A. Sherwood, P. M. Doraiswamy, M. J. Coons y J. A. Blumenthal, «Exercise and Pharmacotherapy in Patients With Major Depression: One-YearFollow-Upof the SMILE Study», *Psychosomatic Medicine*, 73, núm. 2 (febrero-marzo de 2011), págs. 127-133. <https://www.ncbi.nlm.nih.gov/pmc/articles/PMC3671874/>.

Jaff, N. G., y P. M. Maki, «Scientific Insights into Brain Fog During the Menopausal Transition», *Climacteric*, 24, núm. 4 (2021), págs. 317-318. <https://www.tandfonline.com/doi/full/10.1080/13697137.2021.1942700>.

Jones, H. J., P. A. Minarik, C. L. Gilliss y K. A. Lee, «Depressive Symptoms Associated with Physical Health Problems in Midlife Women: A Longitudinal Study», *Journal of Affective Disorders*, 263 (15 de febrero de 2020), págs. 301-309. <https://www.ncbi.nlm.nih.gov/pmc/articles/PMC6989369/>.

Jorge, M. P., D. F. Santaella, I. M. O. Pontes, V. K. M. Shiramizu, E. B. Nascimento, A. Cabral, T. M. A. M. Lemos, R. H. Silva y A. M. Ribeiro, «Hatha Yoga Practice Decreases Menopause Symptoms and Improves Quality of Life: A Randomized Controlled Trial», *Complementary Therapies in Medicine*, 26 (junio de 2016), págs. 128-135. <https://pubmed.ncbi.nlm.nih.gov/27261993/>.

Jung, S. J., A. Shin y D. Kang. «Hormone-Related Factors and Post-Menopausal Onset Depression: Results from KNHANES (2010-2012)», *Journal of Affective Disorders*, 175 (1 de abril de 2015), págs. 176-183. <https://www.sciencedirect.com/science/article/pii/S0165032715000038>.

Kalmbach, D. A., P. Cheng, J. T. Arnedt, J. R. Anderson, T. Roth, C. Fellman-

Couture, R. A. Williams y C. L. Drake, «Treating Insomnia Improves Depression, Maladaptive Thinking, and Hyperarousal in Postmenopausal Women: Comparing Cognitive-Behavioral Therapy for Insomnia (CBTI), Sleep Restriction Therapy, and Sleep Hygiene Education», *Sleep Medicine*, 55 (marzo de 2019), págs. 124-134. <https://www.ncbi.nlm.nih.gov/pmc/articles/PMC6503531/>.

Koçak, D. Y., y Y. Varişoğlu. «The Effect of Music Therapy on Menopausal Symptoms and Depression: A Randomized-Controlled Study», *Menopause*, 29, núm. 5 (mayo de 2022), págs. 545-552. <https://journals.lww.com/menopausejournal/Abstract/9000/The_effect_of_music_therapy_on_menopausal_symptoms.96827.aspx>.

Konishi, M., B. Berberian, V. de Gardelle y J. Sackur, «Multitasking Costs on Metacognition in a Triple-task Paradigm», *Psychonomic Bulletin & Review*, 28, núm. 6 (diciembre de 2021), págs. 2075-2084. <https://pubmed.ncbi.nlm.nih.gov/34173189/>.

Maki, P. M., G. Springer, K. Anastos, D. R. Gustafson, K. Weber, D. Vance, D. Dykxhoorn, J. Milam, A. A. Adimora, S. G. Kassaye, D. Waldrop y L. H. Rubin, «Cognitive Changes During the Menopausal Transition: A Longitudinal Study in Women with and without HIV», *Menopause*, 28, núm. 4 (abril de 2021), págs. 360-368. <https://journals.lww.com/menopausejournal/Citation/2021/04000/Cognitive_changes_during_the_menopausal.5.aspx>.

Maki, P. M., y V. W. Henderson, «Cognition and the Menopause Transition», *Menopause*, 23, núm. 7 (julio de 2016), págs. 803-805. <https://pubmed.ncbi.nlm.nih.gov/27272226/>.

Mandolesi, L., A. Polverino, S. Montuori, F. Foti, G. Ferraioli, P. Sorrentino y G. Sorrentino, «Effects of Physical Exercise on Cognitive Functioning and Wellbeing: Biological and Psychological Benefits», *Frontiers in Psychology*, 9 (2018), 509. <https://www.ncbi.nlm.nih.gov/pmc/articles/PMC5934999/>.

Mangweth-Matzek, B., H. W. Hoek, C. I. Rupp, G. Kemmler, H. G. Pope y J. Kinzl, «The Menopausal Transition-A Possible Window of Vulnerability for Eating Pathology», *International Journal of Eating Disorders*, 46, núm. 6 (septiembre de 2013), págs. 609-616. <https://pubmed.ncbi.nlm.nih.gov/23847142/>.

Mangweth-Matzek, B., C. I. Rupp, S. Vedova, V. Dunst, P. Hennecke, M. Daniaux y H. G. Pope, «Disorders of Eating and Body Image During the Menopausal Transition: Associations with Menopausal Stage and with Menopausal Symptomatology», *Eating and Weight Disorders*, 26, núm. 8 (diciembre de 2021), págs. 2763-2769. <https://pubmed.ncbi.nlm.nih.gov/33595812/>.

Marcus, M. D., J. T. Bromberger, H. L. Wei, C. Brown y H. M. Kravitz, «Prevalence and Selected Correlates of Eating Disorder Symptoms Among a Multiethnic Community Sample of Midlife Women», *Annals of Behavioral Medicine*, 33, núm. 3 (junio de 2007), págs. 269-277. <https://pubmed.ncbi.nlm.nih.gov/17600454/>.

Morgan, M. L., I. A. Cook, A. J. Rapkin y A. F. Leuchter, «Estrogen Augmentation of Antidepressants in Perimenopausal Depression: A Pilot Study», *Journal of Clinical Psychiatry*, 66, núm. 6 (junio de 2005), págs. 774-780. <https://pubmed.ncbi.nlm.nih.gov/15960574/>.

Morita, E., S. Fukuda, J. Nagano, N. Hamajima, H. Yamamoto, Y. Iwai, T. Nakashima, H. Ohira y T. Shirakawa, «Psychological Effects of Forest Environments on Healthy Adults: Shinrin-yoku (Forest-air Bathing, Walking) as a Possible Method f Stress Reduction», *Public Health*, 121, 1 (enero de 2007), págs. 54-63. <https://pubmed.ncbi.nlm.nih.gov/17055544/>.

Mosconi, L., V. Berti, J. Dyke, E. Schelbaum, S. Jett, L. Loughlin, G. Jang, A. Rahman, H. Hristov, S. Pahlajani, R. Andrews, D. Matthews, O. Etingin, C. Ganzer, M. de Leon, R. Isaacson y R. D. Brinton, «Menopause Impacts Human Brain Structure, Connectivity, Energy Metabolism, and Amyloid-beta Deposition», *Scientific Reports*, 11 (2021), artículo núm. 10867. <https://www.nature.com/articles/s41598-021-90084-y>.

Mulhall, S., R. Andel y K. J. Anstey «Variation in Symptoms of Depression and Anxiety in Midlife Women by Menopausal Status», *Maturitas*, 108 (febrero de 2018), págs. 7-12. <https://pubmed.ncbi.nlm.nih.gov/29290217/>.

National Institutes of Health, Office of Dietary Supplements, «Choline». <https://ods.od.nih.gov/factsheets/Choline-HealthProfessional/>.

Paolucci, E. M., D. Loukov, D. W. E. Bowdish y J. J. Heisz, «Exercise Reduces Depression and Inflammation but Intensity Matters», *Biological Psychology*, 133 (marzo de 2018), págs. 79-84. <https://pubmed.ncbi.nlm.nih.gov/29408464/>.

Robinson, J. G., N. Ijioma y W. Harris, «Omega-3 Fatty Acids and Cognitive Function in Women», *Women's Health*, 6, núm. 1 (enero de 2010), págs. 119-134. <https://www.ncbi.nlm.nih.gov/pmc/articles/PMC2826215/>.

Samuels, K. L., M. M. Maine y M. Tantillo, «Disordered Eating, Eating Disorders, and Body Image in Midlife and Older Women», *Current Psychiatry Reports*, 21, núm. 8 (1 de julio de 2019), 70. <https://pubmed. ncbi.nlm.nih.gov/31264039/>.

Schuch, F. B., S. S. Pinto, N. C. Bagatine, P. Zaffari, C. L. Alberton, E. L. Cadore, R. F. Silva y L. F. M. Kruel, «Water-based Exercise and Quality of Life in Women: The Role of Depressive Symptoms», *Women & Health*, 54, núm. 2 (2014), págs. 161-175. <https://pubmed.ncbi.nlm.nih.gov/ 24329155/>.

Schwert, C., S. Aschenbrenner, M. Weisbrod y A. Schroder, «Cognitive Impairments in Unipolar Depression: The Impact of Rumination», *Psychopathology*, 50, núm. 5 (2017), págs. 347-354. <https://pubmed. ncbi.nlm.nih.gov/28850956/>.

Shea, A. K., N. Sohel, A. Gilsing, A. J. Mayhew, L. E. Griffith y P. Raina, «Depression, Hormone Therapy, and the Menopausal Transition Among Women Aged 45 to 64 Years Using Canadian Longitudinal Study on Aging Baseline Data», *Menopause*, 27, núm. 7 (julio de 2020), págs. 763-770. <https://pubmed.ncbi.nlm.nih.gov/32217892/>.

Thompson, K. A., y A. M. Bardone-Cone, «Evaluating Attitudes about Aging and Body Comparison as Moderators of the Relationship Between Menopausal Status and Disordered Eating and Body Image Concerns Among Middle-aged Women», *Maturitas*, 124 (junio de 2019), págs. 25-31. <https://pubmed.ncbi.nlm.nih.gov/31097174/>.

Wariso, B. A., G. M. Guerrieri, K. Thompson, D. E. Koziol, N. Haq, P. E. Martínez, D. R. Rubinow y P. J. Schmidt, «Depression During theMenopause Transition: Impact on Quality of Life, Social Adjustment, and Disability», *Archives of Women's Mental Health*, 20, núm. 2 (abril de 2017), págs. 273-282. <https://www.ncbi.nlm.nih.gov/pmc/articles/ PMC6309889/>.

Wong, C. B., H. K. Yip, T. Gao, K. Y. U. Lam, D. M. S. Woo, A. L. K. Yip, C. Y. Chin, W. P. Y. Tang, M. M. T. Choy, K. W. K. Tsang, S. C. Ho, H. S. W. Ma y S. Y. S. Wong, «Mindfulness-Based Stress Reduction (MBSR) or Psychoeducation for the Reduction of Menopausal Symptoms: A Randomized, Controlled Clinical Trial», *Scientific Reports*, 8 (2018), 6609. <https://www.ncbi.nlm.nih.gov/pmc/articles/PMC5919973/>.

Yagi, A., R. Nouchi, L. Butler y R. Kawashima, «Lutein Has a Positive Impact on Brain Health in Healthy Older Adults: A Systematic Review of Randomized Controlled Trials and Cohort Studies», *Nutrients*, 13

(2021), 1746. <https://mdpi-res.com/d_attachment/nutrients/nutrients-13-01746/article_deploy/nutrients-13-01746.pdf>.

Yu, Q., C. X. Yin, Y. Hui, J. Yu, F. F. He, J. Wei y Y. Y. Wu, «[Comparison of the Effect of Fluoxetine Combined with Hormone Replacement Therapy (HRT) and Single HRT in Treating Menopausal Depression]», *Zhonghua Fu Chan Ke Za Zhi*, 39, núm. 7 (julio de 2004), págs. 461-464. <https://pubmed.ncbi.nlm.nih.gov/15347469/>.

9. La menopausia que parece no tener fin

Avis, N. E., S. L. Crawford, G. Greendale, J. T. Bromberger, S. A. Everson-Rose, E. B. Gold, R. Hess, H. Joffe, H. M. Kravitz, P. G. Tepper y R. C. Thurston, «Duration of Menopausal Vasomotor Symptoms Over the Menopause Transition», *JAMA Internal Medicine*, 175, núm. 4 (1 de abril de 2015), págs. 531-539. <https://www.ncbi.nlm.nih.gov/pmc/articles/PMC4433164/>.

Berg, J., «The Stress of Caregiving in Midlife Women», *The North American Menopause Society*, 36 (julio de 2011), págs. 33-36. <http://www.menopause.org/docs/default-document-library/careberg.pdf?sfvrsn=2>.

Brown, L., C. Bryant, V. Brown, B. Bei y F. Judd, «Investigating how Menopausal Factors and Self-Compassion Shape Well-being: An Exploratory Path Analysis», *Maturitas*, 81, núm. 2 (junio de 2015), págs. 293-299. <https://pubmed.ncbi.nlm.nih.gov/25818770/>.

DiBonaventura, M., X. Luo, M. Moffatt, A. G. Bushmakin, M. Kumar y J. Bobula, «The Association Between Vulvovaginal Atrophy Symptoms and Quality of Life Among Postmenopausal Women in the United States and Western Europe», *Journal of Women's Health*, 24, núm. 9 (septiembre de 2015), págs. 713-722. <https://pubmed.ncbi.nlm.nih.gov/26199981/>.

Grandner, M. A., S. Nowakowski, J. D. Kloss y M. L. Perlis, «Insomnia Symptoms Predict Physical and Mental Impairments Among Postmenopausal Women», *Sleep Medicine*, 16, núm. 3 (marzo de 2015), págs. 317-318. <https://www.ncbi.nlm.nih.gov/pmc/articles/PMC4375439/>.

Greenstein, A., L. Abramov, H. Matzkin y J. Chen, «Sexual Dysfunction in Women Partners of Men with Erectile Dysfunction», *International Journal of Impotence Research*, 18 (2006), págs. 44-46. <https://www.nature.com/articles/3901367>.

Halis, F., P. Yildirim, R. Kocaaslan, K. Cecen y A. Gokce, «Pilates for Better Sex: Changes in Sexual Functioning in Healthy Turkish Women After Pilates Exercise», *Journal of Sex & Marital Therapy*, 42, núm. 4 (18 de mayo de 2016), págs. 302-308. <https://pubmed.ncbi.nlm.nih.gov/25826474/>.

Kline, C. E., A. B. Colvin, K. P. Gabriel, C. A. Karvonen-Gutiérrez, J. A. Cauley, M. H. Hall, K. A. Matthews, K. M. Ruppert, G. S. Neal-Perry, E. S. Strotmeyer y B. Sternfeld, «Associations Between Longitudinal Trajectories of Insomnia Symptoms and Sleep Duration with Objective Physical Function in Postmenopausal Women: The Study of Women's Health Across the Nation», *Sleep*, 44, núm. 8 (agosto de 2021). <https://www.ncbi.nlm.nih.gov/pmc/articles/PMC8361301/>.

Kołodyńska, G., M. Zalewski y K. Rożek-Piechura, «Urinary Incontinence in Postmenopausal Women-Causes, Symptoms, Treatment», *Przegląd Menopauzalny*, 18, núm. 1 (abril de 2019), págs. 46-50. <https://www.ncbi.nlm.nih.gov/pmc/articles/PMC6528037/>.

Mayo Clinic, «Kegel Exercises: A How-to Guide for Women». <https://www.mayoclinic.org/healthy-lifestyle/womens-health/in-depth/kegel-exercises/art-20045283>.

Mili, N., S. A. Paschou, A. Armeni, N. Georgopoulos, D. G. Goulis y I. Lambrinoudaki, «Genitourinary Syndrome of Menopause: A Systematic Review on Prevalence and Treatment», *Menopause*, 28, núm. 6 (15 de marzo de 2021), págs. 706-716. <https://pubmed.ncbi.nlm.nih.gov/33739315/>.

Motzer, A. A., y V. Hertig, «Stress, Stress Response, and Health», *The Nursing Clinics of North America*, 39, núm. 1 (marzo de 2004), págs. 1-17. <https://pubmed.ncbi.nlm.nih.gov/15062724/>.

Moyneur, E., K. Dea, L. R. Derogati, F. Vekeman, A. Y. Dury y F. Labrie, «Prevalence of Depression and Anxiety in Women Newly Diagnosed with Vulvovaginal Atrophy and Dyspareunia», *Menopause*, 27, núm. 2 (febrero de 2020), págs. 134-142. <https://pubmed.ncbi.nlm.nih.gov/31688416/>.

National Institutes of Health, Office of Dietary Supplements, «Black Cohosh». <https://ods.od.nih.gov/factsheets/BlackCohosh-HealthProfessional/>.

National Institutes of Health, Office of Dietary Supplements, «Vitamin B6». <https://ods.od.nih.gov/factsheets/VitaminB6-HealthProfessional/>.

Parish, S. J., y S. R. Hahn, «Hypoactive Sexual Desire Disorder: A Review of Epidemiology, Biopsychology, Diagnosis, and Treatment», *Sexual Medicine Reviews*, 4, núm. 2 (abril de 2016), págs. 103-120. <https://pubmed.ncbi.nlm.nih.gov/27872021/>.

Pereira, N., M. F. Naufel, E. B. Ribeiro, S. Tufik y H. Hachul, «Influence of Dietary Sources of Melatonin on Sleep Quality: A Review», *Journal of Food Science*, 85, núm. 1 (enero de 2020), págs. 5-13. <https://ift.onlinelibrary.wiley.com/doi/full/10.1111/1750-3841.14952>.

Pérez-Herrezuelo, I., A. Aibar-Almazán, A. Martínez-Amat, R. Fábrega-Cuadros, E. Díaz-Mohedo, R. Wangensteen y F. Hita-Contreras, «Female Sexual Function and Its Association with the Severity of Menopause-Related Symptoms», *International Journal of Environmental Research and Public Health*, 17, núm. 19 (octubre 2020), 7235. <https://www.ncbi.nlm.nih.gov/pmc/articles/PMC7579461/>.

Pingarrón Santofimia, M. C., S. P. González Rodríguez, M. Lilue y S. Palacios, «Experience with Ospemifene in Patients with Vulvar and Vaginal Atrophy: Case Studies with Bone Marker Profiles», *Drugs in Context*, 9 (2020). <https://www.ncbi.nlm.nih.gov/pmc/articles/PMC7337603/>.

Sahni, S., A. Lobo-Romero y T. Smith, «Contemporary Non-hormonal Therapies for the Management of Vasomotor Symptoms Associated with Menopause: A Literature Review», *touchREVIEWS in Endocrinology*, 17, núm. 2, págs. 133-137. <https://www.touchendocrinology.com/reproductive-endocrinology/journal-articles/contemporary-non-hormonal-therapies-for-the-management-of-vasomotor-symptoms-associated-with-menopause-a-literature-review/>.

Science Daily, «Anticipating A Laugh Reduces Our Stress Hormones, Study Shows» (10 de abril de 2008). <https://www.sciencedaily.com/releases/2008/04/080407114617.htm>.

Shih, E., H. Hirsch y H. L. Thacker, «Medical Management of Urinary Incontinence in Women», *Cleveland Clinic Journal of Medicine*, 84, núm. 2 (febrero de 2017), págs. 151-158. <https://www.ccjm.org/content/84/2/151.long>.

The North American Menopause Society. «The North American Menopause Society Statement on Continuing Use of Systemic Hormone Therapy After Age 65». <http://www.menopause.org/docs/default-source/2015/2015-nams-hormone-therapy-after-age-65.pdf>.

The North American Menopause Society, «Urinary Incontinence».

<https://www.menopause.org/for-women/sexual-health-menopause-online/causes-of-sexual-problems/urinary-incontinence>.

The North American Menopause Society, «Vaginal Dryness». <https://www.menopause.org/docs/default-source/for-women/mn-vaginal-dryness.pdf>.

Woods, N. F., E. S. Mitchell, D. B. Percival y K. Smith-DiJulio, «Is the Menopausal Transition Stressful? Observations of Perceived Stress from the Seattle Midlife Women's Health Study», *Menopause*, 16, núm. 1 (enero-febrero de 2009). <https://www.ncbi.nlm.nih.gov/pmc/articles/PMC3842691/>.

10. La menopausia silenciosa

Centers for Disease Control and Prevention, «Diabetes Tests». <https://www.cdc.gov/diabetes/basics/getting-tested.html>.

Centers for Disease Control and Prevention, «Prediabetes-Your Chance to Prevent Type 2 Diabetes». <https://www.cdc.gov/diabetes/basics/prediabetes.html>.

Cleveland Clinic, «Postmenopause». <https://my.clevelandclinic.org/health/diseases/21837-postmenopause>.

Cleveland Clinic, «Restless Legs Syndrome». <https://my.clevelandclinic.org/health/diseases/9497-restless-legs-syndrome>.

Cleveland Clinic Health Essentials, «Statins Giving You Achy Muscles? Ask Your Doctor About These 4 Potential Fixes». <https://health.clevelandclinic.org/statins-giving-you-achy-muscles-ask-your-doctor-about-these-4-potential-fixes>/.

Currie, H., y C. Williams, «Menopause, Cholesterol and Cardiovascular Disease», *US Cardiology*, 5, núm. 1 (2008), págs. 12-14. <https://www.uscjournal.com/articles/menopause-cholesterol-and-cardiovascular-disease-0.

Edwards, B. A., D. M. O'Driscoll, A. Ali, A. S. Jordan, J. Trinder y A. Malhotra, «Aging and Sleep: Physiology and Pathophysiology», *Seminars in Respiratory and Critical Care Medicine*, 31, núm. 5 (octubre de 2010), págs. 618-633. <https://www.ncbi.nlm.nih.gov/pmc/articles/PMC3500384/>.

Greater Good in Action, «Body Scan Meditation». <https://ggia.berkeley.edu/practice/body_scan_meditation>.

Hord, N. G., Y. Tang y N. S. Bryan, «Food Sources of Nitrates and Nitrites: The Physiologic Context for Potential Health Benefits», *The American Journal of Clinical Nutrition*, 90, núm. 1 (julio de 2009), págs. 1-10. <https://academic.oup.com/ajcn/article/90/1/1/4596750>.

Huo, M., L. M. S. Miller, K. Kim y S. Liu, «Volunteering, Self-Perceptions of Aging, and Mental Health in Later Life», *Gerontologist*, 61, núm. 7 (13 de septiembre de 2021), págs. 1131-1140. <https://pubmed.ncbi.nlm.nih.gov/33103726/>.

Mayo Clinic, «Metabolic Syndrome». <https://www.mayoclinic.org/diseases-conditions/metabolic-syndrome/diagnosis-treatment/drc-20351921>.

Mayo Clinic, «Nutrition and Healthy Eating: 3 Diet Changes Women over 50 Should Make Right Now». <https://www.mayoclinic.org/healthy-lifestyle/nutrition-and-healthy-eating/in-depth/3-diet-changes-women-over-50-should-make-right-now/art-20457589>.

Mayo Clinic Health System, «5, 4, 3, 2, 1: Countdown to Make Anxiety Blast Off», (6 de junio de 2020). <https://www.mayoclinichealthsystem.org/hometown-health/speaking-of-health/5-4-3-2-1-countdown-to-make-anxiety-blast-off>.

Miner, B., y M. H. Kryger, «Sleep in the Aging Population», *Sleep Medicine Clinics*, 15, núm. 2 (junio de 2020), págs. 311-318. <https://pubmed.ncbi.nlm.nih.gov/32386704/>.

Morrow-Howell, N., J. Hinterlong, P. A. Rozario y F. Tang, «Effects of Volunteering on the Well-being of Older Adults», *The Journals of Gerontology. Series B, Psychological Sciences and Social Sciences*, 58, núm. 3 (mayo de 2003), págs. S137-145. <https://pubmed.ncbi.nlm.nih.gov/12730314/>.

Musich, S., S. S. Wang, S. Kraemer, K. Hawkins y E. Wicker, «Purpose in Life and Positive Health Outcomes Among Older Adults», *Population Health Management*, 21, núm. 2 (1 de abril de 2018), págs. 139-147. <https://www.ncbi.nlm.nih.gov/pmc/articles/PMC5906725/>.

National Institutes of Health, Office of Dietary Supplements, «Calcium». <https://ods.od.nih.gov/factsheets/Calcium-HealthProfessional/>.

National Institutes of Health, Office of Dietary Supplements, «Vitamin C». <https://ods.od.nih.gov/factsheets/VitaminC-HealthProfessional/>.

National Institutes of Health, Office of Dietary Supplements, «Vitamin D». <https://ods.od.nih.gov/factsheets/VitaminD-HealthProfessional/>.

National Institutes of Health, Office of Dietary Supplements, «Vitamin K». <https://ods.od.nih.gov/factsheets/vitaminK-HealthProfessional/>.

National Library of Medicine. MedlinePlus, «Obstructive Sleep Apnea». <https://medlineplus.gov/genetics/condition/obstructive-sleep-apnea/>.

Nelson, J. B., «Mindful Eating: The Art of Prescence While You Eat», *Diabetes Spectrum*, 30, núm. 3 (agosto de 2017), págs. 171-174. <https://www.ncbi.nlm.nih.gov/pmc/articles/PMC5556586/>.

Ockermann, P., L. Headley, R. Lizio y J. Hansmann, «A Review of the Properties of Anthocyanins and Their Influence on Factors Affecting Cardiometabolic and Cognitive Health», *Nutrients*, 13, núm. 8 (agosto de 2021), 2831. <https://www.ncbi.nlm.nih.gov/pmc/articles/PMC8399873/>.

Qu, H., M. Guo, H. Chai, W. T. Wang, Z. Y. Gao y D. Z. Shi, «Effects of Coenzyme Q10 on Statin-Induced Myopathy: An Updated Meta-Analysis of Randomized Controlled Trials», *Journal of the American Heart Association*, 7, núm. 19 (25 de septiembre de 2018). <https://www.ahajournals.org/doi/10.1161/JAHA.118.009835>.

Romero-Peralta, S., I. Cano-Pumarega, C. Garcia-Malo, L. A. Ramos y D. García-Borreguero, «Treating Restless Legs Syndrome in the Context of Sleep Disordered Breathing Comorbidity», *European Respiratory Review*, 28 (2019), 190061. <https://err.ersjournals.com/content/28/153/190061>.

Seeman, M. V., «Why Are Women Prone to Restless Legs Syndrome?», *International Journal of Environmental Research and Public Health*, 17, núm. 1 (enero de 2020), 368. <https://www.ncbi.nlm.nih.gov/pmc/articles/PMC6981604/>.

Swarup, S., A. Goyal, Y. Grigorova y R. Zeltser, «Metabolic Syndrome», *StatPearls*. <https://www.ncbi.nlm.nih.gov/books/NBK459248/>.

Varacallo, M., T. J. Seaman, J. S. Jandu y P. Pizzutillo, «Osteopenia», *StatPearls*. <https://www.ncbi.nlm.nih.gov/books/NBK499878/>.

Zolfaghari, S., C. Yao, C. Thompson, N. Gosselin, A. Desautels, T. T. Dang-Vu, R. B. Postuma y J. Carrier, «Effects of Menopause on Sleep Quality and Sleep Disorders: Canadian Longitudinal Study on Aging», *Menopause*, 27, núm. 3 (marzo de 2020), págs. 295-304. <https://pubmed.ncbi.nlm.nih.gov/31851117/>.

11. Prioriza el alivio de los síntomas y tu seguridad

Leproult, R., y E. van Cauter, «Role of Sleep and Sleep Loss in Hormonal Release and Metabolism», *Endocrine Development*, 17 (2010), págs. 11-21. <https://www.ncbi.nlm.nih.gov/pmc/articles/PMC3065172/>.

Women's Health Network, «Talking to Your Doctor About Hormone Therapy». <https://www.womenshealthnetwork.com/hrt/hormone-thera py-talking-to-your-doctor/>.

12. Personaliza tu plan de tratamiento

Aibar-Almazán, A., F. Hita-Contreras, D. Cruz-Díaz, M. de la Torre-Cruz, J. D. Jiménez-García y A. Martínez-Amat, «Effects of Pilates Training on Sleep Quality, Anxiety, Depression and Fatigue in Postmenopausal Women: A Randomized Controlled Trial», *Maturitas*, 124 (junio de 2019), págs. 62-67. <https://pubmed.ncbi.nlm.nih.gov/310971 81/>.

American Academy of Dermatology Association, «Caring For Your Skin in Menopause». <https://www.aad.org/public/everyday-care/skin-care-se crets/anti-aging/skin-care-during-menopause>.

Aylett, E., N. Small y P. Bower, «Exercise in the Treatment of Clinical Anxiety in General Practice-A Systematic Review and Meta-analysis», *BMC Health Services Research*, 18 (2018), 559. <https://www.ncbi.nlm. nih.gov/pmc/articles/PMC6048763/>.

Baker, F. C., M. de Zambott, I. M. Colrain y B. Bei, «Sleep Problems During the Menopausal Transition: Prevalence, Impact, and Management Challenges», *Nature and Science of Sleep*, 10 (2018), págs. 73-95. <https:// www.ncbi.nlm.nih.gov/pmc/articles/PMC5810528/>.

Balci, F. L., C. Uras y S. Feldman, «Clinical Factors Affecting the Therapeutic Efficacy of Evening Primrose Oil on Mastalgia», *Annals of Surgical Oncology*, 27, núm. 12 (noviembre de 2020), págs. 4844-4852. <https:// pubmed.ncbi.nlm.nih.gov/32748152/>.

Bansal, R., y N. Aggarwal, «Menopausal Hot Flashes: A Concise Review», *Journal of Mid-Life Health*, 10, núm. 1 (enero-marzo de2019), págs. 6-13. <https://www.ncbi.nlm.nih.gov/pmc/articles/PMC6459071/>.

Barati, F., A. Nasiri, N. Akbari y G. Sharifzadeh, «The Effect of Aromatherapy on Anxiety in Patients», *Nephro-Urology Monthly*, 8, núm. 5 (septiembre de 2016), e38347. <https://www.ncbi.nlm.nih.gov/pmc/articles/PMC5111093/>.

Boyd, K., «What Is Dry Eye? Symptoms, Causes and Treatment», American Academy of Ophthalmology (15 de septiembre de 2021). <https://www.aao.org/eye-health/diseases/what-is-dry-eye#treatment>.

Chaikittisilpa, S., N. Rattanasirisin, R. Panchaprateep, N. Orprayoon, P. Phutrakul, A. Suwan y U. Jaisamrarn, «Prevalence of Female Pattern Hair Loss in Postmenopausal Women: A Cross-sectional Study», *Menopause*, 29, núm. 4 (abril de 2022), págs. 415-420. <https://journals.lww.com/menopausejournal/Abstract/2022/04000/Prevalence_of_female_pattern_hair_loss_in.7.aspx>.

Chang, J. P. C., K. P. Su, V. Mondelli y C. M. Pariante, «Omega-3 Polyunsaturated Fatty Acids in Youths with Attention Deficit Hyperactivity Disorder: A Systematic Review and Meta-Analysis of Clinical Trials and Biological Studies», *Neuropsychopharmacology*, 43, núm. 3 (febrero de 2018), págs. 534-545. <https://www.ncbi.nlm.nih.gov/pmc/articles/PMC5669464/>.

Clark, K. L., W. Sebastianelli, K. R. Flechsenhar, D. F. Aukermann, F. Meza, R. L. Millard, J. R. Deitch, P. S. Sherbondy y A. Albert, «24-Week Study on the Use of Collagen Hydrolysate as a Dietary Supplement in Athletes with Activity Related Joint Pain», *Current Medical Research and Opinion*, 24, núm. 5 (mayo de 2008), págs. 1485-1496. <https://pubmed.ncbi.nlm.nih.gov/18416885/>.

Cleveland Clinic, «Here's How Menopause Affects Your Skin and Hair». <https://health.clevelandclinic.org/heres-how-menopause-affects-your-skin-and-hair/>.

Cleveland Clinic, «Low Blood Pressure (Orthostatic Hypotension)». <https://my.clevelandclinic.org/health/diseases/9385-low-blood-pressure-orthostatic-hypotension>.

Cleveland Clinic, «Vestibular Rehabilitation». <https://my.clevelandclinic.org/health/treatments/15298-vestibular-rehabilitation>.

Cleveland Clinic, «Women and Heart Rate». <https://my.clevelandclinic.org/health/diseases/17644-women-abnormal-heart-beats>.

Cunha, L. F., L. C. Pellanda y C. T. Reppold, «Positive Psychology and Gratitude Interventions: A Randomized Clinical Trial», *Frontiers in Psychology*, 10 (21 de marzo de 2019), 584. <https://pubmed.ncbi.nlm.nih.gov/30949102/>.

Dahiya, P., R. Kamal, M. Kumar, M. Niti, R. Gupta y K. Chaudhary, «Burning Mouth Syndrome and Menopause», *International Journal of Preventive Medicine*, 4, núm. 1 (enero de 2013), págs. 15-20. <https://www.ncbi.nlm.nih.gov/pmc/articles/PMC3570906/>.

Davis, S. R., C. Castelo-Branco, P. Chedraui, M. A. Lumsden, R. E. Nappi, D. Shah y P. Villaseca, «Understanding Weight Gain at Menopause», *Climacteric*, 15, núm. 5 (septiembre de 2012), págs. 419-429. <https://www.tandfonline.com/doi/full/10.3109/13697137.2012.707385>.

El Hajj, A., N. Wardy, S. Haidar, D. Bourgi, M. El Haddad, D. El Chammas, N. El Osta, L. R. Khabbaz y T. Papazian, «Menopausal Symptoms, Physical Activity Level and Quality of Life of Women Living in the Mediterranean Region», *PLoS ONE*, 15, núm. 3. <https://journals.plos.org/plosone/article?id=10.1371/journal.pone.0230515>.

Farzaneh, F., S. Fatehi, M. R. Sohrabi y K. Alizadeh, «The Effect of Oral Evening Primrose Oil on Menopausal Hot Flashes: A Randomized Clinical Trial», *Archives of Gynecology and Obstetrics*, 288, núm. 5 (noviembre de 2013), págs. 1075-1079. <https://pubmed.ncbi.nlm.nih.gov/23625331/>.

Gaiam, «1-Minute Breathing Exercise for Energy and Productivity». <https://www.gaiam.com/blogs/discover/1-minute-breathing-exercise-for-energy-and-productivity>.

Goluch-Koniuszy, Z. S., «Nutrition of Women with Hair Loss Problem During the Period of Menopause», *Menopause Review*, 15, núm. 1 (marzo de 2016), págs. 56-61. <https://www.ncbi.nlm.nih.gov/pmc/articles/PMC4828511/>.

Gong, M., H. Dong, Y. Tang, W. Huang y F. Lu, «Effects of Aromatherapy on Anxiety: A Meta-analysis of Randomized Controlled Trials», *Journal of Affective Disorders*, 274 (1 de septiembre de 2020), págs. 1028-1040. <https://www.sciencedirect.com/science/article/abs/pii/S01650 3271933160X>.

Gordon, J. L., M. Halleran, S. Beshai, T. A. Eisenlohr-Moul, J. Frederick y T. S. Campbell, «Endocrine and Psychosocial Moderators of Mindfulness-based Stress Reduction for the Prevention of Perimenopausal Depressive Symptoms: A Randomized Controlled Trial», *Psychoneuroendocrinology*, 130 (agosto de 2021), 105277. <https://pubmed.ncbi.nlm.nih.gov/34058560/>.

Gortner, E. M., S. S. Rude y J. W. Pennebaker, «Benefits of Expressive Writing in Lowering Rumination and Depressive Symptoms», *Behavior The-*

rapy, 37, núm. 3 (septiembre de 2006), págs. 292-303. <https://pubmed.ncbi.nlm.nih.gov/16942980/>.

Gurvich, C., C. Zhu y S. Arunogiri, «"Brain Fog" During Menopause is Real-It Can Disrupt Women's Work and Spark Dementia Fears», *The Conversation* (13 de diciembre de 2021). <https://theconversation.com/brain-fog-during-menopause-is-real-it-can-disrupt-womens-work-and-spark-dementia-fears-173150>.

Herbenick, D., y J. D. Fortenberry, «Exercise-induced Orgasm and Pleasure Among Women», *Sexual and Relationship Therapy*, 26, núm. 4 (2011), págs. 378-388. <https://www.tandfonline.com/doi/abs/10.1080/14681994.2011.647902>.

Howarth, N. C., E. Saltzman y S. B. Roberts, «Dietary Fiber and Weight Regulation», *Nutrition Reviews*, 59, núm. 5 (mayo de 2001), págs. 129-139. <https://pubmed.ncbi.nlm.nih.gov/11396693/>.

Kapoor, E., M. L. Collazo-Clavell y S. S. Faubion, «Weight Gain in Women at Midlife: A Concise Review of the Pathophysiology and Strategies for Management», *Mayo Clinic Proceedings*, 92, núm. 10 (octubre de 2017), págs. 1552-1558. <https://pubmed.ncbi.nlm.nih.gov/28982486/>.

Katz, V. L., L. Rozas, R. Ryder y R. C. Cefalo, «Effect of Daily Immersion on the Edema of Pregnancy», *American Journal of Perinatalogy*, 9, núm. 4 (julio de 1992), págs. 225-227. <https://pubmed.ncbi.nlm.nih.gov/1627208/>.

Kazemi, F., A. Z. Masoumi, A. Shayan y K. Oshvandi, «The Effect of Evening Primrose Oil Capsule on Hot Flashes and Night Sweats in Postmenopausal Women: A Single-Blind Randomized Controlled Trial», *Journal of Menopausal Medicine*, 27, núm. 1 (abril de 2021), págs. 8-14. <https://www.ncbi.nlm.nih.gov/pmc/articles/PMC8102809/>.

Khan, J., M. Anwer, N. Noboru, D. Thomas y M. Kalladka, «Topical Application in Burning Mouth Syndrome», *Journal of Dental Sciences*, 14, núm. 4 (diciembre de 2019), págs. 352-357. <https: //www.sciencedirect.com/science/article/pii/S1991790219301692>.

Khunger, N., y K. Mehrotra, «Menopausal Acne-Challenges And Solutions», *International Journal of Women's Health*, 11 (2019), págs. 555-567. <https://www.ncbi.nlm.nih.gov/pmc/articles/PMC6825478/>.

Kim, H. K., S. Y. Kang, Y. J. Chung, J. H. Kim y M. R. Kim, «The Recent Review of the Genitourinary Syndrome of Menopause», *Journal of Menopausal Medicine*, 21, núm. 2 (agosto de 2015), págs. 65-71. <https://www.ncbi.nlm.nih.gov/pmc/articles/PMC4561742/>.

Komesaroff, P. A., C. V. Black, V. Cable y K. Sudhir, «Effects of Wild Yam Extract on Menopausal Symptoms, Lipids and Sex Hormones in Healthy Menopausal Women», *Climacteric*, 4, núm. 2 (junio de 2001), págs. 144-150. <https://pubmed.ncbi.nlm.nih.gov/11428178/>.

Lenger, S. M., M. S. Bradley, D. A. Thomas, M. H. Bertolet, J. L. Lowder y S. Sutcliffe, «D-mannose vs Other Agents for Recurrent Urinary Tract Infection Prevention in Adult Women: A Systematic Review and Meta-analysis», *American Journal of Obstetrics and Gynecology*, 223, núm. 2 (agosto de 2020), págs. 265.e1-265.e.13. <https://www.ncbi.nlm.nih.gov/pmc/articles/PMC7395894/>.

Li, T., Y. Zhang, Q. Cheng, M. Hou, X. Zheng, Q. Zheng y L. Li, «Quantitative Study on the Efficacy of Acupuncture in the Treatment of Menopausal Hot Flashes and its Comparison with Nonhormonal Drugs», *Menopause*, 28, núm. 5 (15 de marzo de 2021), págs. 564-572. <https://pubmed.ncbi.nlm.nih.gov/33739313/>.

Magliano, M., «Menopausal Arthralgia: Fact or Fiction», *Maturitas*, 67, núm. 1 (septiembre de 2010), págs. 29-33. <https://pubmed.ncbi.nlm.nih.gov/20537472/>.

Mahdood, B., B. Imani y S. Khazaei, «Effects of Inhalation Aromatherapy With Rosa damascena (Damask Rose) on the State Anxiety and Sleep Quality of Operating Room Personnel During the COVID-19 Pandemic: A Randomized Controlled Trial», *Journal of PeriAnesthesia Nursing* (20 de octubre de 2021). <https://www.ncbi.nlm.nih.gov/pmc/articles/PMC8554138/>.

Mayo Clinic, «Chart of High-Fiber Foods». <https://www.mayoclinic.org/healthy-lifestyle/nutrition-and-healthy-eating/in-depth/high-fiber-foods/art-20050948>.

Mayo Clinic, «Dry Eyes». <https://www.mayoclinic.org/diseases-conditions/dry-eyes/symptoms-causes/syc-20371863>.

Mayo Clinic, «Orthostatic Hypotension (Postural Hypotension)». <https://www.mayoclinic.org/diseases-conditions/orthostatic-hypotension/diagnosis-treatment/drc-20352553>.

Medical News Today, «Does Menopause Cause Dizziness?». <https://www.medicalnewstoday.com/articles/319860>.

Naseri, R., V. Farnia, K. Yazdchi, M. Alikhani, B. Basanj y S. Salemi, «Comparison of Vitex Agnus-castus Extracts with Placebo in Reducing Menopausal Symptoms: A Randomized Double-Blind Study», *Korean Journal of Family Medicine*, 40, núm. 6 (noviembre de 2019), págs. 362-367. <https://www.ncbi.nlm.nih.gov/pmc/articles/PMC6887765/>.

National Institute of Dental and Craniofacial Research, «Burning Mouth Syndrome». <https://www.nidcr.nih.gov/health-info/burning-mouth>.

National Institutes of Health, Office of Dietary Supplements, «Vitamin B6». <https://ods.od.nih.gov/factsheets/VitaminB6-Consumer/>.

Peck, T., L. Olsakovsky y S. Aggarwal, «Dry Eye Syndrome in Menopause and Perimenopausal Age Group», *Journal of Mid-Live Health*, 8, núm. 2 (abril-junio de 2017), págs. 51-54. <https://www.ncbi.nlm.nih.gov/pmc/articles/PMC5496280/>.

Sanaati, F., S. Najafi, Z. Kashaninia y M. Sadeghi, «Effect of Ginger and Chamomile on Nausea and Vomiting Caused by Chemotherapy in Iranian Women with Breast Cancer», *Asian Pacific Journal of Cancer Prevention*, 17, núm. 8 (2016), págs. 4125-4129. <https://pubmed.ncbi.nlm.nih.gov/27644672/>.

Seal, B. N., y C. M. Meston, «The Impact of Body Awareness on Women's Sexual Health: A Comprehensive Review», *Sexual Medicine Reviews*, 8, núm. 2 (abril de 2020), págs. 242-255. <https: //pubmed.ncbi.nlm.nih.gov/29678474/>.

Sexual Medicine Society of North America (SMSNA). «What Is Sensate Focus and How Does It Work?». <https://www.smsna.org/patients/did-you-know/what-is-sensate-focus-and-how-does-it-work>.

Sharifzadeh, F., M. Kashanian, J. Koohpayehzadeh, F. Rezaian, N. Sheikhansari y N. Eshraghi, «A Comparison Between the Effects of Ginger, Pyridoxine (Vitamin B6), and Placebo for the Treatment of the First Trimester Nausea and Vomiting of Pregnancy (NVP)», *Journal of Maternal-Fetal and Neonatal Medicine*, 31, núm. 19 (octubre de 2018), págs. 2509-2514. <https://pubmed.ncbi.nlm.nih.gov/28629250/>.

Sharma, S., y M. Kavuru, «Sleep and Metabolism: An Overview», *International Journal of Endocrinology* (2010). <https://www.ncbi.nlm.nih.gov/pmc/articles/PMC2929498/>.

Shifren, J. L., «Patient Education: Sexual Problems in Women (Beyond the Basics)», UpToDate. <https://www.uptodate.com/contents/sexual-problems-in-women-beyond-the-basics>.

Sievert, L. L., y C. M. Obermeyer, «Symptom Clusters at Midlife: A Four-Country Comparison of Checklist and Qualitative Responses», *Menopause*, 19, núm. 2 (febrero de 2012), págs. 133-144. <https://www.ncbi.nlm.nih.gov/pmc/articles/PMC3267011/>.

Simon, N. M., S. G. Hofmann, D. Rosenfield, S. S. Hoeppner, E. A. Hoge, E. Bui y S. B. S. Khalsa, «Efficacy of Yoga vs Cognitive Behavioral Therapy vs Stress Education for the Treatment of Generalized Anxiety Disorder: A Randomized Clinical Trial», *JAMA Psychiatry*, 78, núm. 1 (1 de enero de 2021), págs. 13-20. <https://pubmed.ncbi.nlm.nih.gov/328 05013/>.

Steele, N. M., J. French, J. Gatherer-Boyles, S. Newman y S. Leclaire, «Effect of Acupressure by Sea-Bands on Nausea and Vomiting of Pregnancy», *Journal of Obstetric, Gynecologic, and Neonatal Nursing*, 30, núm. 1 (enero-febrero de 2001), págs. 61-70. <https://pubmed.ncbi.nlm.nih.gov/11277163/>.

Tao, L., R. Jiang, K. Zhang, Z. Qian, P. Chen, Y. Lv y Y. Yao, «Light Therapy in Non-seasonal Depression: An Update Meta-Analysis», *Psychiatry Research*, 291 (septiembre de 2020), 113247. <https://pubmed.ncbi.nlm.nih.gov/32622169/>.

Terauchi, M., T. Odai, A. Hirose, K. Kato, M. Akiyoshi, M. Masuda, R. Tsunoda, H. Fushiki y N. Miyasaka, «Dizziness in Peri-and Postmenopausal Women Is Associated with Anxiety: A Cross-sectional Study», *BioPsychoSocial Medicine*, 12 (2018), 21. <https://www.ncbi.nlm.nih.gov/pmc/articles/PMC6291970/>.

Teruel, A., y S. Patel, «Burning Mouth Syndrome: A Review of Etiology, Diagnosis, and Management», *General Dentistry* (marzo/abril de 2019), págs. 25-29. <https://www.agd.org/docs/default-source/self-instruction-(gendent)/gendent_ma19_patel.pdf?sfvrsn=266273b1_0>.

The North American Menopause Society, «Decreased Desire». <https://www.menopause.org/for-women/sexual-health-menopause-online/sexual-problems-at-midlife/decreased-desire>.

The North American Menopause Society, «Effective Treatments for Sexual Problems». <https://www.menopause.org/for-women/sexual-health-menopause-online/effective-treatments-for-sexual-problems>.

The North American Menopause Society, «MenoNote: Vaginal Dryness». <https://www.menopause.org/docs/default-source/for-women/mn-vaginal-dryness.pdf>.

The North American Menopause Society, «Menopause FAQS: Hot Flashes». <https://www.menopause.org/for-women/menopause-faqs-hot-flashes>.

Ward-Ritacco, C. L., A. L. Adrian, P. J. O'Connor, J. A. Binkowski, L. Q. Rogers, M. A., Johnson y E. M. Evans, «Feelings of Energy Are Associated with Physical Activity and Sleep Quality, but not Adiposity, in Middle-aged Postmenopausal Women», *Menopause*, 22, núm. 3 (marzo de 2015), págs. 304-311. <https://journals.lww.com/menopausejournal/Abstract/2015/03000/Feelings_of_energy_are_associated_with_physical.11.aspx>.

13. Autocuidado de aquí en adelante

American Cancer Society, «American Cancer Society Guidelines for the Early Detection of Cancer». <https://www.cancer.org/healthy/find-cancer-early/american-cancer-society-guidelines-for-the-early-detection-of-cancer.html>.

American Cancer Society, «Key Statistics for Cervical Cancer». <https://www.cancer.org/cancer/cervical-cancer/about/key-statistics.html>.

American Cancer Society, «Key Statistics for Colorectal Cancer». <https://www.cancer.org/cancer/colon-rectal-cancer/about/key-statistics.html>.

American Cancer Society, «The Pap (Papanicolaou) Test». <https://www.cancer.org/cancer/cervical-cancer/detection-diagnosis-staging/screening-tests/pap-test.html>.

American College of Obstetricians and Gynecologists, «Updated Cervical Cancer Screening Guidelines» (abril de 2021). <https://www.acog.org/clinical/clinical-guidance/practice-advisory/articles/2021/04/updated-cervical-cancer-screening-guidelines>.

American Diabetes Association, «Diabetes Overview: The Path to Understanding Diabetes Starts Here». <https://www.diabetes.org/diabetes>.

American Heart Association, «Heart-Health Screenings». <https://www.heart.org/en/health-topics/consumer-healthcare/what-is-cardiovascular-disease/heart-health-screenings>.

Asbjørnsen, R. A., J. Wentzel, M. L. Smedsrød, J. Hjelmesæth, M. M. Clark, L. S. Nes y J. E. W. C. van Gemert-Pijnen, «Identifying Persuasive Design Principles and Behavior Change Techniques Supporting End User Values and Needs in eHealth Interventions for Long-Term Weight Loss Maintenance: Qualitative Study», *Journal of Medical Internet Research*, 22, núm. 11 (noviembre de 2020), e22598. <https://www.ncbi.nlm.nih.gov/pmc/articles/PMC7735908/>.

Barber, M. D., C. Maher, «Epidemiology and Outcome Assessment of Pelvic Organ Prolapse», *International Urogynecology Journal*, 24, núm. 11 (noviembre de 2013), págs. 1783-1790. <https://pubmed.ncbi.nlm.nih.gov/24142054/>.

Bone Health and Osteoporosis Foundation, «What Is Osteoporosis and What Causes It?». <https://www.nof.org/patients/what-is-osteoporosis/>.

Bone Health and Osteoporosis Foundation, «Evaluation of Bone Health/Bone Density Testing». <https://www.bonehealthandosteoporosis.org/patients/diagnosis-information/bone-density-examtesting/>.

Centers for Disease Control and Prevention, «Breast Cancer Screening Guidelines for Women». <https://www.cdc.gov/cancer/breast/pdf/breast-cancer-screening-guidelines-508.pdf>.

Centers for Disease Control and Prevention, «Breast Cancer Statistics». <https://www.cdc.gov/cancer/breast/statistics/index.htm>.

Centers for Disease Control and Prevention, «Breast Cancer: What Is a Mammogram?». <https://www.cdc.gov/cancer/breast/basicinfo/mammograms.htm>.

Centers for Disease Control and Prevention, «Colorectal Cancer Screening Tests». <https://www.cdc.gov/cancer/colorectal/basicinfo/screening/tests.htm>.

Centers for Disease Control and Prevention, «Diabetes Tests». <https://www.cdc.gov/diabetes/basics/getting-tested.html>.

Corley, J., S. R. Cox, A. M. Taylor, M. V. Hernández, S. M. Maniega, L. Ballerini, S. Wiseman, R. Meijboom, E. V. Backhouse, M. E. Bastin, J. M. Wardlaw e I. J. Deary, «Dietary Patterns, Cognitive Function, and Structural Neuroimaging Measures of Brain Aging», *Experimental Gerontology*, 142 (diciembre de 2020). <https://www.sciencedirect.com/science/article/abs/pii/S0531556520304654>.

Currie, H., y C. Williams, «Menopause, Cholesterol and Cardiovascular Disease», *US Cardiology*, 5, núm. 1 (2008), págs. 12-14. <https://www.uscjournal.com/articles/menopause-cholesterol-and-cardiovascular-disease-0>.

De Brito, T. R. P., D. P. Nunes, L. P. Corona, T. da Silva Alexandre y Y. A. de Oliveira Duarte, «Low Supply of Social Support as Risk Factor for Mortality in the Older Adults», *Archives of Gerontology and Geriatrics*, 73 (noviembre de 2017), págs. 77-81. <https://pubmed.ncbi.nlm.nih.gov/28783514/>.

El Khoudary, S. R., B. Aggarwal, T. M. Beckie, H. N. Hodis, A. E. Johnson, R. D. Langer, M. C. Limacher, J. E. Manson, M. L. Stefanick y M. A. Allison,

«Menopause Transition and Cardiovascular Disease Risk: Implications for Timing of Early Prevention: A Scientific Statement From the American Heart Association», *Circulation*, 142, núm. 25 (30 de noviembre de 2020), págs. e506-e532. <https://www.ahajournals.org/doi/10.1161/CIR.0000000000000912>.

Endocrine Society, «Menopause and Bone Loss» (23 de enero de 2022). <https://www.endocrine.org/patient-engagement/endocrine-library/menopause-and-bone-loss>.

Gesing, A., «The Thyroid Gland and the Process of Aging», *Thyroid Research*, 8 (22 de junio de 2015), A8. <https://www.ncbi.nlm.nih.gov/pmc/articles/PMC4480281/>.

Hoffman, B. M., M. A. Babyak, W. E. Craighead, A. Sherwood, P. M. Doraiswamy, M. J. Coons y J. A. Blumenthal, «Exercise and Pharmacotherapy in Patients With Major Depression: One-Year Follow-Up of the SMILE Study», *Psychosomatic Medicine*, 73, núm. 2 (febrero-marzo de 2011), págs. 127-133. <https://www.ncbi.nlm.nih.gov/pmc/articles/PMC3671874/>.

Kim, Y., Y. Chang, I. Y. Cho, R. Kwon, G. Y. Lim, J. H. Jee, S. Ryu y M. Kang, «The Prevalence of Thyroid Dysfunction in Korean Women Undergoing Routine Health Screening: A Cross-Sectional Study», *Thyroid* (16 de mayo de 2022). <https://pubmed.ncbi.nlm.nih.gov/35293242/>.

Mayo Clinic, «Colon Cancer». <https://www.mayoclinic.org/diseases-conditions/colon-cancer/symptoms-causes/syc-20353669>.

Medical News Today, «What to Know About Menopause and High Blood Pressure». <https://www.medicalnewstoday.com/articles/menopause-and-high-blood-pressure-link-and-treatment>.

National Heart, Lung, and Blood Institute, «Blood Cholesterol: Diagnosis». <https://www.nhlbi.nih.gov/health/blood-cholesterol/diagnosis>.

National Institute of Diabetes and Digestive and Kidney Diseases, «Diabetes Tests & Diagnosis». <https://www.niddk.nih.gov/health-information/diabetes/overview/tests-diagnosis#who>.

National Institute of Diabetes and Digestive and Kidney Diseases, «The A1C Test & Diabetes». <https://www.niddk.nih.gov/health-information/diagnostic-tests/a1c-test>.

National Institute of Diabetes and Digestive and Kidney Diseases, «What is Diabetes?». <https://www.niddk.nih.gov/health-information/diabetes/overview/what-is-diabetes>.

National Institutes of Health, Office of Dietary Supplements, «Dietary

Supplements: What You Need to Know». <https://ods.od.nih.gov/factsheets/WYNTK-Consumer/>.

National Institutes of Health, Office of Dietary Supplements, «Probiotics». <https://ods.od.nih.gov/factsheets/Probiotics-HealthProfessional/>.

National Library of Medicine. Medline, «Health Screenings for Women ages 40 to 64». <https://medlineplus.gov/ency/article/007467.htm>.

Smith, G. L., L. Banting, R. Eime, G. O'Sullivan y J. G. Z. van Uffelen, «The Association Between Social Support and Physical Activity in Older Adults: A Systematic Review», *International Journal of Behavioral Nutrition and Physical Activity*, 14, núm. 1 (27 de abril de 2017), 56. <https://www.ncbi.nlm.nih.gov/pmc/articles/PMC5408452/>.

U. S. Preventive Services Task Force, «Colorectal Cancer: Screening» (18 de mayo de 2021). <https://www.uspreventiveservicestaskforce.org/uspstf/recommendation/colorectal-cancer-screening>.

U. S. Preventive Services Task Force, «Osteoporosis to Prevent Fractures: Screening» (26 de junio de 2018). <https://www.uspreventiveservicestaskforce.org/uspstf/recommendation/osteoporosis-screening#bootstrap-panel-6>.

U. S. Preventive Services Task Force, «Prediabetes and Type 2 Diabetes: Screening» (24 de agosto de 2021). <https://www.uspreventiveservicestaskforce.org/uspstf/recommendation/screening-or-prediabetes-and-type-2-diabetes>.

AGRADECIMIENTOS

El camino para alcanzar una meta importante en la vida rara vez es recto, y eso hace que el viaje resulte mucho más interesante. Aunque no siempre supe que me convertiría en médica especialista en menopausia, el hecho de ayudar a pacientes con retos complicados relacionados con la salud, afrontar los errores garrafales y confiar en mi instinto me ha llevado hasta el punto donde hoy me encuentro. ¡Y me encanta!

Además, mi abuelo fue ginecólogo-obstetra y me inspiró con su claridad sobre la importancia de la atención preventiva en la década de 1950, cuando ese concepto parecía irrelevante.

Este libro no estaría en tus manos sin la fabulosa y brillante escritora Stacey Colino, mi cómplice, a quien considero la doula que ayudó a dar a luz esta obra. Sin Stacey, este libro simplemente no existiría. Por su increíble intuición, su inteligencia y su apoyo, espero que cada lectora sepa reconocer su genialidad.

Sin la doctora Holly Thacker, catedrática de Obstetricia y Ginecología, y directora del Centro de Salud Femenina Especializada de la Clínica Cleveland, yo no sería la especialista que soy hoy. La doctora Thacker, mi mentora, me enseñó todo lo que sé sobre la menopausia, la mediana edad y la terapia hormonal. También me enseñó que la medicina es política, tanto si estamos de acuerdo como si no. No solo me regaló estos conocimientos, sino que además me equipó con una disposición para el cambio social que hizo mella en mí.

Un agradecimiento especial a muchos otros mentores clínicos y de investigación, héroes personales para mí: Megan McNamara, Rebecca Flyct, Pelin Batur, Rebecca Jackson, Sarah Jonaus, Elizabeth Gandee, JoAnn Manson, Philip Sarrel, Stephanie McClellan, Jim Simon, Avrum Bluming, Kari Braaten, los responsables de la Sociedad Norteamericana de la Menopausia (NAMS) y de la Sociedad Internacional para el Estudio de la Salud Sexual de la Mujer (ISSWSH, por sus siglas en inglés), y la increíble doctora Kathryn Rexrode, jefa de la División de Salud de la Mujer del Hospital Brigham and Women's de Boston (Massachusetts), que vio un claro potencial en mí y abogó por la expansión de la salud de la mujer a fin de crear un centro especializado en menopausia. Nunca ha existido mayor recompensa que enseñar a algunos de los clínicos, investigadores y científicos con más talento de Harvard, Boston y Nueva Inglaterra.

Muchas gracias a las personas que me han ayudado con sus conocimientos especializados para este libro, entre ellas Elizabeth Ward y Allison Deutch. También quiero dar las gracias a mi agente literaria, Jane von Mehren, que vio el potencial de este libro desde el primer día, y a las editoras de St. Martin's, Daniela Rapp y Elizabeth Beier, que han mostrado un gran apoyo al libro. También me gustaría dar las gracias a Melissa Nasson, Veronica Ramirez, Yemi Morrison (diseño web) y Katheryn Costello (fotografía).

A decir verdad, a lo largo de mi vida no he tenido una animadora más entusiasta que mi madre, que me llevó a todas las entrevistas en facultades de Medicina, de residencia (a las que pudo), y al maratón que corrí una vez. Qué demonios, muchas veces tenía que llevarme a clase para asegurarse de que acabase el instituto. Ha escuchado todos mis problemas, grandes y pequeños, y este libro no existiría sin ella.

También quiero dar las gracias a mi marido, Blaze, por su increíble paciencia y su papel en la crianza de tres niños menores de cinco años mientras yo me escapaba para escribir este libro. Él se encargó de casi todo de la casa, además de los proverbiales pompones para animarme siempre que lo necesitaba. Blaze, DeMille, Bryson y Brody, ¡os quiero!

Por último, me gustaría darte las gracias a ti, querida lectora, y a todas las mujeres que me han hecho preguntas sobre la menopausia, que han defendido su derecho a la salud o que han participado en cualquiera de mis publicaciones en redes sociales. Os veo. Os escucho. Os entiendo. Este libro es para vosotras.

NOTAS

Introducción

1. Trudeau, K. J., J. L. Ainscough, M. Trant, J. Starker y T. Cousineau, «Identifying the Educational Needs of Menopausal Women: A Feasibility Study», *Women's Health*, 21, núm. 2 (marzo-abril de 2011). <https://www.ncbi.nlm.nih.gov/pmc/articles/PMC3856775/>.

2. Marlatt, K. L., R. A. Beyl y L. M. Redman, «A Qualitative Assessment of Health Behaviors and Experiences During Menopause: A Cross-sectional, Observational Study», *Maturitas*, 116 (octubre de 2018), págs. 36-42. <https://www.ncbi.nlm.nih.gov/pmc/articles/PMC6223619/>.

3. Kling, J. M., K. L. MacLaughlin, P. F. Schnatz, C. J. Crandall, L. J. Skinner, C. A. Stuenkel, A. M. Kaunitz, D. L. Bitner, K. Mara, K. S. Fodmader Hilsaca y S. S. Faubion, «Menopause Management Knowledge in Postgraduate Family Medicine, Internal Medicine, and Obstetrics and Gynecology Residents: A Cross-Sectional Survey», *Mayo Clinic Proceedings*, 94, núm. 2 (1 de febrero de 2019), págs. 242-253. <https://www.mayoclinicproceedings.org/article/S0025-6196(18)30701-8/fulltext>.

1. El salvaje Oeste de las experiencias en la atención sanitaria

1. Garrard, C., «Coping With Hot Flashes and Other Menopausal Symptoms: What 10 Celebrities Said», *EverydayHealth.com* (22 de febrero de 2021). <https://www.everydayhealth.com/menopause/coping-hot-flashes-menopausal-symptoms-celebrities-said/>.

2. Katz, E. T., «Kim Cattrall's First Brush With Menopause Was As Samantha on *Sex And The City*», *HuffPost* (26 de septiembre de 2014). <https://www.huffpost.com/entry/kim-cattrall-menopause_n_5887962>.

3. The North American Menopause Society, «Menopause 101: A Primer for

the Perimenopausal». <https://www.menopause.org/for-women/meno pauseflashes/menopause-symptoms-and-treatments/menopause-101-a-primer-for-the-perimenopausal>.

4. Mansfield, P. K., M. Carey, A. Anderson, S. H. Barsom y P. B. Koch, «Staging the Menopausal Transition: Data from the TREMIN Research Program on Women's Health», *Women's Health*, 14, núm. 6 (noviembre-diciembre de 2004), págs. 220-226. <https://pubmed.ncbi.nlm.nih.gov/15589772/>.

5. Harlow, S. D., M. Gass, J. E. Hall, R. Lobo, P. Maki, R. W. Rebar, S. Sherman, P. M. Sluss y T. J. de Villiers, «Executive Summary of STRAW+10: Addressing the Unfinished Agenda of Staging Reproductive Aging», *Climacteric*, 15, núm. 2 (abril de 2012), págs. 105-114. <https://www.ncbi.nlm.nih.gov/pmc/articles/PMC3580996/>.

6. Okeke, T. C., U. B. Anyaehie y C. C. Ezenyeaku, «Premature Menopause», *Annals of Medical & Health Sciences Research*, 3, núm. 1 (enero-marzo de 2013), págs. 90-95. <https://www.ncbi.nlm.nih.gov/pmc/articles/PMC3634232/>.

7. Sammaritano, L. R., «Menopause in Patients with Autoimmune Diseases», Autoimmunity Reviews, 11, núm. 6 (mayo de 2012), págs. A430-A436. <https://www.sciencedirect.com/science/article/abs/pii/S156899721 1002680>.

8. Börü, U. T., C. K. Toksoy, C. Bölük, A. Bilgiç y M. Taşdemir, «Effects of Multiple Sclerosis and Medications on Menopausal Age», *Journal of International Medical Research*, 46, núm. 3 (marzo de 2018), págs. 1249-1253. <https://www.ncbi.nlm.nih.gov/pmc/articles/PMC5972265/>.

9. Zhu, D., y otros, «Relationships Between Intensity, Duration, Cumulative Dose, and Timing of Smoking with Age at Menopause: A Pooled Analysis of Individual Data from 17 Observational Studies», *PLoS Medicine*, 15, núm. 11 (noviembre de 2018). <https://www.ncbi.nlm.nih.gov/pmc/articles/PMC6258514/>.

10. Schmidt, C. W., «Age at Menopause: Do Chemical Exposures Play a Role?», *Environmental Health Perspectives*, 125, núm. 6 (junio de 2017), 062001. <https://www.ncbi.nlm.nih.gov/pmc/articles/PMC5743449/>.

11. Schnatz, P. F., J. Serra, D. M. O'Sullivan y J. I. Sorosky, «Menopausal Symptoms in Hispanic Women and the Role of Socioeconomic Factors», *Obstetrical & Gynecological Survey*, 61, núm. 3 (marzo de 2006), págs. 187-193. <https://pubmed.ncbi.nlm.nih.gov/16490118/>.

2. Bulos e ideas equivocadas sobre la menopausia

1. Bjelland, E. K., S. Hofvind, L. Byberg y A. Eskild, «The Relation of Age at Menarche with Age at Natural Menopause: A Population Study of 336,788 Women in Norway», *Human Reproduction*, 33, núm. 6 (junio de 2018), págs. 1149-1157. <https://www.ncbi.nlm.nih.gov/pmc/articles/PMC5972645/>.

2. Witkowski, S., «A Sedentary Lifestyle Can Lead to More Nighttime Hot Flashes», presentado durante la Conferencia Anual de la Sociedad Norteamericana de la Menopausia (NAMS) en Washington, D. C., 22-25 de septiembre de 2021. <https://www.eurekalert.org/news-releases/928804>, <https://www.newswise.com/articles/a-sedentary-lifestyle-can-lead-to-more-nighttime-hot-flashes>.

3. Romani, W. A., L. Gallicchio y J. A. Flaws, «The Association Between Physical Activity and Hot Flash Severity, Frequency, and Duration in Mid-Life Women», *American Journal of Human Biology*, 21, núm. 1 (enero-febrero de 2009), págs. 127-129. <https://www.ncbi.nlm.nih.gov/pmc/articles/PMC2753173/>.

4. Ryu, K. J., H. K. Kim, Y. J. Lee, H. Park y T. Kim, «Association Between Vasomotor Symptoms and Sarcopenia Assessed by L3 Skeletal Muscle Index Among Korean Menopausal Women», *Menopause*, 29, núm. 1 (enero de 2022), págs. 48-53. <https://journals.lww.com/menopausejournal/Fulltext/2022/01000/Association_between_vasomotor_symptoms_and.10.aspx>.

5. Thomas, A., y A. J. Daley, «Women's Views About Physical Activity as a Treatment for Vasomotor Menopausal Symptoms: A Qualitative Study», *BMC Women's Health*, 20, núm. 203 (2020). <https://bmcwomenshealth.biomedcentral.com/articles/10.1186/s12905-020-01063-w>.

6. Ayers, B., M. Forshaw y M. S. Hunter, «The Impact of Attitudes Towards the Menopause on Women's Symptom Experience: A Systematic Review», *Maturitas*, 65, núm. 1 (enero de 2010), págs. 28-36. <https://www.sciencedirect.com/science/article/abs/pii/S0378512209003971>.

7. Sood, R., C. L. Kuhle, E. Kapoor, J. M. Thielen, K. S. Frohmader, K. C. Mara y S. S. Faubion, «Association of Mindfulness and Stress with Menopausal Symptoms in Midlife Women», *Climacteric*, 22, núm. 4 (agosto de 2019), págs. 377-382. <https://pubmed.ncbi.nlm.nih.gov/30652511/>.

8. Muka, T., C. Oliver-Williams, V. Colpani, S. Kunutsor, S. Chowdhury, R. Chowdhury, M. Kavousi y O. H. Franco, «Association of Vasomotor and Other Menopausal Symptoms with Risk of Cardiovascular Disease: A Sys-

tematic Review and Meta-Analysis», *PLoS One*, 11, núm. 6 (2016). <https://www.ncbi.nlm.nih.gov/pmc/articles/PMC4912069/>.

9. Rush University Medical Center, «How the Body Regulates Heat». <https://www.rush.edu/news/how-body-regulates-heat>.

10. Kravitz, H. M., R. Kazlauskaite y H. Joffe, «Sleep, Health, and Metabolism in Midlife Women and Menopause: Food for Thought», *Obstetrics and Gynecology Clinics of North America*, 45, núm. 4 (diciembre de 2018), págs. 679-694. <https://www.ncbi.nlm.nih.gov/pmc/articles/PMC6338227/>.

11. Cohen, L. S., C. N. Soares, A. F. Vitonis, M. W. Otto y B. L. Harlow, «Risk for New Onset of Depression During the Menopausal Transition: The Harvard Study of Moods and Cycles», *JAMA Psychiatry*, 63, núm. 4 (abril de 2006), págs. 385-390. <https://jamanetwork.com/journals/jamapsychiatry/fullarticle/209471>.

12. Moilanen, A., J. Kopra, H. Kroger, R. Sund, R. Rikkonen y J. Sirola, «Characteristics of Long-Term Femoral Neck Bone Loss in Postmenopausal Women: A 25-Year Follow-Up», *Journal of Bone and Mineral Research*, 37, núm. 2 (febrero de 2022), págs. 173-178. <https://asbmr.onlinelibrary.wiley.com/doi/10.1002/jbmr.4444>.

13. Kameda, T., H. Mano, T. Yuasa, Y. Mori, K. Miyazawa, M. Shiokawa, Y. Nakamaru, E. Hiroi, K. Hiura, A. Kameda, N. N. Yang, Y. Hakeda y M. Kumegawa, «Estrogen Inhibits Bone Resorption by Directly Inducing Apoptosis of the Bone-resorbing Osteoclasts», *Journal of Experimental Medicine*, 186, núm. 4 (agosto de 1997), págs. 489-495. <https://www.ncbi.nlm.nih.gov/pmc/articles/PMC2199029/>.

14. Centros para el Control y la Prevención de Enfermedades (Centers for Disease Control and Prevention), «Percentage of Adults Aged 65 and Over With Osteoporosis or Low Bone Mass at the Femur Neck or Lumbar Spine: United States, 2005-2010». <https://www.cdc.gov/nchs/data/hestat/osteoporsis/osteoporosis2005_2010.htm>.

15. Mayo Clinic, «Male Menopause: Myth or Reality?». <https://www.mayoclinic.org/healthy-lifestyle/mens-health/in-depth/male-menopause/art-20048056>.

16. Gould, D. C., y R. Petty, «The Male Menopause: Does it Exist?», *Western Journal of Medicine*, 173, núm. 2 (agosto de 2000), págs. 76-78. <https://www.ncbi.nlm.nih.gov/pmc/articles/PMC1070997/>.

3. El misterio de las hormonas

1. The Women's Health Initiative Study Group, «Design of the Women's Health Initiative Clinical Trial and Observational Study», *Controlled Clinical Trials*, 19, núm. 1 (febrero de 1998), págs. 61-109. <https://pubmed.ncbi.nlm.nih.gov/9492970/>.

2. U.S. Department of Health & Human Services, Office on Women's Health, «Largest Women's Health Prevention Study Ever – Women's Health Initiative». <https://www.womenshealth.gov/30-achievements/25>.

3. Manson, J. E., y otros, «Menopausal Hormone Therapy and Long-term All-Cause and Cause-Specific Mortality: The Women's Health Initiative Randomized Trials», *JAMA*, 318, núm. 10 (12 de septiembre de 2017), págs. 927-938. <https://jamanetwork.com/journals/jama/fullarticle/2653735>.

4. The North American Menopause Society (Sociedad Norteamericana de la Menopausia), «News You Can Use About Hormone Therapy». <http://www.menopause.org/for-women/menopauseflashes/menopause-symptoms-and-treatments/news-you-can-use-about-hormone-therapy>.

5. The North American Menopause Society, «The North American Menopause Society Statement on Continuing Use of Systemic Hormone Therapy After Age 65». <http://www.menopause.org/docs/default-source/2015/2015-nams-hormone-therapy-after-age-65.pdf>.

6. The North American Menopause Society, «News You Can Use About Hormone Therapy». <http://www.menopause.org/for-women/menopauseflashes/menopause-symptoms-and-treatments/news-you-can-use-about-hormone-therapy>.

7. The North American Menopause Society, «Menopause FAQs: Hormone Therapy for Menopause Symptoms». <http://www.menopause.org/for-women/menopause-faqs-hormone-therapy-for-menopause-symptoms>.

8. Manson, J. E., y otros, «The Women's Health Initiative Hormone Therapy Trials: Update and Overview of Health Outcomes During the Intervention and Post-Stopping Phases», *JAMA*, 310, núm. 13 (2 de octubre de 2013), págs. 1353-1368. <https://www.ncbi.nlm.nih.gov/pmc/articles/PMC3963523/>.

9. The North American Menopause Society, «Changes in Hormone Levels». <http://www.menopause.org/for-women/sexual-health-menopause-online/changes-at-midlife/changes-in-hormone-levels>.

10. The North American Menopause Society, «Hormone Help Desk: ET, EPT,

and More». <http://www.menopause.org/for-women/menopauseflashes/menopause-symptoms-and-treatments/hormone-help-desk-et-ept-and-more>.

11. Al-Imari, L., y W. L. Wolfman, «The Safety of Testosterone Therapy in Women», *Journal of Obstetrics and Gynaecology Canada*, 34, núm. 9 (septiembre de 2012), págs. 859-865. <https://www.jogc.com/article/S1701-2163(16)35385-3/pdf>.

12. Chlebowski, R. T., y otros, «Association of Menopausal Hormone Therapy With Breast Cancer Incidence and Mortality During Long-term Follow-up of the Women's Health Initiative Randomized Clinical Trials», *JAMA*, 324, núm. 4 (28 de julio de 2020), págs. 369-380. <https://www.ncbi.nlm.nih.gov/pmc/articles/PMC7388026/>.

13. The North American Menopause Society, «The 2017 Hormone Therapy Position Statement of the North American Menopause Society», *Menopause*, 24, núm. 7 (2017), págs. 728-753. <https://www.menopause.org/docs/default-source/2017/nams-2017-hormone-therapy-position-statement.pdf>.

14. Delamater, L., y N. Santoro, «Management of the Perimenopause», *Clinical Obstetrics and Gynecology*, 61, núm. 3 (septiembre de 2018), págs. 419-432. <https://www.ncbi.nlm.nih.gov/pmc/articles/PMC6082400/>.

15. Kim, H. K., S. Y. Kang, Y. J. Chung, J. H. Kim y M. R. Kim, «The Recent Review of the Genitourinary Syndrome of Menopause», *Journal of Menopausal Medicine*, 21, núm. 2 (agosto de 2015), págs. 65-71. <https://www.ncbi.nlm.nih.gov/pmc/articles/PMC4561742/>.

16. The North American Menopause Society, «The 2017 Hormone Therapy Position Statement of the North American Menopause Society», *Menopause*, 24, núm. 7 (2017), págs. 728-753. <https://www.menopause.org/docs/default-source/2017/nams-2017-hormone-therapy-position-statement.pdf>.

17. The North American Menopause Society, «The North American Menopause Society Statement on Continuing Use of Systemic Hormone Therapy After Age 65». <http://www.menopause.org/docs/default-source/2015/2015-nams-hormone-therapy-after-age-65.pdf>.

18. Canonico, M., E. Oger, G. Plu-Bureau, J. Conard, G. Meyer, H. Lévesque, N. Trillot, M. T. Barrellier, D. Wahl, J. Emmerich y P. Y. Scarabin, «Hormone Therapy and Venous Thromboembolism Among Postmenopausal Women: Impact of the Route of Estrogen Administration and Progestogens: The ESTHER Study», *Circulation*, 115, núm. 7 (20 de febrero de 2007), págs. 840-845. <https://pubmed.ncbi.nlm.nih.gov/17309934/>.

5. La menopausia prematura

1. Choe, S. A., y J. Sung, «Trends of Premature and Early Menopause: A Comparative Study of the US National Health and Nutrition Examination Survey and the Korea National Health and Nutrition Examination Survey», *Journal of Korean Medical Science*, 35, núm. 14 (13 de abril de 2020). <https://www.ncbi.nlm.nih.gov/pmc/articles/PMC7152531/>.

2. Luborsky, J. L., P. Meyer, M. F. Sowers, E. B. Gold y N. Santoro, «Premature Menopause in a Multi-ethnic Population Study of the Menopause Transition», *Human Reproduction*, 18, núm. 1 (enero de 2003), págs. 199-206. <https://academic.oup.com/humrep/article/18/1/199/880307>.

3. Zhu, D., y otros, «Age at Natural Menopause and Risk of Incident Cardiovascular Disease: A Pooled Analysis of Individual Patient Data», *The Lancet Public Health*, 4, núm. 11 (1 de noviembre de 2019). <https://www.thelancet.com/journals/lanpub/article/PIIS2468-2667(19)30155-0/fulltext>.

4. Okele, T. C., U. B. Anyaehie y C. C. Ezenyeaku, «Premature Menopause», *Annals of Medical and Health Sciences Research*, 3, núm. 1 (enero-marzo de 2013), págs. 90-95. <https://www.ncbi.nlm.nih.gov/pmc/articles/PMC3634232/>.

5. Mishra, G. D., H. F. Chung, A. Cano, P. Chedraui, D. G. Goulis, P. Lopes, A. Mueck, M. Rees, L. M. Senturk, T. Simoncini, J. C. Stevenson, P. Stute, P. Tuomikoski e I. Lambrinoudaki, «EMAS Position Statement: Predictors of Premature and Early Natural Menopause», *Maturitas*, 123 (mayo de 2019), págs. 82-88. <https://pubmed.ncbi.nlm.nih.gov/31027683/>.

6. Boughton, M. A., «Premature Menopause: Multiple Disruptions Between the Woman's Biological Body Experience and Her Lived Body», *Journal of Advanced Nursing*, 37, núm. 5 (marzo de 2002), págs. 423-430. <https://pubmed.ncbi.nlm.nih.gov/11843980/>.

7. Liao, K. L., N. Wood y G. S. Conway, «Premature Menopause and Psychological Well-being», *Journal of Psychosomatic Obstetrics and Gynaecology*, 21, núm. 3 (septiembre de 2000), págs. 167-174. <https://pubmed.ncbi.nlm.nih.gov/11076338/>.

8. Shuster, L. T., D. J. Rhodes, B. S. Gostout, B. R. Grossardt y W. A. Rocca, «Premature Menopause or Early Menopause: Long-term Health Consequences», *Maturitas*, 65, núm. 2 (febrero de 2010), 161. <https://www.ncbi.nlm.nih.gov/pmc/articles/PMC2815011/>.

9. The North American Menopause Society, «Effective Treatments for Sexual Problems». <http://www.menopause.org/for-women/sexual-health-menopause-online/effective-treatments-for-sexual-problems>.

10. Sullivan, S. D., P. M. Sarrel y L. M. Nelson, «Hormone Replacement Therapy in Young Women with Primary Ovarian Insufficiency and Early Menopause», *Fertility and Sterility*, 106, núm. 7 (1 de diciembre de 2016). <https://www.fertstert.org/article/S0015-0282(16)62877-7/fulltext>.

11. Schroder, H. S., T. P. Moran y J. S. Moser, «The Effect of Expressive Writing on the Error-related Negativity Among Individuals with Chronic Worry», *Psychophysiology*, 55, núm. 2 (febrero de 2018). <https://www.ncbi.nlm.nih.gov/pmc/articles/PMC8543488/>.

12. Kovar, E., «Music and Exercise: How Music Affects Exercise Motivation», ACE Fitness (7 de diciembre de 2015). <https://www.acefitness.org/education-and-resources/lifestyle/blog/5763/music-and-exercise-how-music-affects-exercise-motivation/>.

13. Franco, L. S., D. F. Shanahan y R. A. Fuller, «A Review of the Benefits of Nature Experiences: More Than Meets the Eye», *International Journal of Environmental Research and Public Health*, 14, núm. 8 (agosto de 2017), 864. <https://www.ncbi.nlm.nih.gov/pmc/articles/PMC5580568/>.

14. Ryan, R. M., N. Weinstein, J. Bernstein, K. W. Broan, L. Mistretta y M. Gagné, «Vitalizing Effects of Being Outdoors and in Nature», *Journal of Environmental Psychology*, 30, núm. 2 (junio de 2010), págs. 159-168. <https://www.sciencedirect.com/science/article/abs/pii/S0272494409000838?via%3Dihub>.

6. La menopausia repentina

1. Garg, A., y L. Robinson, «Surgical Menopause: A Toolkit for Healthcare Professionals», *Post Reproductive Health*, 27, núm. 4 (diciembre de 2021), págs. 222-225. <https://pubmed.ncbi.nlm.nih.gov/34761721/>.

2. The North American Menopause Society, «MenoNote: Vaginal Dryness». <https://www.menopause.org/docs/default-source/for-women/mn-vaginal-dryness.pdf>.

3. Shuster, L. T., D. J. Rhodes, B. S. Gostout, B. R. Grossardt y W. A. Rocca, «Premature Menopause or Early Menopause: Long-term Health Consequences», *Maturitas*, 65, núm. 2 (febrero de 2010), pág. 161. <https://www.ncbi.nlm.nih.gov/pmc/articles/PMC2815011/>.

4. The North American Menopause Society, «The 2017 Hormone Therapy Position Statement of the North American Menopause Society», *Menopause*, 24, núm. 7 (2017), págs. 728-753. <https://www.menopause.org/docs/

default-source/2017/nams-2017-hormone-therapy-position-statement.
pdf>.

5. Costantino, D., y C. Guaraldi, «Effectiveness and Safety of Vaginal Suppositories for the Treatment of the Vaginal Atrophy in Postmenopausal Women: An Open, Non-controlled Clinical Trial», *European Review for Medical
and Pharmacological Sciences*, 12, núm. 6 (noviembre-diciembre de 2008),
págs. 411-416. <https://pubmed.ncbi.nlm.nih.gov/19146203/>.

6. R. Schaffer, «Nonhormonal Therapy Reduces Moderate to Severe Menopausal Hot Flashes», *Healio Endocrinology* (28 de septiembre de 2021).
<https://www.healio.com/news/endocrinology/20210927/nonhormo
nal-therapy-reduces-moderate-to-severe-menopausal-hot-flashes>.

7. Robinson, J. G., N. Ijioma y W. Harris, «Omega-3 Fatty Acids and Cognitive
Function in Women», *Women's Health*, 6, núm. 1 (enero de 2010), págs.
119-134. <https://www.nci.nlm.nih.gov/pmc/articles/PMC2826215/>.

8. National Institutes of Health, Office of Dietary Supplements, «Omega-3
Fatty Acids». <https://ods.od.nih.gov/factsheets/Omega3FattyAcids-Con
sumer/>.

9. Nelson, J. B., «Mindful Eating: The Art of Presence While You Eat», *Diabetes Spectrum*, 30, núm. 3 (agosto de 2017), págs. 171-174. <https://www.
ncbi.nlm.nih.gov/pmc/articles/PMC5556586/>.

10. National Institutes of Health, Office of Dietary Supplements, «Probiotics».
<https://ods.od.nih.gov/factsheets/Probiotics HealthProfessional/>.

11. Nortje, A., «10+ Best Grounding Techniques & Exercises For Your Mindfulness Practice», *PositivePsychology.com* (1 de julio de 2020). <https://positi
vepsychology.com/grounding-techniques/>.

12. Elkjaer, E., M. B. Mikkelsen, J. Michalak, D. S. Mennin y M. S.O'Toole,
«Expansive and Contractive Postures and Movement: A Systematic Review and Meta-Analysis of the Effect of Motor Displays on Affective and
Behavioral Responses», *Perspectives on Psychological Science*, 17, núm. 1 (1 de
enero de 2022), págs. 276-304. <https://journals.sagepub.com/doi/abs/10.
1177/1745691 620919358>.

13. Fischer, J., P. Fischer, B. Englich, N. Aydin y D. Frey, «Empower My decisions: The Effects of Power Gestures on Confirmatory Information Processing», *Journal of Experimental Social Psychology*, 47, núm. 6 (noviembre de
2011), págs. 1146-1154. <https://www.sciencedirect.com/science/article/
abs/pii /S0022103111001697>.

14. Miragall, M., A. Borrego, A. Cebolla, E. Etchemendy, J. Navarro-Siurana, R.
Llorens, S. E. Blackwell y R. M. Baños, «Effect of an Upright (vs. Stooped)

Posture on Interpretation Bias, Imagery, and Emotions», *Journal of Behavior Therapy and Experimental Psychiatry*, 68 (septiembre de 2020), artículo 101560. <https://www.sciencedirect.com/science/article/abs/pii/S000579 1619301594>.

7. La menopausia desbocada

1. The North American Menopause Society, «Menopause FAQS: Hot Flashes». <https://www.menopause.org/for-women/menopause-faqs-hot-fla shes>.
2. Sarrel, P., D. Portman, P. Lefebvre, M. H. Lafeuille, A. M. Grittner, J. Fortier, J. Gravel, M. S. Duh y P. M. Aupperle, «Incremental Direct and Indirect Costs of Untreated Vasomotor Symptoms», *Menopause*, 22, núm. 3 (marzo de 2015), págs. 260-266. <https://pubmed.ncbi.nlm.nih.gov/25 714236/>.
3. The North American Menopause Society, «Chapter 8: Prescription Therapies». <http://www.menopause.org/publications/clinical-care-recommen dations/chapter-8-prescription-therapies>.
4. Joffe, H., K. A. Guthrie, A. Z. LaCroix, S. D. Reed, K. E. Ensrud, J. E. Manson, K. M. Newton, E. W. Freeman, G. L. Anderson, J. C. Larson, J. Hunt, J. Shifren, K. M. Rexrode, B. Caan, B. Sternfeld, J. S. Carpenter y L. Cohen, «Randomized Controlled Trial of Low-Dose Estradiol and the SNRI Venlafaxine for Vasomotor Symptoms», *JAMA Internal Medicine*, 174, núm. 7 (julio de 2014), págs. 1058-1066. <https://www.ncbi.nlm.nih.gov/pmc/articles/ PMC4179877/>.
5. Sahni, S., A. Lobo-Romero y T. Smith, «Contemporary Non-hormonal Therapies for the Management of Vasomotor Symptoms Associated with Menopause: A Literature Review», *touchREVIEWS in Endocrinology*, 17, núm. 2 (13 de octubre de 2021), págs. 133-137. <https://www.touchendocrinolo gy.com/reproductive-endocrinology/journal-articles/contempora ry-non-hormonal-therapies-for-the-management-of-vasomotor-symp toms-associated-with-menopause-a-literature-review/>.
6. U.S. Food and Drug Administration, «FDA Approves New Treatment for Hypoactive Sexual Desire Disorder in Premenopausal Women», (21 de junio de 2019). <https://www.fda.gov/news-events/press-announcements/ fda-approves-new-treatment-hypoactive-sexual-desire-disorder-premeno pausal-women>.

7. SleepScoreLabs, «Alcohol & Insomnia: How Alcohol Affects Sleep Quality» (15 de julio de 2017). <https://www.sleepscore.com/blog/how-a-nightcap-can-ruin-your-sleep/>.

8. Li, L., Y. Lv, L. Xu y Q. Zheng, «Quantitative Efficacy of Soy Isoflavones on Menopausal Hot Flashes», *Pharmacodynamics* (15 de octubre de 2014). <https://bpspubs.onlinelibrary.wiley.com/doi/full/10.1111/bcp.12533>.

9. Pereira, N., M. F. Naufel, E. B. Ribeiro, S. Tufik y H. Hachul, «Influence of Dietary Sources of Melatonin on Sleep Quality: A Review», *Journal of Food Science* (19 de diciembre de 2019). <https://ift.onlinelibrary.wiley.com/doi/full/10.1111/1750-3841.14952>.

10. National Institutes of Health, Office of Dietary Supplements, «Vitamin B6». <https://ods.od.nih.gov/factsheets/VitaminB6-HealthProfessional/>.

11. National Institutes of Health, Office of Dietary Supplements, «Black Cohosh». <https://ods.od.nih.gov/factsheets/BlackCohosh-HealthProfessional/>.

12. Mirabi, P., y F. Mojab, «The Effects of Valerian Root on Hot Flashes in Menopausal Women», *Iranian Journal of Pharmaceutical Research*, 12, núm. 1 (invierno de 2013), págs. 217-222. <https://www.ncbi.nlm.nih.gov/pmc/articles /PMC3813196/>.

13. Shepherd-Banigan, M., K. M. Goldstein, R. R. Coeytaux, J. R. McDuffie, A. P. Goode, A. S. Kosinski, M. G. van Noord, D. Befus, S. Adam, V. Masilamani, A. Nagi y J. W. Williams, Jr., «Improving Vasomotor Symptoms; Psychological Symptoms; and Health-related Quality of Life in Peri-or Post-menopausal Women Through Yoga: An Umbrella Systematic Review and Meta-analysis», *Complementary Therapies in Medicine*, 34 (octubre de 2017), págs. 156-164. <https://www.sciencedirect.com/science/article/abs/pii /S0965229917300596>.

14. Yeung, A., J. S. M. Chan, J. C. Cheung y L. Zou, «Qigong and Tai-Chi for Mood Regulation», *Focus: The Journal of Lifelong Learning in Psychiatry*, 16, núm. 1 (invierno de 2018), págs. 40-47. <https://www.ncbi.nlm.nih.gov/pmc/articles/PMC6519567/>.

15. Payne, P., y M. A. Crane-Godreau, «Meditative Movement for Depression and Anxiety», *Frontiers in Psychiatry* (24 de julio de 2013). <https://www.frontiersin .org/articles/10.3389/fpsyt.2013.00071/full#h5>.

16. Sood, R., A. Sood, S. L. Wolf, B. M. Linquist, H. Liu, J. A. Sloan, D. V. Satele, C. L. Loprinzi y D. L. Barton, «Paced Breathing Compared with Usual Breathing for Hot Flashes», *Menopause*, 20, núm. 2 (febrero de 2013), págs. 179-184. <https://pubmed.ncbi.nlm.nih.gov/22990758/>.

17. Universidad de California, Berkeley, «Breathing Exercises». <https://uhs.berkeley.edu/sites/default/files/breathing_exercises_0.pdf>.

18. U. S. Pain Foundation, «How Flow State and the Nervous System Interact» (28 de julio de 2021). <https://uspainfoundation.org/news/how-flow-state-and-the-nervous-system-interact/>.

19. Garcia, M. C., E. J. Kozasa, S. Tufik, L. E. A. M. Mello y H. Hachul, «The Effects of Mindfulness and Relaxation Training for Insomnia (MRTI) on Postmenopausal Women: A Pilot Study», *Menopause*, 25, núm. 9 (septiembre de 2018), págs. 992-1003. <https://pubmed.ncbi.nlm.nih.gov/29787483/>.

20. Polat, F., I. Orhan y D. Ş. Küçükkelepçe, «Does Social Support Affect Menopausal Symptoms in Menopausal Women?», *Perspectives in Psychiatric Care* (2 de julio de 2021). <https://pubmed.ncbi.nlm.nih.gov/34212380/>.

21. Jalambadani, Z., Z. Rezapour y S. M. Zadeh, «Investigating the Relationship between Menopause Specific Quality of Life and Perceived Social Support among Postmenopausal Women in Iran», *Experimental Aging Research*, 46, núm. 4 (junio-septiembre de 2020), págs. 359-366. <https://pubmed.ncbi.nlm.nih.gov/32496973/>.

22. Otte, J. L., J. S. Carpenter, L. Roberts y G. R. Elkins, «Self-Hypnosis for Sleep Disturbances in Menopausal Women», *Journal of Women's Health*, 29, núm. 3 (marzo de 2020), págs. 461-463. <https://www.ncbi.nlm.nih.gov/pmc/articles /PMC7097677/>.

23. Roberts, R. L., J. R. Rhodes y G. R. Elkins, «Effect of Hypnosis on Anxiety: Results from a Randomized Controlled Trial with Women in Postmenopause», *Journal of Clinical Psychology in Medical Settings*, 28, núm. 4 (diciembre de 2021), págs. 868-881. <https://pubmed.ncbi.nlm.nih.gov/34403019/>.

24. Barton, D. L., K. C. F. Schroeder, T. Banerjee, S. Wolf, T. Z. Keith y G. Elkins, «Efficacy of a Biobehavioral Intervention for Hot Flashes: A Randomized Controlled Pilot Study», *Menopause*, 24, núm. 7 (julio de 2017), págs. 774-782. <https://www.ncbi.nlm.nih.gov/pmc/articles/PMC5747247/>.

25. Lisa Health, «Manage Your Menopause Mood Swings with the CTFO Technique». <https://blog.lisahealth.com/blog/2020/1/24/ctfo>.

26. Meyers, H., «Why Is My Dog Shaking? Causes & Solutions», *American Kennel Club* (18 de abril de 2022), <https://www.akc.org/expert-advice/health/why-do-dogs-shake/>.

8. La menopausia que altera la mente

1. Epperson, C. N., B. Pittman, K. A. Czarkowski, J. Bradley, D. M. Quinlan y T. E. Brown, «Impact of Atomoxetine on Subjective Attention and Memory Difficulties in Perimenopausal and Postmenopausal Women», *Menopause*, 18, núm. 5 (mayo de 2011), págs. 542-548. <https://www.ncbi.nlm.nih.gov /pmc/articles/PMC4076798/>.

2. Maki, P. M., y V. W. Henderson, «Cognition and the Menopause Transition», *Menopause*, 23, núm. 7 (julio de 2016), págs. 803-805. <https://pubmed.ncbi.nlm.nih.gov/27272226/>.

3. Maki, P. M., G. Springer, K. Anastos, D. R. Gustafson, K. Weber, D. Vance, D. Dykxhoorn, J. Milam, A. A. Adimora, S. G. Kassaye, D. Waldrop y L. H. Rubin, «Cognitive Changes During the Menopausal Transition: A Longitudinal Study in Women with and without HIV», *Menopause*, 28, núm. 4 (abril de 2021), págs. 360-368. <https://journals.lww.com/menopause-journal /Citation/2021/04000/Cognitive_changes_during_the_menopausal.5.aspx>.

4. Mulhall, S., R. Andel y K. J. Anstey, «Variation in Symptoms of Depression and Anxiety in Midlife Women by Menopausal Status», *Maturitas*, 108 (febrero de 2018), págs. 7-12. <https://pubmed.ncbi.nlm.nih.gov/29290217/>.

5. Wariso, B. A., G. M. Guerrieri, K. Thompson, D. E. Koziol, N. Haq, P. E. Martinez, D. R. Rubinow y P. J. Schmidt, «Depression During the Menopause Transition: Impact on Quality of Life, Social Adjustment, and Disability», *Archives of Women's Mental Health*, 20, núm. 2 (april de 2017), págs. 273-282. <https://www.ncbi.nlm.nih.gov/pmc/articles/PMC6309889/>.

6. Bromberger, J. T., Y. Chang, A. B. Colvin, H. M. Kravitz y K. A. Matthews, «Does Childhood Maltreatment or Current Stress Contribute to Increased Risk for Major Depression During the Menopause Transition?», *Psychological Medicine* (10 de diciembre de 2020), págs. 1-8. <https://pubmed.ncbi.nlm.nih.gov/33298219/>.

7. Colvin, A., G. A. Richardson, J. M. Cyranowski, A. Youk y J. T. Bromberger, «The Role of Family History of Depression and the Menopausal Transition in the Development of Major Depression in Midlife Women: Study of Women's Health Across the Nation Mental Health Study (SWAN MHS)», *Depression & Anxiety*, 34, núm. 9 (septiembre de 2017), págs. 826-835. <https://www.ncbi.nlm.nih.gov/pmc/articles/PMC5585035/>.

8. Jones, H. J., P. A. Minarik, C. L. Gilliss y K. A. Lee, «Depressive Symptoms

Associated with Physical Health Problems in Midlife Women: A Longitudinal Study», *Journal of Affective Disorders*, 263 (15 de febrero de 2020), págs. 301-309. <https://www.ncbi.nlm.nih.gov/pmc/articles/PMC6989369/>.

9. Jung, S. J., A. Shin y D. Kang, «Hormone-related Factors and Post-menopausal Onset Depression: Results from KNHANES (2010-2012)», *Journal of Affective Disorders*, 175 (1 de abril de 2015), págs. 176-183. <https://www.sciencedirect.com/science/article/pii/S0165032715000038>.

10. Shea, A. K., N. Sohel, A. Gilsing, A. J. Mayhew, L. E. Griffith y P. Raina, «Depression, Hormone Therapy, and the Menopausal Transition Among Women Aged 45 to 64 Years Using Canadian Longitudinal Study on Aging Baseline Data», *Menopause*, 27, núm. 7 (julio de 2020), págs. 763-770. <https://pubmed.ncbi.nlm.nih.gov/32217892/>.

11. Kalmbach, D. A., P. Cheng, J. T. Arnedt, J. R. Anderson, T. Roth, C. Fellman-Couture, R. A. Williams y C. L. Drake, «Treating Insomnia Improves Depression, Maladaptive Thinking, and Hyperarousal in Postmenopausal Women: Comparing Cognitive-Behavioral Therapy for Insomnia (CBTI), Sleep Restriction Therapy, and Sleep Hygiene Education», *Sleep Medicine*, 55 (marzo de 2019), págs. 124-134. <https://www.ncbi.nlm.nih.gov/pmc/articles/PMC6503531/>.

12. Jaff, N. G., y P. M. Maki, «Scientific Insights into Brain Fog During the Menopausal Transition», *Climacteric*, 24, núm. 4 (2021), págs. 317-318. <https://www.tandfonline.com/doi/full/10.1080/13697137.2021.1942700>.

13. Craig, M. C., P. M. Maki y D. G. M. Murphy, «The Women's Health Initiative Memory Study: Findings and Implications for Treatment», *The Lancet Neurology*, 493 (marzo de 2005), págs. 190-194. <https://pubmed.ncbi.nlm.nih.gov/15721829/>.

14. Yu, Q., C. X. Yin, Y. Hui, J. Yu, F. F. He, J. Wei y Y. Y. Wu, «Comparison of the Effect of Fluoxetine Combined with Hormone Replacement Therapy (HRT) and Single HRT in Treating Menopausal Depression», *Zhonghua Fu Chan Ke Za Zhi*, 39, núm. 7 (julio de 2004), págs. 461-464. <https://pubmed.ncbi.nlm.nih.gov/15347469/>.

15. Morgan, M. L., I. A. Cook, A. J. Rapkin y A. F. Leuchter, «Estrogen Augmentation of Antidepressants in Perimenopausal Depression: A Pilot Study», *Journal of Clinical Psychiatry*, 66, núm. 6 (junio de 2005), págs. 774-780. <https://pubmed.ncbi.nlm.nih.gov/15960574/>.

16. Mangweth-Matzek, B., H. W. Hoek, C. I. Rupp, G. Kemmler, H. G. Pope y J. Kinzl, «The Menopausal Transition – A Possible Window of Vulnerability for Eating Pathology», *International Journal of Eating Disorders*, 46, núm. 6

(septiembre de 2013), págs. 609-616. <https://pubmed.ncbi.nlm.nih.gov/23847142/>.

17. Mangweth-Matzek, B., C. I. Rupp, S. Vedova, V. Dunst, P. Hennecke, M. Daniaux y H. G. Pope, «Disorders of Eating and Body Image During the Menopausal Transition: Associations with Menopausal Stage and with Menopausal Symptomatology», *Eating and Weight Disorders*, 26, núm. 8 (diciembre de 2021), págs. 2763-2769. <https://pubmed.ncbi.nlm.nih.gov/33595812/>.

18. Thompson, K. A., y A. M. Bardone-Cone, «Evaluating Attitudes About Aging and Body Comparison as Moderators of the Relationship Between Menopausal Status and Disordered Eating and Body Image Concerns Among Middle-aged Women», *Maturitas*, 124 (junio de 2019), págs. 25-31. <https://pubmed.ncbi.nlm.nih.gov/31097174/>.

19. Marcus, M. D., J. T. Bromberger, H. L. Wei, C. Brown y H. M. Kravitz, «Prevalence and Selected Correlates of Eating Disorder Symptoms Among a Multiethnic Community Sample of Midlife Women», *Annals of Behavioral Medicine*, 33, núm. 3 (junio de 2007), págs. 269-277. <https://pubmed.ncbi.nlm.nih.gov/17600454/>.

20. Samuels, K. L., M. M. Maine y M. Tantillo, «Disordered Eating, Eating Disorders, and Body Image in Midlife and Older Women», *Current Psychiatry Reports*, 21, núm. 8 (1 de julio de 2019), 70. <https://pubmed.ncbi.nlm.nih.gov/31264039/>.

21. Robinson, J. G., N. Ijioma y W. Harris, «Omega-3 Fatty Acids and Cognitive Function in Women», *Women's Health*, 6, núm. 1 (enero de 2010), págs. 119-134. <https://www.ncbi.nlm.nih.gov/pmc/articles/PMC2826215/>.

22. Chae, M., y K. Park, «Association Between Dietary Omega-3 Fatty Acid Intake and Depression in Postmenopausal Women», *Nutrition Research and Practice*, 15, núm. 4 (agosto de 2021), págs. 468-478. <https://www.ncbi.nlm.nih.gov/pmc/articles/PMC8313386/>.

23. National Institutes of Health, Office of Dietary Supplements, «Choline». <https://ods.od.nih.gov/factsheets/Choline-HealthProfessional/>.

24. Yagi, A., R. Nouchi, L. Butler y R. Kawashima, «Lutein Has a Positive Impact on Brain Health in Healthy Older Adults: A Systematic Review of Randomized Controlled Trials and Cohort Studies», *Nutrients*, 13 (2021), 1746. <https://mdpi-res.com/d_attachment/nutrients/nutrients-13-01746/article_deploy/nutrients-13-01746.pdf>.

25. Paolucci, E. M., D. Loukov, D. W. E. Bowdish y J. J. Heisz, «Exercise Reduces Depression and Inflammation but Intensity Matters», *Biological Psychology*,

133 (marzo de 2018), págs. 79-84. <https: //pubmed.ncbi.nlm.nih.gov/ 29408464/>.

26. Gujral, S., H. Aizenstein, C. F. Reynolds, III, M. A. Butters y K. I. Erickson, «Exercise Effects on Depression: Possible Neural Mechanisms», *General Hospital Psychiatry*, 49 (noviembre de 2017), págs. 2-10. <https://www.ncbi. nlm.nih.gov/pmc/articles/PMC6437683/>.

27. Hoffman, B. M., M. A. Babyak, W. E. Craighead, A. Sherwood, P. M. Doraiswamy, M. J. Coons y J. A. Blumenthal, «Exercise and Pharmacotherapy in Patients With Major Depression: One-Year Follow-Up of the SMILE Study», *Psychosomatic Medicine*, 73, núm. 2 (febrero-marzo de 2011), págs. 127-133. <https://www.ncbi.nlm.nih.gov/pmc/articles/PMC3671874/>.

28. Dąbrowska-Galas, M., y J. Dąbrowska, «Physical Activity Level and Self-Esteem in Middle-Aged Women», *International Journal of Environmental Research and Public Health*, 18, núm. 14 (julio de 2021). <https://www.ncbi. nlm.nih.gov/pmc/articles/PMC8305857/>.

29. Mandolesi, L, A. Polverino, S. Montuori, F. Foti, G. Ferraioli, P. Sorrentino y G. Sorrentino, «Effects of Physical Exercise on Cognitive Functioning and Wellbeing: Biological and Psychological Benefits», *Frontiers in Psychology*, 9 (2018), 509. <https://www.ncbi.nlm.nih.gov/pmc/articles/PMC593 4999/>.

30. Anderson, D., C. Seib y L. Rasmussen, «Can Physical Activity Prevent Physical and Cognitive Decline in Postmenopausal Women? A Systematic Review of the Literature», *Maturitas*, 79, núm. 1 (septiembre de 2014), págs. 14-33. <https://pubmed.ncbi.nlm.nih.gov/25008420/>.

31. Schuch, F. B., S. S. Pinto, N. C. Bagatine, P. Zaffari, C. L. Alberton, E. L. Cadore, R. F. Silva y L. F. M. Kruel, «Water-based Exercise and Quality of Life in Women: The Role of Depressive Symptoms», *Women & Health*, 54, núm. 2 (2014), págs. 161-175. <https://pubmed.ncbi.nlm.nih.gov/24329 155/>.

32. Abedi, P., P. Nikkhah y S. Najar, «Effect of Pedometer-based Walking on Depression, Anxiety, and Insomnia Among Postmenopausal Women», *Climacteric*, 18, núm. 6 (2015), págs. 841-845. <https://pubmed.ncbi.nlm. nih.gov/26100101/>.

33. Aibar-Almazán, A., F. Hita-Contreras, D. Cruz-Díaz, M. de la Torre-Cruz, J. D. Jiménez-García y A. Martínez-Amat, «Effects of Pilates Training on Sleep Quality, Anxiety, Depression and Fatigue in Postmenopausal Women: A Randomized Controlled Trial», *Maturitas*, 124 (junio de 2019), págs. 62-67. <https://pubmed.ncbi.nlm.nih.gov/31097181/>.

34. Jorge, M. P., D. F. Santaella, I. M. O. Pontes, V. K. M. Shiramizu, E. B. Nascimento, A. Cabral, T. M. A. M. Lemos, R. H. Silva y A. M. Ribeiro, «Hatha Yoga Practice Decreases Menopause Symptoms and Improves Quality of Life: A Randomized Controlled Trial», *Complementary Therapies in Medicine*, 26 (junio de 2016), págs.128-135. <https://pubmed.ncbi.nlm.nih.gov/27261993/>.

35. Wong, C., B. H. K. Yip, T. Gao, K. Y. U. Lam, D. M. S. Woo, A. L. K. Yip, C. Y. Chin, W. P. Y. Tang, M. M. T. Choy, K. W. K. Tsang, S. C. Ho, H. S. W. Ma y S. Y. S. Wong, «Mindfulness-Based Stress Reduction (MBSR) or Psychoeducation for the Reduction of Menopausal Symptoms: A Randomized, Controlled Clinical Trial», *Scientific Reports*, 8 (2018). <https://www.ncbi.nlm.nih.gov/pmc/articles/PMC5919973/>.

36. Schwert, C., S. Aschenbrenner, M. Weisbrod y A. Schröder, «Cognitive Impairments in Unipolar Depression: The Impact of Rumination», *Psychopathology*, 50, núm. 5 (2017), págs. 347-354. <https://pubmed.ncbi.nlm.nih.gov/28850956/>.

37. Koçak, D. Y., y Y. Varişoğlu, «The Effect of Music Therapy on Menopausal Symptoms and Depression: A Randomized-controlled Study», *Menopause*, 29, núm. 5 (mayo de 2022), págs. 545-552. <https://journals.lww.com/menopausejournal/Abstract/9000/The_effect_of_music_therapy_on_menopausal_symptoms.96827.aspx>.

38. Morita, E., S. Fukuda, J. Nagano, N. Hamajima, H. Yamamoto, Y. Iwai, T. Nakashima, H. Ohira y T. Shirakawa, «Psychological Effects of Forest Environments on Healthy Adults: Shinrin-yoku (Forest-air Bathing, Walking) as a Possible Method of Stress Reduction», *Public Health*, 121, núm. 1 (enero de 2007), págs. 54-63. <https://pubmed.ncbi.nlm.nih.gov/17055544/>.

39. Konishi, M., B. Berberian, V. de Gardelle y J. Sackur, «Multitasking Costs on Metacognition in a Triple-task Paradigm», *Psychonomic Bulletin & Review*, 28, núm. 6 (diciembre de 2021), págs. 2075-2084. <https://pubmed.ncbi.nlm.nih.gov/34173189/>.

40. Bach, D., G. Groesbeck, P. Stapleton, R. Sims, K. Blickheuser y D. Church, «Clinical EFT (Emotional Freedom Techniques) Improves Multiple Physiological Markers of Health», *Journal of Evidence-Based Integrative Medicine*, 24 (2019). <https://www.ncbi.nlm.nih.gov/pmc/articles/PMC6381429/>.

41. Mosconi, L, V. Berti, J. Dyke, E. Schelbaum, S. Jett, L. Loughlin, G. Jang, A. Rahman, H. Hristov, S. Pahlajani, R. Andrews, D. Matthews, O. Etingin, C. Ganzer, M. de Leon, R. Isaacson y R. D. Brinton, «Menopause Impacts Hu-

man Brain Structure, Connectivity, Energy Metabolism, and Amyloid-beta Deposition», *Scientific Reports*, 11 (2021). <https://www.nature.com/articles/s41598-021-90084-y>.

42. Greendale, G. A., M. H. Huang, R. G. Wight, T. Seeman, C. Luetters, N. E. Avis, J. Johnston y A. S. Karlamangla, «Effects of the Menopause Transition and Hormone Use on Cognitive Performance in Midlife Women», *Neurology*, 72, núm. 21 (26 de mayo de 2009), págs. 1850-1857. <https://www.ncbi.nlm.nih.gov/pmc/articles/PMC2690984/>.

9. La menopausia que parece no tener fin

1. DiBonaventura, M., X. Luo, M. Moffatt, A. G. Bushmakin, M. Kumar y J. Bobula, «The Association Between Vulvovaginal Atrophy Symptoms and Quality of Life Among Postmenopausal Women in the United States and Western Europe», *Journal of Women's Health*, 24, núm. 9 (septiembre de 2015), págs. 713-722. <https://pubmed.ncbi.nlm.nih.gov/26199981/>.

2. Moyneur, E., K. Dea, L. R. Derogati, F. Vekeman, A. Y. Dury y F. Labrie, «Prevalence of Depression and Anxiety in Women Newly Diagnosed with Vulvovaginal Atrophy and Dyspareunia», *Menopause*, 27, núm. 2 (febrero de 2020), págs. 134-142. <https://pubmed.ncbi.nlm.nih.gov/31688416/>.

3. Kline, C. E., A. B. Colvin, K. P. Gabriel, C. A. Karvonen-Gutiérrez, J. A. Cauley, M. H. Hall, K. A. Matthews, K. M. Ruppert, G. S. Neal-Perry, E. S. Strotmeyer y B. Sternfeld, «Associations Between Longitudinal Trajectories of Insomnia Symptoms and Sleep Duration with Objective Physical Function in Postmenopausal Women: The Study of Women's Health Across the Nation», *Sleep*, 44, núm. 8 (agosto de 2021). <https://www.ncbi.nlm.nih.gov/pmc/articles/PMC8361301/>.

4. Grandner, M. A., S. Nowakowski, J. D. Kloss y M. L. Perlis, «Insomnia Symptoms Predict Physical and Mental Impairments Among Postmenopausal Women», *Sleep Medicine*, 16, núm. 3 (marzo de 2015), págs. 317-318. <https://www.ncbi.nlm.nih.gov/pmc/articles/PMC4375439/>.

5. Mili, N., S. A. Paschou, A. Armeni, N. Georgopoulos, D. G. Goulis e I. Lambrinoudaki, «Genitourinary Syndrome of Menopause: A Systematic Review on Prevalence and Treatment», *Menopause*, 28, núm. 6 (15 de marzo de 2021), págs. 706-716. <https://pubmed.ncbi.nlm.nih.gov/33739315/>.

6. Pérez-Herrezuelo, I., A. Aibar-Almazán, A. Martínez-Amat, R. Fábrega-Cuadros, E. Díaz- Mohedo, R. Wangensteen y F. Hita-Contreras, «Female

Sexual Function and Its Association with the Severity of Menopause-Related Symptoms», *International Journal of Environmental Research and Public Health*, 17, núm. 19 (octubre de 2020), 7235. <https://www.ncbi.nlm.nih.gov/pmc/articles/PMC7579461/>.

7. Avis, N. E., S. L. Crawford, G. Greendale, J. T. Bromberger, S. A. Everson-Rose, E. B. Gold, R. Hess, H. Joffe, H. M. Kravitz, P. G. Tepper y R. C. Thurston, «Duration of Menopausal Vasomotor Symptoms Over the Menopause Transition», *JAMA Internal Medicine*, 175, núm. 4 (1 de abril de 2015), págs. 531-539. <https://www.ncbi.nlm.nih.gov/pmc/articles/PMC4433164/>.

8. Woods, N. F., E. S. Mitchell, D. B. Percival y K. Smith-DiJulio, «Is the Menopausal Transition Stressful? Observations of Perceived Stress from the Seattle Midlife Women's Health Study», *Menopause*, 16, núm. 1 (enero-febrero de 2009). <https://www.ncbi.nlm.nih.gov/pmc/articles/PMC3842691/>.

9. Kołodyńska, G., M. Zalewski y K. Rożek-Piechura, «Urinary Incontinence in Postmenopausal Women—Causes, Symptoms, Treatment», *Przegląd Menopauzalny*, 18, núm. 1 (abril de 2019), págs. 46-50. <https://www.ncbi.nlm.nih.gov/pmc/articles/PMC6528037/>.

10. Shih, E., H. Hirsch y H. L. Thacker, «Medical Management of Urinary Incontinence in Women», *Cleveland Clinic Journal of Medicine*, 84, núm. 2 (febrero de 2017), págs. 151-158. <https://www.ccjm.org/content/84/2/151.long>.

11. The North American Menopause Society, «Urinary Incontinence». <https://www.menopause.org/for-women/sexual-health-menopause-online/causes-of-sexual-problems/urinary-incontinence>.

12. Parish, S. J., y S. R. Hahn, «Hypoactive Sexual Desire Disorder: A Review of Epidemiology, Biopsychology, Diagnosis, and Treatment», *Sexual Medicine Reviews*, 4, núm. 2 (abril de 2016), págs. 103-120. <https://pubmed.ncbi.nlm.nih.gov/27872021/>.

13. Greenstein, A., L. Abramov, H. Matzkin y J. Chen, «Sexual Dysfunction in Women Partners of Men with Erectile Dysfunction», *International Journal of Impotence Research*, 18 (2006), págs. 44-46. <https://www.nature.com/articles/3901367>.

14. The North American Menopause Society, «Vaginal Dryness». <https://www.menopause.org/docs/default-source/for-women/mn-vaginal-dryness.pdf>.

15. Mayo Clinic, «Kegel Exercises: A How-to Guide for Women». <https://

www.mayoclinic.org/healthy-lifestyle/womens-health/in-depth/kegel-exercises/art-20045283>.

16. The North American Menopause Society, «The North American Menopause Society Statement on Continuing Use of Systemic Hormone Therapy After Age 65». <http://www.menopause.org/docs/default-source/2015/2015-nams-hormone-therapy-after-age-65.pdf>.

17. Drake, C. L., D. A. Kalmbach, J. T. Arnedt, P. Cheng, C. V. Tonnu, A. Cuamatzi-Castelan y C. Fellman-Couture, «Treating Chronic Insomnia in Postmenopausal Women: A Randomized Clinical Trial Comparing Cognitive-behavioral Therapy for Insomnia, Sleep Restriction Therapy, and Sleep Hygiene Education», *Sleep,* 42, núm. 2 (febrero de 2019). <https://academic.oup.com/sleep/article/42/2/zsy217/5179856>.

18. Sahni, S., A. Lobo-Romero y T. Smith, «Contemporary Non-hormonal Therapies for the Management of Vasomotor Symptoms Associated with Menopause: A Literature Review», *touchREVIEWS in Endocrinology*, 17, núm. 2, págs. 133-137. <https://www.touchendocrinology.com/reproductive-endocrinology/journal-articles/contemporary-non-hormonal-therapies-for-the-management-of-vasomotor-symptoms-associated-with-menopause-a-literature-review/>.

19. Pingarrón Santofimia, M. C., S. P. González Rodríguez, M. Lilue y S. Palacios, «Experience with Ospemifene in Patients with Vulvar and Vaginal Atrophy: Case Studies with Bone Marker Profiles», *Drugs in Context*, 9 (2020). <https://www.ncbi.nlm.nih.gov/pmc/articles/PMC7337603/>.

20. National Institutes of Health, Office of Dietary Supplements, «Vitamin B6». <https://ods.od.nih.gov/factsheets/VitaminB6-HealthProfessional/>.

21. Pereira, N., M. F. Naufel, E. B. Ribeiro, S. Tufik y H. Hachul, «Influence of Dietary Sources of Melatonin on Sleep Quality: A Review», *Journal of Food Science*, 85, núm. 1 (enero de 2020), págs. 5-13. <https://ift.onlinelibrary.wiley.com/doi/full/10.1111/1750-3841.14952>.

22. National Institutes of Health, Office of Dietary Supplements, «Black Cohosh». <https://ods.od.nih.gov/factsheets/BlackCohosh-HealthProfessional/>.

23. Halis, F., P. Yildirim, R. Kocaaslan, K. Cecen y A. Gokce, «Pilates for Better Sex: Changes in Sexual Functioning in Healthy Turkish Women After Pilates Exercise», *Journal of Sex & Marital Therapy*, 42, núm. 4 (18 de mayo de 2016), págs. 302-308. <https://pubmed.ncbi.nlm.nih.gov/25826474/>.

24. Brown, L., C. Bryant, V. Brown, B. Bei y F. Judd, «Investigating how Menopausal Factors and Self-compassion Shape Well-being: An Exploratory

Path Analysis», *Maturitas*, 81, núm. 2 (junio de 2015), págs. 293-299. <https://pubmed.ncbi.nlm.nih.gov/25818770/>.

25. Motzer, A. A., y V. Hertig, «Stress, Stress Response, and Health», *The Nursing Clinics of North America*, 39, núm. 1 (marzo de 2004), págs. 1-17. <https:// pubmed.ncbi.nlm.nih.gov/15062724/>.

26. American Physiological Society, «Anticipating A Laugh Reduces Our Stress Hormones, Study Shows», (10 de abril de 2008). <https://www. sciencedaily.com/releases/2008/04/080407114617.htm>.

27. Berg, J., «The Stress of Caregiving», *The North American Menopause Society: The Female Patient*, 36 (julio de 2011), págs. 33-36, <http://www.menopau se.org/docs/default-document-library/careberg.pdf?sfvrsn=2>.

10. La menopausia silenciosa

1. Cleveland Clinic, «Postmenopause». <https://my.clevelandclinic.org/health/ diseases/21837-postmenopause>.

2. Currie, H., y C. Williams, «Menopause, Cholesterol and Cardiovascular Disease», *US Cardiology*, 5, núm. 1 (2008), págs. 12-14. <https://www.uscjour nal.com/articles/menopause-cholesterol-and-cardiovascular-disease-0>.

3. Swarup, S., A. Goyal, Y. Grigorova y R. Zeltser, «Metabolic Syndrome», *StatPearls*. <https://www.ncbi.nlm.nih.gov/books/NBK459248/>.

4. Mayo Clinic, «Metabolic Syndrome». <https://www.mayoclinic.org/disea ses-conditions/metabolic-syndrome/diagnosis-treatment/drc-20351921>.

5. Centers for Disease Control and Prevention, «Diabetes Tests». <https:// www.cdc.gov/diabetes/basics/getting-tested.html>.

6. Centers for Disease Control and Prevention, «Prediabetes – Your Chance to Prevent Type 2 Diabetes». <https://www.cdc.gov/diabetes/basics/pre diabetes.html>.

7. Varacallo, M., T. J. Seaman, J. S. Jandu y P. Pizzutillo, «Osteopenia», *StatPearls*. <https://www.ncbi.nlm.nih.gov/books/NBK499878/>.

8. Edwards, B. A., D. M. O'Driscoll, A. Ali, A. S. Jordan, J. Trinder y A. Malhotra, «Aging and Sleep: Physiology and Pathophysiology», *Seminars in Respiratory and Critical Care Medicine*, 31, núm. 5 (octubre de 2010), págs. 618-633. <https://www.ncbi.nlm.nih.gov/pmc/articles/PMC3500384/>.

9. Miner, B., y M. H. Kryger, «Sleep in the Aging Population», *Sleep Medicine Clinics*, 15, núm. 2 (junio de 2020), págs. 311-318. <https://pubmed.ncbi. nlm.nih.gov/32386704/>.

10. Zolfaghari, S., C. Yao, C. Thompson, N. Gosselin, A. Desautels, T. T. Dang-Vu, R. B. Postuma y J. Carrier, «Effects of Menopause on Sleep Quality and Sleep Disorders: Canadian Longitudinal Study on Aging», *Menopause*, 27, núm. 3 (marzo de 2020), págs. 295-304. <https://pubmed.ncbi.nlm.nih.gov/31851117/>.

11. MedlinePlus, «Obstructive Sleep Apnea». <https://medlineplus.gov/genetics/condition/obstructive-sleep-apnea/>.

12. M. V. Seeman, M. V., «Why Are Women Prone to Restless Legs Syndrome?», *International Journal of Environmental Research and Public Health*, 17, núm. 1 (enero de 2020), 368. <https://www.ncbi.nlm.nih.gov/pmc/articles/PMC6981604/>.

13. Cleveland Clinic, «Restless Legs Syndrome». <https://my.clevelandclinic.org/health/diseases/9497-restless-legs-syndrome>.

14. Romero-Peralta, S., I. Cano-Pumarega, C. Garcia-Malo, L. A. Ramos y D. García-Borreguero, «Treating Restless Legs Syndrome in the Context of Sleep Disordered Breathing Comorbidity», *European Respiratory Review*, 28 (2019). <https://err.ersjournals.com/content/28/153/190061>.

15. Cleveland Clinic Health Essentials, «Statins Giving You Achy Muscles? Ask Your Doctor About These 4 Potential Fixes». <https://health.clevelandclinic.org/statins-giving-you-achy-muscles-ask-your-doctor-about-these-4-potential-fixes/>.

16. Qu, H., M. Guo, H. Chai, W. T. Wang, Z-y. Gao y D. Z. Shi, «Effects of Coenzyme Q10 on Statin-Induced Myopathy: An Updated Meta-Analysis of Randomized Controlled Trials», *Journal of the American Heart Association*, 7, núm. 19 (25 de septiembre de 2018). <https://www.ahajournals.org/doi/10.1161/JAHA.118.009835>.

17. Ockermann, P., L. Headley, R. Lizio y J. Hansmann, «A Review of the Properties of Anthocyanins and Their Influence on Factors Affecting Cardiometabolic and Cognitive Health», *Nutrients*, 13, núm. 8 (agosto de 2021), 2831. <https://www.ncbi.nlm.nih.gov/pmc/articles/PMC8399873/>.

18. Hord, N. G., Y. Tang y N. S. Bryan, «Food Sources of Nitrates and Nitrites: The PhysiologicContext for Potential Health Benefits», *The American Journal of Clinical Nutrition*, 90, núm. 1 (julio de 2009), págs. 1-10. <https://academic.oup.com/ajcn/article/90/1/1/4596750>.

19. Mayo Clinic, «Nutrition and Healthy Eating: 3 Diet Changes Women Over 50 Should Make Right Now». <https://www.mayoclinic.org/healthy-lifestyle/nutrition-and-healthy-eating/in-depth/3-diet-changes-women-over-50-should-make-right-now/art-20457589>.

20. National Institutes of Health, Office of Dietary Supplements, «Calcium». <https://ods.od.nih.gov/factsheets/Calcium-HealthProfessional/>.

21. National Institutes of Health, Office of Dietary Supplements, «Vitamin D». <https://ods.od.nih.gov/factsheets/VitaminD-HealthProfessional/>.

22. National Institutes of Health, Office of Dietary Supplements, «Vitamin K». <https://ods.od.nih.gov/factsheets/vitaminK-HealthProfessional/>.

23. National Institutes of Health, Office of Dietary Supplements, «Vitamin C». <https://ods.od.nih.gov/factsheets/VitaminC-HealthProfessional/>.

24. Nelson, J. B., «Mindful Eating: The Art of Presence While You Eat», *Diabetes Spectrum*, 30, núm. 3 (agosto de 2017), págs. 171-174. <https://www.ncbi.nlm.nih.gov/pmc/articles/PMC5556586/>.

25. Musich, S., S. S. Wang, S. Kraemer, K. Hawkins y E. Wicker, «Purpose in Life and Positive Health Outcomes Among Older Adults», *Population Health Management*, 21, núm. 2 (1 de abril de 2018), págs. 139-147. <https://www.ncbi.nlm.nih.gov/pmc/articles/PMC5906725/>.

26. *Greater Good in Action*, «Body Scan Meditation». <https://ggia.berkeley.edu/practice/bodyscanmeditation>.

27. Mayo Clinic Health System, «5, 4, 3, 2, 1: Countdown to Make Anxiety Blast Off» (6 de junio de 2020). <https://www.mayoclinichealthsystem.org/hometown-health/speaking-of-health/5-4-3-2-1-countdown-to-make-anxiety-blast-off>.

28. Morrow-Howell, N., J. Hinterlong, P. A. Rozario y F. Tang, «Effects of Volunteering on the Well-being of Older Adults», *The Journals of Gerontology. Series B, Psychological Sciences and Social Sciences*, 58, núm. 3 (mayo de 2003), págs. S137-145. <https://pubmed.ncbi.nlm.nih.gov/12730314/>.

29. Huo, M., L. M. S. Miller, K. Kim y S. Liu, «Volunteering, Self-Perceptions of Aging, and Mental Health in Later Life», *Gerontologist*, 61, núm. 7 (13 de septiembre de 2021), págs. 1131-1140. <https: //pubmed.ncbi.nlm.nih.gov/33103726/>.

11. Prioriza el alivio de los síntomas y tu seguridad

1. Leproult, R., y E. van Cauter, «Role of Sleep and Sleep Loss in Hormonal Release and Metabolism», *Endocrine Development*, 17 (2010), págs. 11-21. <https://www.ncbi.nlm.nih.gov/pmc/articles/PMC3065172/>.

2. Women's Health Network, «Talking to Your Doctor About Hormone Therapy». <https://www.womenshealthnetwork.com/hrt/hormone-therapy-talking-to-your-doctor/>.

12. Personaliza tu plan de tratamiento

1. Khunger, N., y K. Mehrotra, «Menopausal Acne – Challenges And Solutions», *International Journal of Women's Health*, 11 (2019), págs. 555-567. <https://www.ncbi.nlm.nih.gov/pmc/articles/PMC6825478/>.
2. Aylett, E., N. Small y P. Bower, «Exercise in the Treatment of Clinical Anxiety in General Practice – A Systematic Review and Meta-analysis», *BMC Health Services Research*, 18 (2018), 559. <https://www.ncbi.nlm.nih.gov/pmc/articles/PMC6048763/>.
3. Simon, N. M., S. G. Hofmann, D. Rosenfield, S. S. Hoeppner, E. A. Hoge, E. Bui y S. B. S. Khalsa, «Efficacy of Yoga vs Cognitive Behavioral Therapy vs Stress Education for the Treatment of Generalized Anxiety Disorder: A Randomized Clinical Trial», *JAMA Psychiatry*, 78, núm. 1 (1 de enero de 2021), págs. 13-20. <https://pubmed.ncbi.nlm.nih.gov/32805013/>.
4. Aibar-Almazán, A., F. Hita-Contreras, D. Cruz-Díaz, M. de la Torre-Cruz, J. D. Jiménez-García y A. Martínez-Amat, «Effects of Pilates Training on Sleep Quality, Anxiety, Depression, and Fatigue in Postmenopausal Women: A Randomized Controlled Trial», *Maturitas*, 124 (junio de 2019), págs. 62-67. <https://pubmed.ncbi.nlm.nih.gov/31097181/>.
5. Gong, M., H. Dong, Y. Tang, W. Huang y F. Lu, «Effects of Aromatherapy on Anxiety: A Meta-analysis of Randomized Controlled Trials», *Journal of Affective Disorders*, 274 (1 de septiembre de 2020), págs. 1028-1040. <https://www.sciencedirect.com/science/article/abs/pii/S016503271933160X>.
6. Mahdood, B., B. Imani y S. Khazaei, «Effects of Inhalation Aromatherapy With Rosa damascena (Damask Rose) on the State Anxiety and Sleep Quality of Operating Room Personnel During the COVID-19 Pandemic: A Randomized Controlled Trial», *Journal of PeriAnesthesia Nursing* (20 de octubre de 2021). <https://www.ncbi.nlm.nih.gov/pmc/articles/PMC8554138/>.
7. Barati, F., A. Nasiri, N. Akbari y G. Sharifzadeh, «The Effect of Aromatherapy on Anxiety in Patients», *Nephro-Urology Monthly*, 8, núm. 5 (septiembre de 2016). <https://www.ncbi.nlm.nih.gov/pmc/articles/PMC5111093/>.
8. Dahiya, P., R. Kamal, M. Kumar, M. Niti, R. Gupta y K. Chaudhary, «Burning Mouth Syndrome and Menopause», *International Journal of Preventive Medicine*, 4, núm. 1 (enero de 2013), págs. 15-20. <https://www.ncbi.nlm.nih.gov/pmc/articles/PMC3570906/>.
9. Teruel, A., y S. Patel, «Burning Mouth Syndrome: A Review of Etiology,

Diagnosis, and Management», *General Dentistry* (marzo/abril de 2019), págs. 25-29. <https://www.agd.org/docs/default-source/self-instruction-(gen dent)/gendent_ma19_patel.pdf?sfvrsn=266273b1_0>.

10. National Institute of Dental and Craniofacial Research, «Burning Mouth Syndrome». <https://www.nidcr.nih.gov/health-info/burning-mouth>.

11. Khan, J., M. Anwer, N. Noboru, D. Thomas y M. Kalladka, «Topical Application in Burning Mouth Syndrome», *Journal of Dental Sciences*, 14, núm. 4 (diciembre de 2019), págs. 352-357. <https://www.sciencedirect.com/science/article/pii/S1991790219301692>.

12. Davis, S. R., C. Castelo-Branco, P. Chedraui, M. A. Lumsden, R. E. Nappi, D. Shah y P. Villaseca, «Understanding Weight Gain at Menopause», *Climacteric*, 15, núm. 5 (septiembre de 2012), págs. 419-429. <https://www.tand fonline.com/doi/full/10.3109/13697137.2012.707385>.

13. Kapoor, E., M. L. Collazo-Clavell y S. S. Faubion, «Weight Gain in Women at Midlife: A Concise Review of the Pathophysiology and Strategies for Management», *Mayo Clinic Proceedings*, 92, núm. 10 (octubre de 2017), págs. 1552-1558. <https://pubmed.ncbi.nlm.nih.gov/28982486/>.

14. Mayo Clinic, «Chart of High-Fiber Foods». <https://www.mayoclinic.org/healthy-lifestyle/nutrition-and-healthy-eating/in-depth/high-fiber-foods/art-20050948>.

15. Howarth, N. C., E. Saltzman y S. B. Roberts, «Dietary Fiber and Weight Regulation», *Nutrition Reviews*, 59, núm. 5 (mayo de 2001), págs. 129-139. <https://pubmed.ncbi.nlm.nih.gov/11396693/>.

16. Chaikittisilpa, S., N. Rattanasirisin, R. Panchaprateep, N. Orprayoon, P. Phutrakul, A. Suwan y U. Jaisamrarn, «Prevalence of Female Pattern Hair Loss in Postmenopausal Women: A Cross-sectional Study», *Menopause*, 29, 4 (abril del 2022), págs. 415-420. <https://journals.lww.com/menopause-journal/Abstract/2022/04000/Prevalence_of_female_pattern_hair_loss_in.7.aspx>.

17. Goluch-Koniuszy, Z. S., «Nutrition of Women with Hair Loss Problem During the Period of Menopause», *Menopause Review*, 15, núm. 1 (marzo de 2016), págs. 56-61. <https://www.ncbi.nlm.nih.gov/pmc/articles/PMC48 28511/>.

18. Chang, J. P. C., K. P. Su, V. Mondelli y C. M. Pariante, «Omega-3 Polyunsaturated Fatty Acids in Youths with Attention Deficit Hyperactivity Disorder: A Systematic Review and Meta-Analysis of Clinical Trials and Biological Studies», *Neuropsychopharmacology*, 43, núm. 3 (febrero de 2018), págs. 534-545. <https://www.ncbi.nlm.nih.gov/pmc/articles/PMC5669464/>.

19. Sexual Medicine Society of North America (SMSNA), «What Is Sensate Focus and How Does It Work?». <https://www.smsna.org/patients/did-you-know/what-is-sensate-focus-and-how-does-it-work>.

20. Seal, B. N., y C. M. Meston, «The Impact of Body Awareness on Women's Sexual Health: A Comprehensive Review», *Sexual Medicine Reviews*, 8, núm. 2 (abril de 2020), págs. 242-255. <https: //pubmed.ncbi.nlm.nih.gov/ 29678474/>.

21. Shifren, J. L., «Patient Education: Sexual Problems in Women (Beyond the Basics)», UpToDate. <https://www.uptodate.com/contents/sexual-problems-in-women-beyond-the-basics>.

22. The North American Menopause Society, «MenoNote: Vaginal Dryness». <https://www.menopause.org/docs/default-source/for-women/mn-vagi nal-dryness.pdf>.

23. Herbenick, D., y J. D. Fortenberry, «Exercise-induced Orgasm and Pleasure Among Women», *Sexual and Relationship Therapy*, 26, núm. 4 (2011), págs. 378-388. <https://www.tandfonline.com/doi/abs/10.1080/14681994. 2011.647902>.

24. Kim, H. K., S. Y. Kang, Y. J. Chung, J. H. Kim y M. R. Kim, «The Recent Review of the Genitourinary Syndrome of Menopause», *Journal of Menopausal Medicine*, 21, núm. 2 (agosto de 2015), págs. 65-71. <https://www.ncbi.nlm. nih.gov/pmc/articles/PMC4561742/>.

25. Magliano, M., «Menopausal Arthralgia: Fact or Fiction», *Maturitas*, 67, núm. 1 (septiembre de 2010), págs. 29-33. <https://pubmed.ncbi.nlm.nih. gov/20537472/>.

26. Clark, K. L., W. Sebastianelli, K. R. Flechsenhar, D. F. Aukermann, F. Meza, R. L. Millard, J. R. Deitch, P. S. Sherbondy y A. Albert, «24-Week Study on the Use of Collagen Hydrolysate as a Dietary Supplement in Athletes with Activity-Related Joint Pain», *Current Medical Research and Opinion*, 24, núm. 5 (mayo de 2008), págs. 1485-1496. <https://pubmed.ncbi.nlm.nih.gov/18 416885/>.

27. Gortner, E. M., S. S. Rude y J. W. Pennebaker, «Benefits of Expressive Writing in Lowering Rumination and Depressive Symptoms», *Behavior Therapy*, 37, núm. 3 (septiembre de 2006), págs. 292-303. <https://pubmed.ncbi. nlm.nih.gov/16942980/>.

28. Tao, L., R. Jiang, K. Zhang, Z. Qian, P. Chen, Y. Lv y Y. Yao, «Light Therapy in Non-seasonal Depression: An Update Meta-Analysis», *Psychiatry Research*, 291 (septiembre de 2020), 113247. <https://pubmed.ncbi.nlm.nih. gov/32622169/>.

29. Cunha, L. F., L. C. Pellanda y C. T. Reppold, «Positive Psychology and Gratitude Interventions: A Randomized Clinical Trial», *Frontiers in Psychology*, 10 (21 de marzo de 2019), 584. <https://pubmed.ncbi.nlm.nih.gov/30949102/>.

30. Gordon, J. L., M. Halleran, S. Beshai, T. A. Eisenlohr-Moul, J. Frederick y T. S. Campbell, «Endocrine and Psychosocial Moderators of Mindfulness-based Stress Reduction for the Prevention of Perimenopausal Depressive Symptoms: A Randomized Controlled Trial», *Psychoneuroendocrinology*, 130 (agosto de 2021), 105277. <https://pubmed.ncbi.nlm.nih.gov/34058560/>.

31. El Hajj, A., N. Wardy, S. Haidar, D. Bourgi, M. El Haddad, D. El Chammas, N. El Osta, L. R. Khabbaz y T. Papazian, «Menopausal Symptoms, Physical Activity Level and Quality of Life of Women Living in the Mediterranean Region», *PLoS ONE*, 15, núm. 3. <https://journals.plos.org/plosone/article?id=10.1371/journal.pone.0230515>.

32. Ward-Ritacco, C. L., A. L. Adrian, P. J. O'Connor, J. A. Binkowski, L. Q. Rogers, M. A., Johnson y E. M. Evans, «Feelings of Energy Are Associated with Physical Activity and Sleep Quality, but not Adiposity, in Middle-aged Postmenopausal Women», *Menopause*, 22, núm. 3 (marzo de 2015), págs. 304-311. <https://journals.lww.com/menopausejournal/Abstract/2015/03000/Feelings_of_energy_are_associated_with_physical.11.aspx>.

33. Gaiam, «1-Minute Breathing Exercise for Energy and Productivity». <https://www.gaiam.com/blogs/discover/1-minute-breathing-exercise-for-energy-and-productivity>.

34. Katz, V. L., L. Rozas, R. Ryder y R. C. Cefalo, «Effect of Daily Immersion on the Edema of Pregnancy», *American Journal of Perinatalogy*, 9, núm. 4 (julio de 1992), págs. 225-227. <https://pubmed.ncbi.nlm.nih.gov/1627208/>.

35. Lenger, S. M., M. S. Bradley, D. A. Thomas, M. H. Bertolet, J. L. Lowder y S. Sutcliffe, «D-mannose vs Other Agents for Recurrent Urinary Tract Infection Prevention in Adult Women: A Systematic Review and Meta-analysis», *American Journal of Obstetrics and Gynecology*, 223, núm. 2 (agosto de 2020), págs. 265.e1-265.e.13. <https://www.ncbi.nlm.nih.gov/pmc/articles/PMC7395894/>.

36. Baker, F. C., M. de Zambott, I. M. Colrain y B. Bei, «Sleep Problems During the Menopausal Transition: Prevalence, Impact, and Management Challenges», *Nature and Science of Sleep*, 10 (2018), págs. 73-95. <https://www.ncbi.nlm.nih.gov/pmc/articles/PMC5810528/>.

37. Sharma, S., y M. Kavuru, «Sleep and Metabolism: An Overview», *International Journal of Endocrinology* (2010). <https://www.ncbi.nlm.nih.gov/pmc/articles/PMC2929498/>.

38. Terauchi, M., T. Odai, A. Hirose, K. Kato, M. Akiyoshi, M. Masuda, R. Tsunoda, H. Fushiki y N. Miyasaka, «Dizziness in Peri-and Postmenopausal Women Is Associated with Anxiety: A Cross-sectional Study», *BioPsychoSocial Medicine*, 12 (2018), 21. <https://www.ncbi.nlm.nih.gov/pmc/articles/PMC6291970/>.

39. Medical News Today, «Does menopause cause dizziness?». <https://www.medicalnewstoday.com/articles/319860>.

40. Mayo Clinic, «Orthostatic Hypotension (Postural Hypotension)». <https://www.mayoclinic.org/diseases-conditions/orthostatic-hypotension/diagnosis-treatment/drc-20352553>.

41. Cleveland Clinic, «Low Blood Pressure (Orthostatic Hypotension)». <https://my.clevelandclinic.org/health/diseases/9385-low-blood-pressure-orthostatic-hypotension>.

42. Cleveland Clinic, «Vestibular Rehabilitation». <https://my.clevelandclinic.org/health/treatments/15298-vestibular-rehabilitation>.

43. Sanaati, F., S. Najafi, Z. Kashaninia y M. Sadeghi, «Effect of Ginger and Chamomile on Nausea and Vomiting Caused by Chemotherapy in Iranian Women with Breast Cancer», *Asian Pacific Journal of Cancer Prevention*, 17, núm. 8 (2016), págs. 4125-4129. <https://pubmed.ncbi.nlm.nih.gov/27644672/>.

44. Steele, N. M., J. French, J. Gatherer-Boyles, S. Newman y S. Leclaire, «Effect of Acupressure by Sea-Bands on Nausea and Vomiting of Pregnancy», *Journal of Obstetric, Gynecologic, and Neonatal Nursing*, 30, núm. 1 (enero-febrero de 2001), págs. 61-70. <https://pubmed.ncbi.nlm.nih.gov/11277163/>.

45. Sharifzadeh, F., M. Kashanian, J. Koohpayehzadeh, F. Rezaian, N. Sheikhansari y N. Eshraghi, «A Comparison Between the Effects of Ginger, Pyridoxine (Vitamin B6), and Placebo for the Treatment of the First Trimester Nausea and Vomiting of Pregnancy (NVP)», *Journal of Maternal-Fetal and Neonatal Medicine*, 31, núm. 19 (octubre de 2018), págs. 2509-2514. <https://pubmed.ncbi.nlm.nih.gov/28629250/>.

46. National Institutes of Health, Office of Dietary Supplements, «Vitamin B6». <https://ods.od.nih.gov/factsheets/VitaminB6-Consumer>/.

47. Gurvich, C., C. Zhu y S. Arunogiri, «"Brain Fog" During Menopause is Real – It Can Disrupt Women's Work and Spark Dementia Fears», *The Conversation* (13 de diciembre de 2021). <https://theconversation.com/brain-fog-during-menopause-is-real-it-can-disrupt-womens-work-and-spark-dementia-fears-173150>.

48. Peck, T., L. Olsakovsky y S. Aggarwal, «Dry Eye Syndrome in Menopause

and Perimenopausal Age Group», *Journal of Mid-Live Health*, 8, núm. 2 (abril-junio de 2017), págs. 51-54. <https://www.ncbi.nlm.nih.gov/pmc/articles/PMC5496280/>.

49. Mayo Clinic, «Dry Eyes». <https://www.mayoclinic.org/diseases-conditions/dry-eyes/symptoms-causes/syc-20371863>.

50. Boyd, K., «What Is Dry Eye? Symptoms, Causes, and Treatment», *American Academy of Ophthalmology* (15 de septiembre de 2021). <https://www.aao.org/eye-health/diseases/what-is-dry-eye#treatment>.

51. Cleveland Clinic, «Women and Heart Rate». <https://my.clevelandclinic.org/health/diseases/17644-women – abnormal-heart-beats>.

52. Sievert, L. L., y C. M. Obermeyer, «Symptom Clusters at Midlife: A Four-Country Comparison of Checklist and Qualitative Responses», *Menopause*, 19, núm. 2 (febrero de 2012), págs. 133-144. <https://www.ncbi.nlm.nih.gov/pmc/articles/PMC3267011/>.

53. The North American Menopause Society, «Decreased Desire». <https://www.menopause.org/for-women/sexual-health-menopause-online/sexual-problems-at-midlife/decreased-desire>.

54. The North American Menopause Society, «Effective Treatments for Sexual Problems». <https://www.menopause.org/for-women/sexual-health-menopause-online/effective-treatments-for-sexual-problems>.

55. American Academy of Dermatology Association, «Caring For Your Skin in Menopause». <https://www.aad.org/public/everyday-care/skin-care-secrets/anti-aging/skin-care-during-menopause>.

56. Cleveland Clinic, «Here's How Menopause Affects Your Skin and Hair». <https://health.clevelandclinic.org/heres-how-menopause-affects-your-skin-and-hair/>.

57. Balci, F. L., C. Uras y S. Feldman, «Clinical Factors Affecting the Therapeutic Efficacy of Evening Primrose Oil on Mastalgia», *Annals of Surgical Oncology*, 27, núm. 12 (noviembre de 2020), págs. 4844-4852. <https://pubmed.ncbi.nlm.nih.gov/32748152/>.

58. The North American Menopause Society, «Menopause FAQS: Hot Flashes». <https://www.menopause.org/for-women/menopause-faqs-hot-flashes>.

59. Bansal, R., y N. Aggarwal, «Menopausal Hot Flashes: A Concise Review», *Journal of Mid-Life Health*, 10, núm. 1 (enero-marzo de 2019), págs. 6-13. <https://www.ncbi.nlm.nih.gov/pmc/articles/PMC6459071/>.

60. Li, T., Y. Zhang, Q. Cheng, M. Hou, X. Zheng, Q. Zheng y L. Li, «Quantitative Study on the Efficacy of Acupuncture in the Treatment of Menopausal Hot Flashes and its Comparison with Nonhormonal Drugs», *Menopause*,

28, núm. 5 (15 de marzo de 2021), págs. 564-572. <https://pubmed.ncbi.nlm.nih.gov/33739313/>.

61. Kazemi, F., A. Z. Masoumi, A. Shayan y K. Oshvandi, «The Effect of Evening Primrose Oil Capsule on Hot Flashes and Night Sweats in Postmenopausal Women: A Single-Blind Randomized Controlled Trial», *Journal of Menopausal Medicine*, 27, núm. 1 (abril de 2021), págs. 8-14. <https://www.ncbi.nlm.nih.gov/pmc/articles/PMC8102809/>.

62. Farzaneh, F., S. Fatehi, M. R. Sohrabi y K. Alizadeh, «The Effect of Oral Evening Primrose Oil on Menopausal Hot Flashes: A Randomized Clinical Trial», *Archives of Gynecology and Obstetrics*, 288, núm. 5 (noviembre de 2013), págs. 1075-1079. <https://pubmed.ncbi.nlm.nih.gov/23625331/>.

63. Naseri, R., V. Farnia, K. Yazdchi, M. Alikhani, B. Basanj y S. Salemi, «Comparison of Vitex Agnus-castus Extracts with Placebo in Reducing Menopausal Symptoms: A Randomized Double-Blind Study», *Korean Journal of Family Medicine*, 40, núm. 6 (noviembre de 2019), págs. 362-367. <https://www.ncbi.nlm.nih.gov/pmc/articles/PMC6887765/>.

64. Komesaroff, P. A., C. V. Black, V. Cable y K. Sudhir, «Effects of Wild Yam Extract on Menopausal Symptoms, Lipids and Sex Hormones in Healthy Menopausal Women», *Climacteric*, 4, núm. 2 (junio de 2001), págs. 144-150. <https://pubmed.ncbi.nlm.nih.gov/11428178/>.

13. Autocuidado de aquí en adelante

1. National Institutes of Health, Office of Dietary Supplements, «Probiotics». <https://ods.od.nih.gov/factsheets/Probiotics-HealthProfessional/>.

2. National Institutes of Health, Office of Dietary Supplements, «Dietary Suppplements: What You Need to Know». <https://ods.od.nih.gov/factsheets/WYNTK-Consumer/>.

3. Corley, J., S. R. Cox, A. M. Taylor, M. V. Hernández, S. M. Maniega, L. Ballerini, S. Wiseman, R. Meijboom, E. V. Backhouse, M. E. Bastin, J. M. Wardlaw e I. J. Deary, «Dietary Patterns, Cognitive Function, and Structural Neuroimaging Measures of Brain Aging», *Experimental Gerontology*, 142 (diciembre de 2020). <https://www.sciencedirect.com/science/article/abs/pii/S0531556520304654>.

4. De Brito, T. R. P., D. P. Nunes, L. P. Corona, T. da Silva Alexandre y Y. A. de Oliveira Duarte, «Low Supply of Social Support as Risk Factor for Mortali-

ty in the Older Adults», *Archives of Gerontology and Geriatrics*, 73 (noviembre de 2017), págs. 77-81. <https://pubmed.ncbi.nlm.nih.gov/28783514/>.

5. Smith, G. L., L. Banting, R. Eime, G. O'Sullivan y J. G. Z. van Uffelen, «The Association Between Social Support and Physical Activity in Older Adults: A Systematic Review», *International Journal of Behavioral Nutrition and Physical Activity*, 14, núm. 1 (27 de abril de 2017), 56. <https://www.ncbi.nlm.nih.gov/pmc/articles/PMC5408452/>.

6. Hoffman, B. M., M. A. Babyak, W. E. Craighead, A. Sherwood, P. M. Doraiswamy, M. J. Coons y J. A. Blumenthal, «Exercise and Pharmacotherapy in Patients With Major Depression: One-Year Follow-Up of the SMILE Study», *Psychosomatic Medicine*, 73, núm. 2 (febrero-marzo de 2011), págs. 127-133. <https://www.ncbi.nlm.nih.gov/pmc/articles/PMC3671874/>.

7. Asbjørnsen, R. A., J. Wentzel, M. L. Smedsrød, J. Hjelmesæth, M. M. Clark, L. S. Nes y J. E. W. C. van Gemert-Pijnen, «Identifying Persuasive Design Principles and Behavior Change Techniques Supporting End User Values and Needs in eHealth Interventions for Long-Term Weight Loss Maintenance: Qualitative Study», *Journal of Medical Internet Research*, 22, núm. 11 (noviembre de 2020), e22598. <https://www.ncbi.nlm.nih.gov/pmc/articles/PMC7735908/>.

8. Medical News Today, «What to Know About Menopause and High Blood Pressure», <https://www.medicalnewstoday.com/articles/menopause-and-high-blood-pressure-link-and-treatment>.

9. Currie, H., y C. Williams, «Menopause, Cholesterol and Cardiovascular Disease», *US Cardiology*, 5, núm. 1 (2008), págs. 12-14. <https://www.uscjournal.com/articles/menopause-cholesterol-and-cardiovascular-disease-0>.

10. American Heart Association, «Heart-Health Screenings». <https://www.heart.org/en/health-topics/consumer-healthcare/what-is-cardiovascular-disease/heart-health-screenings>.

11. Currie, H., y C. Williams, «Menopause, Cholesterol and Cardiovascular Disease», *US Cardiology*, 5, núm. 1 (2008), págs. 12-14. <https://www.uscjournal.com/articles/menopause-cholesterol-and-cardiovascular-disease-0>.

12. National Heart, Lung, and Blood Institute, «Blood Cholesterol: Diagnosis». <https://www.nhlbi.nih.gov/health/blood-cholesterol/diagnosis>.

13. National Institute of Diabetes and Digestive and Kidney Diseases, «What is Diabetes?». <https://www.niddk.nih.gov/health-information/diabetes/overview/what-is-diabetes>.

14. American Diabetes Association, «Diabetes Overview: The Path to Understanding Diabetes Starts Here». <https://www.diabetes.org/diabetes>.

15. U.S. Preventive Services Task Force, «Prediabetes and Type 2 Diabetes: Screening» (24 de agosto de 2021). <https://www.uspreventiveservicestaskforce.org/uspstf/recommendation/screening-for-prediabetes-and-type-2-diabetes>.

16. Currie, H., y C. Williams, «Menopause, Cholesterol and Cardiovascular Disease», *US Cardiology*, 5, núm. 1 (2008), págs. 12-14. <https://www.uscjournal.com/articles/menopause-cholesterol-and-cardiovascular-disease-0>.

17. Centers for Disease Control and Prevention, «Diabetes Tests». <https://www.cdc.gov/diabetes/basics/getting-tested.html>.

18. National Institute of Diabetes and Digestive and Kidney Diseases, «The A1C Test & Diabetes». <https://www.niddk.nih.gov/health-information/diagnostic-tests/a1c-test>.

19. National Institute of Diabetes and Digestive and Kidney Diseases, «Diabetes Tests & Diagnosis». <https://www.niddk.nih.gov/health-information/diabetes/overview/tests-diagnosis#who>.

20. El Khoudary, S. R., B. Aggarwal, T. M. Beckie, H. N. Hodis, A. E. Johnson, R. D. Langer, M. C. Limacher, J. E. Manson, M. L. Stefanick y M. A. Allison, «Menopause Transition and Cardiovascular Disease Risk: Implications for Timing of Early Prevention: A Scientific Statement From the American Heart Association», *Circulation*, 142, núm. 25 (30 de noviembre de 2020), págs. e506-e532. <https://www.ahajournals.org/doi/10.1161/CIR.0000000000000912>.

21. Gesing, A., «The Thyroid Gland and the Process of Aging», *Thyroid Research*, 8 (22 de junio de 2015), A8. <https://www.ncbi.nlm.nih.gov/pmc/articles/PMC4480281/>.

22. Kim, Y., Y. Chang, I. Y. Cho, R. Kwon, G. Y. Lim, J. H. Jee, S. Ryu y M. Kang, «The Prevalence of Thyroid Dysfunction in Korean Women Undergoing Routine Health Screening: A Cross-Sectional Study», *Thyroid* (16 de mayo de 2022). <https://pubmed.ncbi.nlm.nih.gov/35293242/>.

23. American Cancer Society, «American Cancer Society Guidelines for the Early Detection of Cancer». <https://www.cancer.org/healthy/find-cancer-early/american-cancer-society-guidelines-for-the-early-detection-of-cancer.html>.

24. Centers for Disease Control and Prevention, «Breast Cancer Screening Guidelines for Women». <https://www.cdc.gov/cancer/breast/pdf/breast-cancer-screening-guidelines-508.pdf>.

25. Centers for Disease Control and Prevention, «Breast Cancer: What Is a Mammogram?». <https://www.cdc.gov/cancer/breast/basicinfo/mammograms.htm>.

26. Centers for Disease Control and Prevention, «Breast Cancer Statistics». <https://www.cdc.gov/cancer/breast/statistics/index.htm>.

27. American Cancer Society, «Key Statistics for Cervical Cancer». <https://www.cancer.org/cancer/cervical-cancer/about/key-statistics.html>.

28. American Cancer Society, «The Pap (Papanicolaou) Test». <https://www.cancer.org/cancer/cervical-cancer/detection-diagnosis-staging/screening-tests/pap-test.html>.

29. American Cancer Society, «The HPV Test». <https://www.cancer.org/cancer/cervical-cancer/detection-diagnosis-staging/screening-tests/hpv-test.html>.

30. American College of Obstetricians and Gynecologists, «Updated Cervical Cancer Screening Guidelines» (abril de 2021). <https://www.acog.org/clinical/clinical-guidance/practice-advisory/articles/2021/04/updated-cervical-cancer-screening-guidelines>.

31. American Cancer Society, «Key Statistics for Colorectal Cancer». <https://www.cancer.org/cancer/colon-rectal-cancer/about/key-statistics.html>.

32. U.S. Preventive Services Task Force, «Colorectal Cancer: Screening» (18 de mayo de 2021). <https://www.uspreventiveservicestaskforce.org/uspstf/recommendation/colorectal-cancer-screening>.

33. Centers for Disease Control and Prevention, «Colorectal Cancer Screening Tests». <https://www.cdc.gov/cancer/colorectal/basicinfo/screening/tests.htm>.

34. U.S. Preventive Services Task Force, «Colorectal Cancer: Screening» (18 de mayo de 2021). <https://www.uspreventiveservicestaskforce.org/uspstf/recommendation/colorectal-cancer-screening>.

35. Mayo Clinic, «Colon Cancer». <https://www.mayoclinic.org/diseases-conditions/colon-cancer/symptoms-causes/syc-20353669>.

36. Endocrine Society, «Menopause and Bone Loss» (23 de enero de 2022). <https://www.endocrine.org/patient-engagement/endocrine-library/menopause-and-bone-loss>.

37. U.S. Preventive Services Task Force, «Osteoporosis to Prevent Fractures: Screening» (26 de junio de 2018). <https://www.uspreventiveservicestaskforce.org/uspstf/recommendation/osteoporosis-screening#bootstrap-panel−6>.

38. *Ibid.*

39. Bone Health and Osteoporosis Foundation, «What is Osteoporosis and What Causes It?». <https://www.bonehealthandosteoporosis.org/patients/what-is-osteoporosis/>.

40. Bone Health and Osteoporosis Foundation, «Evaluation of Bone Health/Bone Density Testing». <https://www.bonehealthandosteoporosis.org/patients/diagnosis-information/bone-density-examtesting/>.

41. Barber, M. D., C. Maher, «Epidemiology and Outcome Assessment of Pelvic Organ Prolapse», *International Urogynecology Journal*, 24, núm. 11 (noviembre de 2013), págs. 1783-1790. <https://pubmed.ncbi.nlm.nih.gov/24142054/>.

ÍNDICE ANALÍTICO Y DE NOMBRES